北大社普通高等教育“十四五”数字化建设规划教材
内蒙古自治区“十四五”普通高等教育本科自治区级规划教材

医用高等数学

（第三版）

主　编　曹　莉　杨素青　孔建霞
副主编　王新武　郑　婷　贾　荣　谢桃枫
　　　　王惠韬　张利萍　刘旭阳
编　者（以姓氏笔画排序）
　　　　王惠韬　王新武　孔建霞　刘旭阳
　　　　刘彦雯　刘姣云　李　佳　杨素青
　　　　张利萍　郑　婷　贾　荣　曹　莉
　　　　谢桃枫　窦　晨
主　审　李宗学

本书资源使用说明

北京大学出版社
PEKING UNIVERSITY PRESS

内容简介

本书是为高等医药院校高等数学课程而编写的,全书共分为六章,内容包括:函数与极限,导数与微分,不定积分,定积分及其应用,微分方程,多元函数微积分. 本书注重医药学案例与数学知识的结合,融入了MATLAB数学实验内容,并对重要知识点配备了动画视频. 本书配有丰富的习题,各章末配有总习题(分为基础题和提高题)与测试题,并附有参考答案与详解.

本书内容设计合理,理论深入浅出、层次分明,既重视基本概念与基本方法的准确阐述,也注重数学知识与实际问题的紧密结合,简明实用,便于教学.

本书适合作为高等医药院校各层次不同专业学生使用,也可作为广大数学爱好者的参考用书.

图书在版编目(CIP)数据

医用高等数学 / 曹莉,杨素青,孔建霞主编. 3版. -- 北京 : 北京大学出版社,2025.8. -- ISBN 978-7-301-36425-3

Ⅰ. R311

中国国家版本馆 CIP 数据核字第 20254D1P30 号

书　　名 医用高等数学(第三版)
YIYONG GAODENG SHUXUE (DI-SAN BAN)
著作责任者 曹　莉　杨素青　孔建霞　主编
责 任 编 辑 潘丽娜
标 准 书 号 ISBN 978-7-301-36425-3
出 版 发 行 北京大学出版社
地　　址 北京市海淀区成府路 205 号　100871
网　　址 http://www.pup.cn
电 子 邮 箱 zpup@pup.cn
新 浪 微 博 @北京大学出版社
电　　话 邮购部 010-62752015　发行部 010-62750672　编辑部 010-62752021
印 刷 者 长沙超峰印刷有限公司
经 销 者 新华书店
787 毫米×1092 毫米　16 开本　17.5 印张　458 千字
2018 年 7 月第 1 版　2021 年 8 月第 2 版
2025 年 8 月第 3 版　2025 年 8 月第 1 次印刷
定　　价 59.80 元

前言

党的二十大报告首次将教育、科技、人才工作专门作为一个独立章节进行系统阐述和部署,明确指出:“教育、科技、人才是全面建设社会主义现代化国家的基础性、战略性支撑.”更加强调:“加强基础学科、新兴学科、交叉学科建设,加快建设中国特色、世界一流的大学和优势学科.”同时指出:“推进健康中国建设……把保障人民健康放在优先发展的战略位置.”这让医药院校的教师们深受鼓舞,更要勇担“为党育人、为国育才”的重任.

“新医科”以人民健康至上为核心发展理念,旨在推进医学和多种学科的交叉融合,聚焦人才培养体系,促进融通复合型医学人才的培养.随着医学信息化、数字化的不断普及,数学对医学研究的重要性日趋凸显,医学各领域的研究都需要通过数学进行精准分析,才能取得创新性结果.

高等数学是一门研究变量的学科,在社会的发展和创新过程中发挥着不可替代的重要作用,是现代科学技术的重要基础,是医学生必须掌握的一门知识.

本书是为高等医药院校各个不同专业、不同层次学生开设高等数学课程而编写的.根据医药院校高等数学课程的教学要求、教学目的和有限的学时,本书在编写过程中注重整体知识的循序渐进,既重视基本概念与基本方法的准确阐述,也强调数学知识与实际问题的紧密结合,不过分追求数学的抽象性及严格的定义,淡化一些繁难的理论推导证明,重视数学知识的应用,力求帮助读者自主独立地学懂教材.

本书具有以下特点:

1. 全书融入了大量的医药学案例,将数学问题和医药学问题紧密结合.

2. 各章末配备了 MATLAB 数学实验,有助于读者通过计算机模拟,处理繁杂的数学计算问题,加深对高等数学课程的深入理解.

3. 读者可通过扫描书中二维码获取重要知识点的动画视频,便于自学和复习.

4. 各节配有丰富的习题,各章末配有总习题(分为基础题和提高题)与测试题,并附有参考答案与详解,有助于课后巩固复习.

本书的内容有:函数与极限,导数与微分,不定积分,定积分及其应用,微分方程,多元函数微积分.书中配有丰富的例题和习题,各专业不同层次的教学可根据实际课时设置而进行取舍.

本书由曹莉、杨素青、孔建霞主编,付小军、沈辉、苏梓涵、张馨月提供了版式和装帧设计方案,在此一并表示感谢.

在本书的编写过程中,编者汲取了诸多教材的优点,借鉴了同行们的经验,也得到了老师们的热情支持.但限于编者水平,书中难免有考虑不周和不妥之处,敬请广大同人和读者批评赐教.

编　　者

目录

第一章

函数与极限

学习要求：

1. 掌握函数、初等函数、极限、无穷小与无穷大、函数连续性的概念.

2. 熟悉无穷小和闭区间上连续函数的性质，以及应用极限的四则运算法则和两个重要极限求极限的方法.

3. 了解无穷小的比较，以及函数的间断点及其分类.

课程思政案例

函数是微积分学的主要研究对象，它描述了变量与变量之间的相关联系，是用于表达变量间复杂关系的基本数学形式. 极限是微积分学的重要理论基础和主要研究方法，它描述了当某个变量变化时，与之相关的变量的变化趋势. 本章将在初等数学的基础上进一步介绍函数、极限及函数的连续性等内容，为后续微积分的学习奠定基础.

案例1-1

当X射线经过机体组织或其他物质时,它的能量要被吸收一部分.设X射线原来的强度为I_0,经过单位厚度的物质时有$P\%$的能量被吸收,问:经过d单位厚度的物质时,剩下的强度I等于多少?

为了解决此问题,我们根据问题信息可以初步估算X射线的吸收情况,这适用于初步诊断和设备调试.但是,如果需要高精度成像,就需要进行精确计算,从而提高成像质量.

§1.1 函　　数

1.1.1 函数的概念

1. 常量与变量

医学与其他自然科学一样,在观察和研究某一变化过程中,常遇到两类不同的量:一类是在变化过程中保持不变的量,即为**常量**;另一类是在变化过程中可以取不同数值的量,即为**变量**.

2. 函数的定义

在同一变化过程中,变量之间常常是相互联系、彼此制约的,函数就是用来描述变量之间依赖关系的基本数学形式.

定义 1.1 设x和y是两个变量,D是一个给定的数集.如果对于任意的$x \in D$,变量y按照一定的对应法则f有唯一确定的值与之对应,则称y为x的**函数**,记作

$$y=f(x)\quad (x \in D),$$

其中x称为**自变量**,y称为**因变量**,数集D称为函数的**定义域**,对应法则f称为**函数关系**.

如果x_0是函数$y=f(x)$的定义域中的一点,则称$y=f(x)$**在点x_0处有定义**.与x_0对应的因变量的值称为函数$y=f(x)$在点x_0处的**函数值**,记作$f(x_0)$.所有函数值的集合称为函数的**值域**,记作$f(D)$或$R(f)$.函数的定义域、值域一般用集合表示,区间作为一类实数集合,也常用于表示定义域和值域.

定义域和对应法则是函数的两个基本要素.若两个函数的定义域和对应法则都相同,则这两个函数为同一函数.例如,函数$f(x)=\ln x^3$和$g(x)=3\ln x$是同一函数,而函数$f(x)=\ln x^2$和$g(x)=2\ln x$却不是同一函数,因为这两个函数的定义域不同.

根据函数的定义,函数$y=f(x)$对于定义域内每一个确定的x值,只有唯一的y值与其对应,则称此函数为**单值函数**;否则,就称为**多值函数**.以后如无特别说明,所有的函数都是指单值函数.

函数的主要表示方法有解析法、图形法和列表法.

在案例1-1中,假设将物质分成若干个离散的单位厚度,且每次吸收都是独立的,计算经过d单位厚度的物质时,剩下的强度I可用解析式表示,解析式为

$$I=I_0(1-P\%)^d.$$

但是,实际吸收过程是连续进行的,此时该如何精确计算呢?(见后面介绍的重要极限公式.)

例 1.1 婴儿在 0 ～ 6 个月的时间内的体重可由如下经验公式确定:

$$y=3+0.6x,$$

式中 x 表示婴儿的年龄(单位:月),是自变量;y 表示其体重(单位:kg),是因变量,则函数的定义域为[0,6],函数的图形如图 1-1 所示.

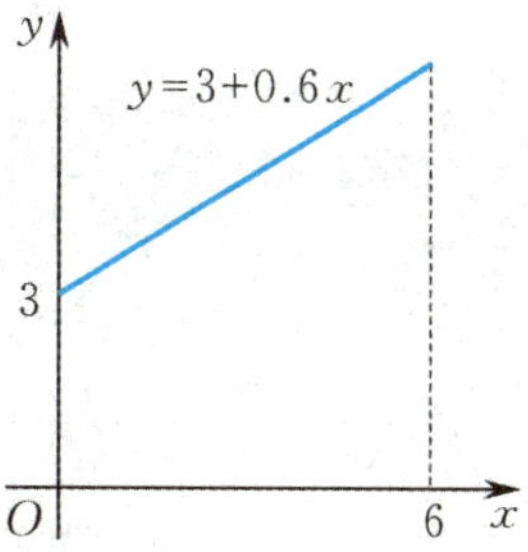

图 1-1

例 1.2 外界环境温度 t 对人体代谢率 s 的影响函数 $s=f(t)$ 可用表 1-1 表示.

表 1-1

环境温度 t/℃	…	4	10	20	30	38	…
代谢率 s/[kcal·(h·m^2)$^{-1}$]	…	60	44	40	40.5	54	…

1.1.2　函数的性质

1. 单调性

设函数 $y=f(x)$ 的定义域为 D,区间 $I\subset D$. 如果对于任意的 $x_1,x_2\in I$,且 $x_1<x_2$,总有

$$f(x_1)<f(x_2)\quad [\text{或 } f(x_1)>f(x_2)]$$

成立,则称函数 $y=f(x)$ 在 I 上**单调增加**(或**单调减少**),而区间 I 称为 $y=f(x)$ 的**单调增加区间**(或**单调减少区间**),如图 1-2(或图 1-3) 所示.

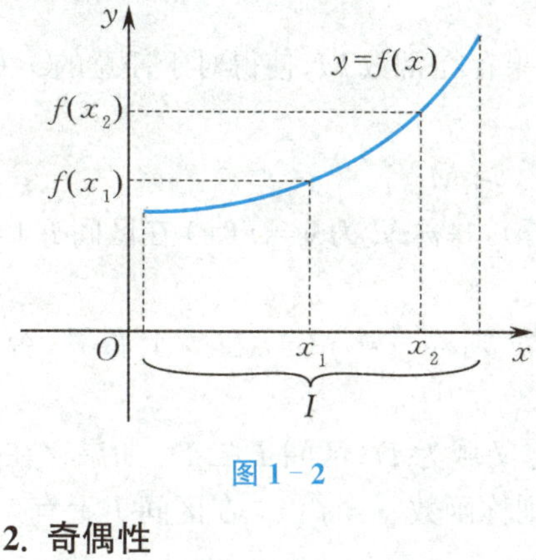

图 1-2

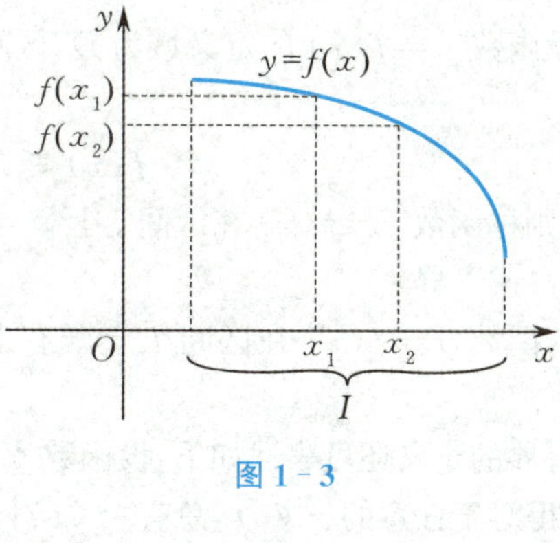

图 1-3

2. 奇偶性

设函数 $y=f(x)$ 的定义域 D 关于坐标原点对称. 如果对于任意的 $x\in D$,总有

$$f(-x)=f(x)\quad [\text{或 } f(-x)=-f(x)]$$

成立,则称函数 $y=f(x)$ 是**偶函数**(或**奇函数**).

偶函数的图形关于 y 轴成轴对称,如图 1-4 所示;奇函数的图形关于坐标原点成中心对称,如图 1-5 所示.

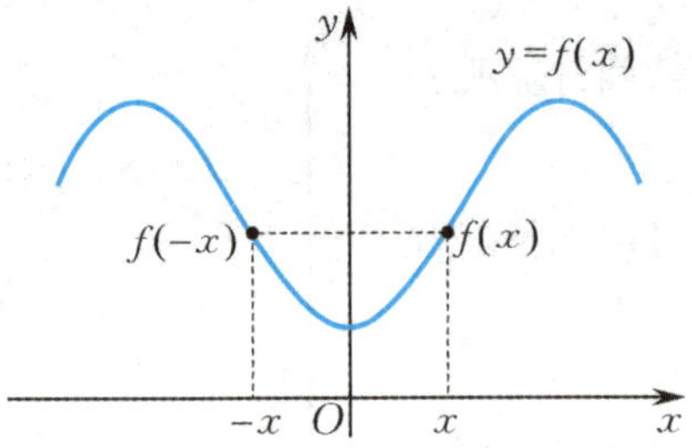

图 1-4

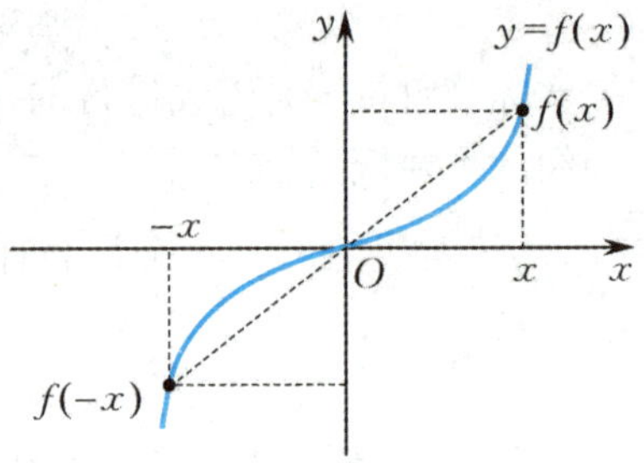

图 1-5

根据定义可判断,函数 $f(x)=0$ 既是奇函数,又是偶函数;函数 $f(x)=2x+1$ 既不是奇函数,也不是偶函数.

3. 周期性

设函数 $y=f(x)$ 的定义域为 D. 如果存在非零常数 T,使得对于任意的 $x\in D$,有 $x\pm T\in D$,且

$$f(x\pm T)=f(x)$$

成立,则称函数 $y=f(x)$ 为周期函数,其中 T 称为函数的周期.

周期中最小的正数称为函数的最小正周期,通常说的周期就是指最小正周期. 例如,函数 $f(x)=\sin x$, $g(x)=\cos x$ 的周期为 2π; 函数 $h(x)=\tan x$ 的周期为 π.

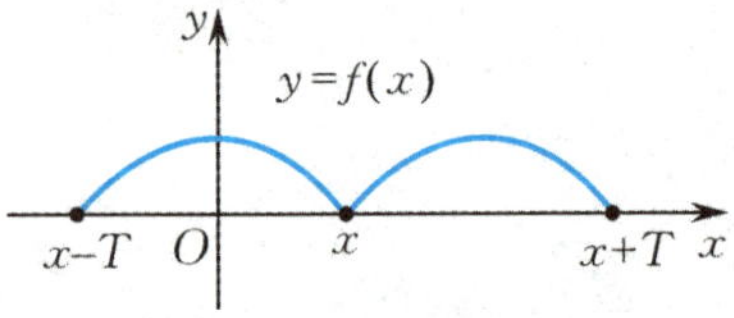

图 1-6

如果函数 $y=f(x)$ 是周期为 T 的周期函数,则其图形中任意相邻的两个长度为 T 的区间上的图形完全相同,如图 1-6 所示.

说明　常数函数是以任意实数为周期的周期函数,故不存在最小正周期.

4. 有界性

设函数 $y=f(x)$ 的定义域为 D,区间 $I\subset D$. 如果存在常数 M,使得对于任意的 $x\in I$,总有

$$f(x)\leqslant M\quad [\text{或 } f(x)\geqslant M]$$

成立,则称函数 $y=f(x)$ 在区间 I 上有上界(或有下界),并称 M 为 $y=f(x)$ 在区间 I 上的一个上界(或下界).

若函数 $y=f(x)$ 在区间 I 上既有上界又有下界,则称 $y=f(x)$ 在 I 上有界,否则称为无界.

有界的定义还可表述如下:设函数 $y=f(x)$ 的定义域为 D,区间 $I\subset D$. 如果存在正数 M,使得对于任意的 $x\in I$,总有 $|f(x)|\leqslant M$ 成立,则称函数 $y=f(x)$ 在区间 I 上有界.

1.1.3　反函数

函数关系中的自变量与因变量在具体问题中有时可以互换,由此引出反函数的概念.

定义 1.2　设函数 $y=f(x)$ 的定义域为 D,值域为 R. 若对于任意的 $y\in R$,都有唯一确定的 $x\in D$ 与之对应,且满足 $y=f(x)$,则称这样以 y 为自变量、x 为因变量的函数为函

数$y=f(x)$的**反函数**，记作

$$x=f^{-1}(y)\quad(y\in R),$$

并称$y=f(x)(x\in D)$为**直接函数**.

事实上，直接函数$y=f(x)$与其反函数$x=f^{-1}(y)$在坐标平面内的图形是同一曲线. 但为了研究方便，对于反函数$x=f^{-1}(y)$，习惯上仍选用x表示自变量，y表示因变量，则将其写成$y=f^{-1}(x)$. 这样，在同一坐标平面内，直接函数$y=f(x)$与其反函数$y=f^{-1}(x)$的图形就关于直线$y=x$对称，如图1-7所示.

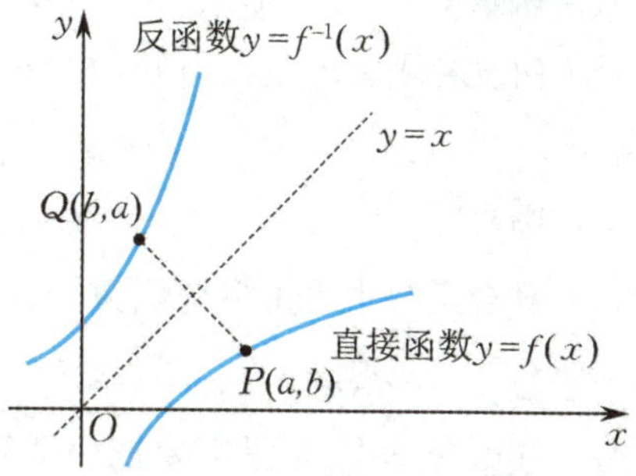

图1-7

值得注意的是，并不是所有的函数都存在反函数. 例如函数$y=x^2$，其定义域为$(-\infty,+\infty)$，值域为$[0,+\infty)$，对于y取定任意正值，可求得$x=\pm\sqrt{y}$，即对于每一个$y\in(0,+\infty)$，都有两个x的值与之对应，故不满足函数的定义. 因此，x不是y的函数，从而$y=x^2$不存在反函数.

容易得到，单调函数必有反函数，且直接函数与其反函数具有相同的单调性. 如果函数$y=x^2$的定义域为$[0,+\infty)$，则此时函数为单调函数，从而由定义可知$x=\sqrt{y}$就是$y=x^2$在$[0,+\infty)$上的反函数，即$y=f^{-1}(x)=\sqrt{x}$.

例1.3　求函数$y=\sin x, x\in\left[-\frac{\pi}{2},\frac{\pi}{2}\right]$的反函数.

解　首先反解x，得

$$x=\arcsin y,$$

然后对调x,y，得

$$y=\arcsin x,$$

最后标出反函数的定义域，即

$$y=\arcsin x,\quad x\in[-1,1].$$

说明　(1) $y=\arcsin x, x\in[-1,1]$称为**反正弦函数**，其值域$\left[-\frac{\pi}{2},\frac{\pi}{2}\right]$称为函数$y=\sin x$的**主值区间**. 例如，

$$y=\arcsin\frac{1}{2}=\frac{\pi}{6}\in\left[-\frac{\pi}{2},\frac{\pi}{2}\right].$$

(2) 同样，$y=\arccos x, x\in[-1,1]$称为**反余弦函数**，其值域$[0,\pi]$称为函数$y=\cos x$的主值区间；$y=\arctan x, x\in(-\infty,+\infty)$称为**反正切函数**，其值域$\left(-\frac{\pi}{2},\frac{\pi}{2}\right)$称为函数$y=\tan x$的主值区间；$y=\operatorname{arccot} x, x\in(-\infty,+\infty)$称为**反余切函数**，其值域$(0,\pi)$称为函数$y=\cot x$的主值区间.

(3) 反正弦函数、反余弦函数、反正切函数、反余切函数等统称为**反三角函数**. 在计算反三角函数时，其值属于对应的三角函数的主值区间.

1.1.4　复合函数

设有两个函数$y=\sqrt{u}, u=x-1$. 当$x\in[1,+\infty)$时，有$u\in[0,+\infty)$，可以构造函数

$y=\sqrt{x-1}$,即看作由 $y=\sqrt{u}$,$u=x-1$"复合"而成的函数.

定义 1.3 设函数 $y=f(u)$ 的定义域为 U,$u=\varphi(x)$ 的值域为 V. 若 $U\cap V\neq\varnothing$,则称

$$y=f[\varphi(x)]$$

为由函数 $y=f(u)$,$u=\varphi(x)$ 构成的**复合函数**,其中 x 为自变量,y 为因变量,u 称为**中间变量**.

由复合函数的定义可知,并不是任何两个函数都能构成复合函数. 例如函数 $y=\arcsin u$,$u\in[-1,1]$ 和 $u=x^2+2$,$u\in[2,+\infty)$,由于 $[-1,1]\cap[2,+\infty)=\varnothing$,因此它们不能构成复合函数.

复合函数也可由多个函数构成,即可以有多个中间变量. 例如,函数 $y=\sqrt{\ln\sin x}$ 是由三个函数 $y=\sqrt{u}$,$u=\ln v$,$v=\sin x$ 复合而成的.

在微分学中,经常需要把一个复合函数"分解"成若干个简单函数,因此我们必须熟练掌握复合函数的复合与分解的方法.

例 1.4 将下列复合函数分解成简单函数:

(1) $y=\cos^2 x$; (2) $y=e^{\tan\frac{1}{x}}$.

解 (1) 函数 $y=\cos^2 x$ 可分解成函数 $y=u^2$,$u=\cos x$.

(2) 函数 $y=e^{\tan\frac{1}{x}}$ 可分解成函数 $y=e^u$,$u=\tan v$,$v=\dfrac{1}{x}$.

1.1.5 分段函数

在医学、生物学和工程技术中,经常会遇到在定义域的不同范围内用不同的解析式来描述的函数关系,由此引出分段函数的概念.

定义 1.4 在函数定义域的不同范围(通常是区间)内用不同的解析式表示的函数称为**分段函数**.

例 1.5 设某种药物的每天剂量为 y(单位:mg). 对于 16 周岁及以上的患者,每天的用药剂量是一常数,设为 2 mg;而对于 16 周岁以下的患者,每天的用药剂量 y 正比于其年龄 x(单位:岁),比例常数为 0.125 mg/岁,则 y 与 x 的函数关系为

$$y=\begin{cases}0.125x, & 0<x<16,\\ 2, & x\geqslant 16.\end{cases}$$

分别求 10 周岁和 20 周岁的患者每天的用药剂量.

解 上述函数即为一个分段函数,每天的用药剂量 y 是年龄 x 的函数,但其函数关系是用两个解析式表示的. 将 $x=10$ 和 $x=20$ 分别代入相应的解析式,可得 10 周岁和 20 周岁患者每天的用药剂量分别为 1.25 mg 和 2 mg.

应该注意的是,分段函数是一个函数,而不是两个或多个函数. 求分段函数的函数值时,不同范围内的自变量的值要代入相应范围内的函数解析式进行运算.

知识拓展

下面给出几种特殊的分段函数.

(1) 符号函数 $\operatorname{sgn} x=\begin{cases}-1, & x<0,\\ 0, & x=0,\\ 1, & x>0.\end{cases}$

(2) 狄利克雷(Dirichlet) 函数 $f(x)=\begin{cases}0, & x\ 为无理数,\\ 1, & x\ 为有理数.\end{cases}$

(3) 黎曼(Riemann) 函数 $f(x)=\begin{cases}0, & x=0,1\ 及(0,1)\ 内的无理数,\\ \dfrac{1}{q}, & x=\dfrac{p}{q}\left(p,q\ 为正整数,\dfrac{p}{q}\ 为既约真分数\right).\end{cases}$

1.1.6　初等函数

1. 基本初等函数

通常把幂函数、指数函数、对数函数、三角函数及反三角函数这五类函数统称为**基本初等函数**. 这五类基本初等函数的图形及性质如表 1 - 2 所示.

表 1 - 2

名称	表达式	定义域	图形	特性
幂函数	$y=x^{\mu}$ ($\mu\neq 0$ 是常数)	随 μ 而不同，但在 $(0,+\infty)$ 上都有定义	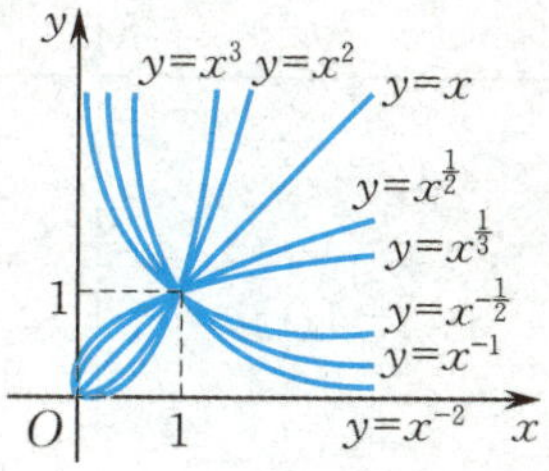	通过点(1,1)；在第一象限内，当 $\mu>0$ 时，x^{μ} 单调增加；当 $\mu<0$ 时，x^{μ} 单调减少
指数函数	$y=a^{x}$ $(a>0,a\neq 1)$	$(-\infty,+\infty)$	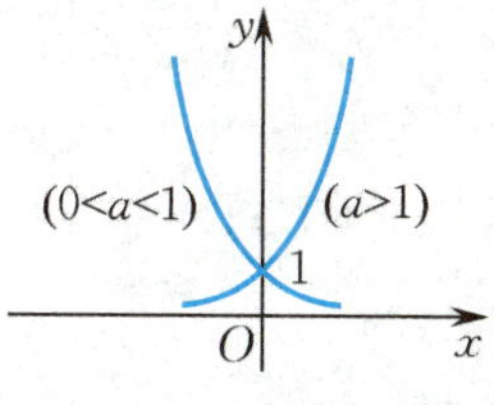	图形在 x 轴上方(因 $a^{x}>0$)，且都通过点(0,1)；当 $0<a<1$ 时，a^{x} 单调减少；当 $a>1$ 时，a^{x} 单调增加
对数函数	$y=\log_{a}x$ $(a>0,a\neq 1)$	$(0,+\infty)$	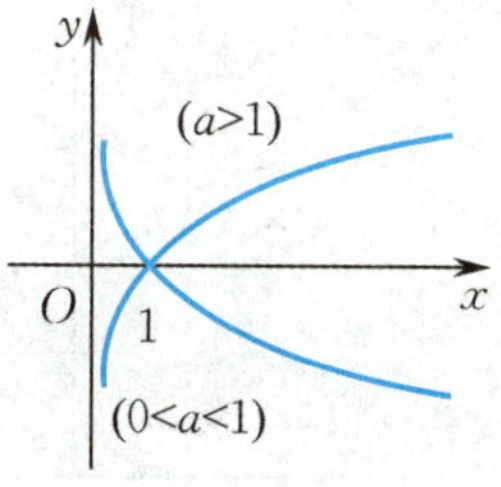	图形在 y 轴右侧(因 0 与负数都没有对数)，且都通过点(1,0)；当 $0<a<1$ 时，$\log_{a}x$ 单调减少；当 $a>1$ 时，$\log_{a}x$ 单调增加

续表

名称	表达式	定义域	图形	特性
正弦函数	$y=\sin x$	$(-\infty,+\infty)$	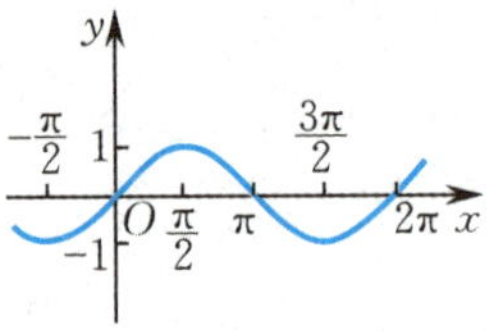	以 2π 为周期的奇函数(图形关于坐标原点对称),图形在两条直线 $y=1$ 与 $y=-1$ 之间,即 $\|\sin x\|\leqslant 1$
余弦函数	$y=\cos x$	$(-\infty,+\infty)$	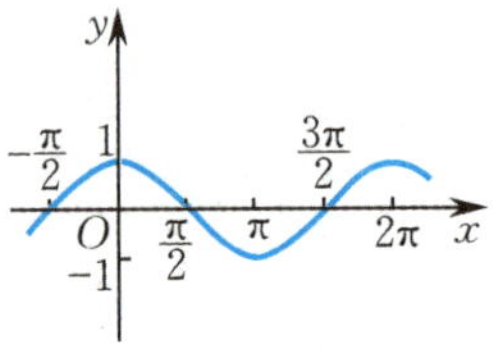	以 2π 为周期的偶函数(图形关于 y 轴对称),图形在两条直线 $y=1$ 与 $y=-1$ 之间,即 $\|\cos x\|\leqslant 1$
正切函数	$y=\tan x$	$x\neq k\pi+\frac{\pi}{2}$ $(k=0,\pm 1,\pm 2,\cdots)$	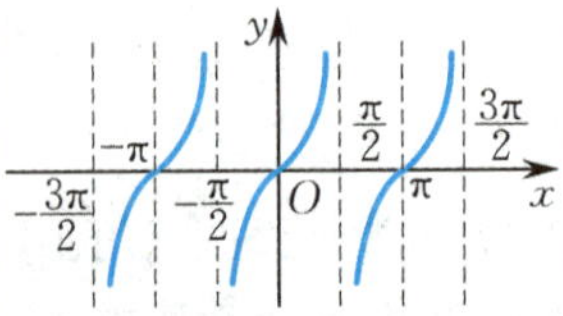	以 π 为周期的奇函数,在 $\left(-\frac{\pi}{2},\frac{\pi}{2}\right)$ 内单调增加
余切函数	$y=\cot x$	$x\neq k\pi$ $(k=0,\pm 1,\pm 2,\cdots)$	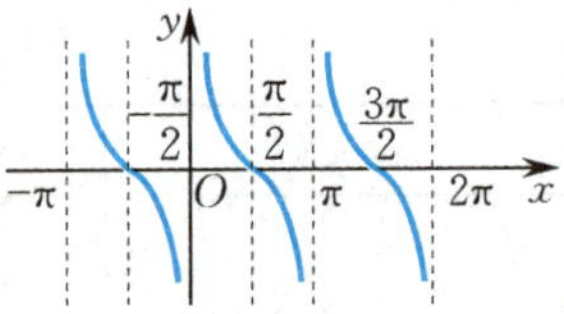	以 π 为周期的奇函数,在 $(0,\pi)$ 内单调减少
反正弦函数	$y=\arcsin x$	$[-1,1]$	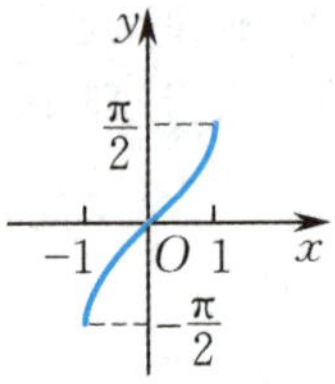	单调增加的奇函数,值域为 $-\frac{\pi}{2}\leqslant y\leqslant\frac{\pi}{2}$
反余弦函数	$y=\arccos x$	$[-1,1]$	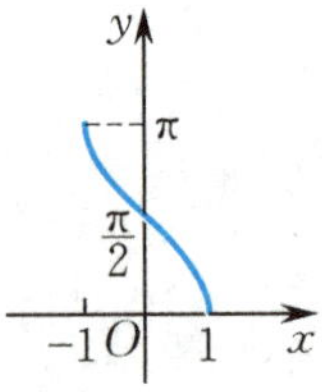	单调减少,值域为 $0\leqslant y\leqslant\pi$
反正切函数	$y=\arctan x$	$(-\infty,+\infty)$	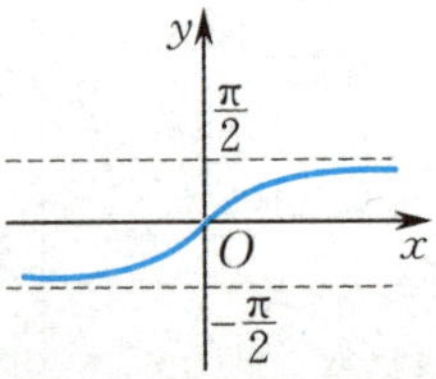	单调增加的奇函数,值域为 $-\frac{\pi}{2}<y<\frac{\pi}{2}$

续表

名称	表达式	定义域	图形	特性
反余切函数	$y=\operatorname{arccot} x$	$(-\infty,+\infty)$	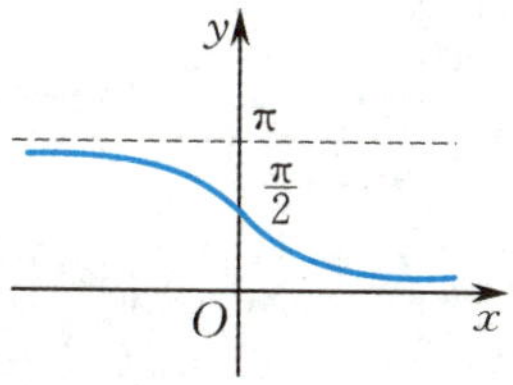	单调减少，值域为 $0<y<\pi$

2. 初等函数

由常数及基本初等函数经过有限次的四则运算与复合运算所构成的仅用一个解析式表示的函数，称为**初等函数**.

例如，$y=3e^x+x^2$，$y=\ln x+\operatorname{arccot}\sqrt{\dfrac{1+\cos x}{1-\cos x}}$ 等都是初等函数.

本书中所讨论的函数绝大多数都是初等函数. 分段函数通常不是初等函数.

习　题　1.1

1. 下列函数中，(　　) 为同一函数.

A. $f(x)=\dfrac{x}{x}$，$g(x)=1$　　B. $f(x)=\sqrt[3]{x^4-x^3}$，$g(x)=x\sqrt[3]{x-1}$

C. $f(x)=x$，$g(x)=(\sqrt{x})^2$　　D. $f(x)=\lg x^2$，$g(x)=2\lg x$

2. 下列函数中，(　　) 为奇函数.

A. $\log_a(x+\sqrt{x^2+1})$　　B. $\dfrac{e^x+e^{-x}}{2}$

C. $\cos x$　　D. 2^x

3. 下列函数在给定区间上无界的是(　　).

A. $\dfrac{1}{x}\sin x$，$x\in(0,1]$　　B. $\dfrac{1}{x}\sin x$，$x\in(0,+\infty)$

C. $\dfrac{1}{x}\sin\dfrac{1}{x}$，$x\in(0,1]$　　D. $x\sin\dfrac{1}{x}$，$x\in(0,+\infty)$

4. 已知函数 $f(x)=\sqrt{2-x}+\arctan(x-2)$，则 $f(x)$ 的定义域为(　　).

A. $(-1,2)$　　B. $(-1,3]$

C. $[1,2]$　　D. $(-\infty,2]$

5. 已知函数 $f(x)=\arcsin|x-1|$，则 $f(x)$ 的定义域为(　　).

A. $[-1,1]$　　B. $(-1,1]$

C. $(0,2)$　　D. $[0,2]$

6. 已知函数 $f(x)$ 的定义域为 $[0,1]$,则 $f(\sqrt{2-x})$ 的定义域为(　　).

A. $(-\infty,2]$　　　　B. $(1,2)$

C. $[0,1]$　　　　D. $[1,2]$

7. 设函数 $g(x)=\begin{cases}2-x, & x\leqslant 0,\\ x+2, & x>0,\end{cases}$ $f(x)=\begin{cases}x^2, & x<0,\\ -x, & x\geqslant 0,\end{cases}$ 则 $g[f(x)]=$(　　).

A. $\begin{cases}2+x^2, & x<0,\\ 2-x, & x\geqslant 0\end{cases}$　　　　B. $\begin{cases}2-x^2, & x<0,\\ 2+x, & x\geqslant 0\end{cases}$

C. $\begin{cases}2-x^2, & x<0,\\ 2-x, & x\geqslant 0\end{cases}$　　　　D. $\begin{cases}2+x^2, & x<0,\\ 2+x, & x\geqslant 0\end{cases}$

8. 若函数 $f(x)$ 的定义域为 $(-\infty,0)$,则 $f(\ln x)$ 的定义域为(　　).

A. $(0,1)$　　　　B. $(0,1]$

C. $[0,1]$　　　　D. $[0,1)$

9. 若函数 $f\left(\frac{1}{x}\right)=\left(\frac{1+x}{x}\right)^2$,则 $f(x)=$(　　).

A. $\left(\frac{x}{1+x}\right)^2$　　　　B. $(1+x)^2$

C. $\sqrt{\frac{1+x}{x}}$　　　　D. $\sqrt{1+x}$

10. 已知函数 $f(\cos x)=\sin^2 x+2$,则 $f(x)=$(　　).

A. $3-x$　　　　B. $-1-x^2$

C. $3-x^2$　　　　D. $-3-x^2$

§1.2　极　　限

1.2.1　极限的概念

极限理论是高等数学的理论基础和研究方法,高等数学中的许多概念都是借助极限来定义的. 函数的极限是描述在自变量的某个变化过程中,函数变化趋势的一个重要概念. 下面,我们主要讨论两种自变量变化过程的极限.

课程思政

1. 自变量趋向于无穷大时的极限

定义 1.5　如果当自变量 x 的绝对值无限增大时,函数 $f(x)$ 无限趋近于一个常数 A,则称 A 为**函数 $f(x)$ 当 $x\to\infty$ 时的极限**,记作

$$\lim_{x\to\infty} f(x)=A \quad 或 \quad f(x)\to A(x\to\infty).$$

从几何图形上看,极限 $\lim\limits_{x\to\infty} f(x)=A$ 表示:随着 $|x|$ 的增大,曲线 $y=f(x)$ 与直线 $y=A$ 越来越接近,如图 1-8 所示.

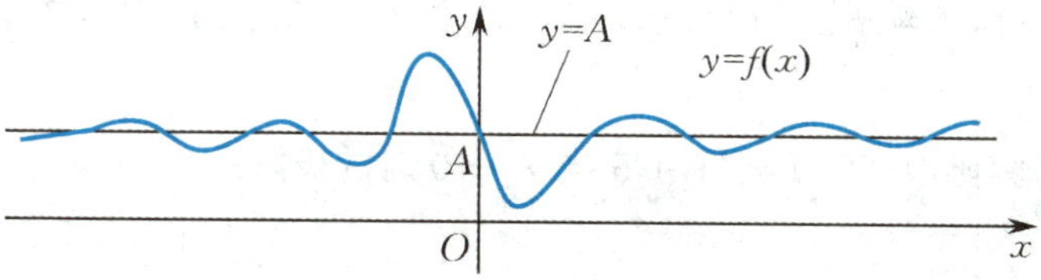

动画视频

图 1-8

定义 1.6　如果当自变量 x 取正值且绝对值无限增大时，函数 $f(x)$ 无限趋近于一个常数 A，则称 A 为**函数 $f(x)$ 当 $x\to+\infty$ 时的极限**，记作

$$\lim_{x\to+\infty}f(x)=A \quad 或 \quad f(x)\to A(x\to+\infty).$$

定义 1.7　如果当自变量 x 取负值且绝对值无限增大时，函数 $f(x)$ 无限趋近于一个常数 A，则称 A 为**函数 $f(x)$ 当 $x\to-\infty$ 时的极限**，记作

$$\lim_{x\to-\infty}f(x)=A \quad 或 \quad f(x)\to A(x\to-\infty).$$

例 1.6　考察极限 $\lim\limits_{x\to\infty}\dfrac{1}{x}$ 的存在性.

解　设函数 $y=\dfrac{1}{x}$，当自变量 x 的绝对值无限增大时，函数值无限趋近于 0，即

$$\lim_{x\to\infty}\frac{1}{x}=0.$$

说明　当 $x\to\infty$ 时，函数 $f(x)$ 的极限存在的充要条件是：当 $x\to-\infty$，$x\to+\infty$ 时，$f(x)$ 的极限都存在且相等，即

$$\lim_{x\to\infty}f(x)=A\Leftrightarrow\lim_{x\to-\infty}f(x)=\lim_{x\to+\infty}f(x)=A.$$

例 1.7　考察极限 $\lim\limits_{x\to\infty}\arctan x$ 的存在性.

解　因为

$$\lim_{x\to+\infty}\arctan x=\frac{\pi}{2},\quad \lim_{x\to-\infty}\arctan x=-\frac{\pi}{2},$$

即

$$\lim_{x\to+\infty}\arctan x\neq\lim_{x\to-\infty}\arctan x,$$

所以 $\lim\limits_{x\to\infty}\arctan x$ 不存在.

2. 自变量趋向于有限值时的极限

定义 1.8　设函数 $f(x)$ 在点 x_0 的附近有定义(在点 x_0 处可以无定义). 若当 x 无论以怎样的方式趋向于 $x_0(x\neq x_0)$ 时，函数 $f(x)$ 都无限趋近于一个常数 A，则称 A 为**函数 $f(x)$ 当 $x\to x_0$ 时的极限**，记作

$$\lim_{x\to x_0}f(x)=A \quad 或 \quad f(x)\to A(x\to x_0).$$

说明　(1) 点 x_0 的附近是指某个以点 x_0 为中心、$\delta(\delta>0)$ 为半径，长度为 2δ 的开区间 $(x_0-\delta,x_0+\delta)$.

(2) $x\to x_0$ 的方式是任意的，即 x 可以从点 x_0 的左侧趋向于 x_0，也可以从点 x_0 的右侧趋向于 x_0，还可以同时从两侧趋向于 x_0.

(3) 当 $x \to x_0$ 时，函数 $f(x)$ 的极限是否存在与 $f(x)$ 在点 x_0 处是否有定义及点 x_0 处的函数值无关.

例 1.8 考察函数 $f(x)=4x+5$ 当 $x \to 0$ 时的极限.

解 $\lim\limits_{x\to 0} f(x)=\lim\limits_{x\to 0}(4x+5)=5.$

例 1.9 考察函数

$$f(x)=\begin{cases}4x+5, & x\neq 0,\\ 3, & x=0\end{cases}$$

当 $x \to 0$ 时的极限.

解 因为当 $x\neq 0$ 时，$f(x)=4x+5$，所以

$$\lim_{x\to 0} f(x)=\lim_{x\to 0}(4x+5)=5.$$

这里 $f(x)$ 当 $x\to 0$ 时的极限存在，但不等于 $f(x)$ 在点 $x=0$ 处的函数值 $f(0)=3$.

例 1.10 考察函数

$$f(x)=\begin{cases}x-1, & x<0,\\ 0, & x=0,\\ x+1, & x>0\end{cases}$$

当 $x\to 0$ 时的极限.

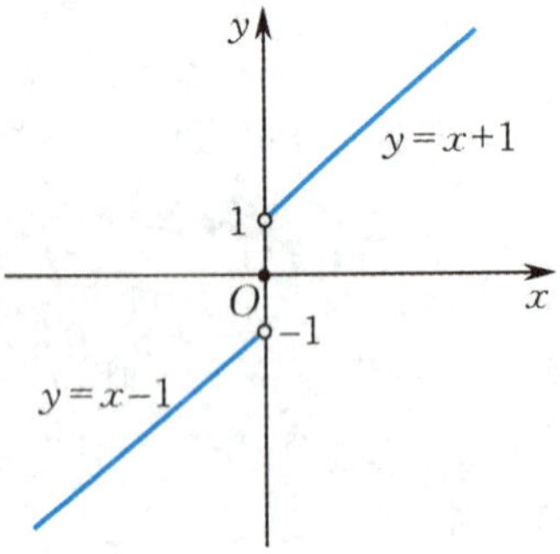

图 1-9

解 函数图形如图 1-9 所示.

因为当 $x<0$ 时，$f(x)=x-1$，所以当 x 从点 $x=0$ 的左侧趋向于 0 时，极限为 -1；因为当 $x>0$ 时，$f(x)=x+1$，所以当 x 从点 $x=0$ 的右侧趋向于 0 时，极限为 1. 因此，当 x 以不同的方式趋向于 0 时，函数 $f(x)$ 趋近于不同的常数，根据极限的定义可知，$f(x)$ 当 $x\to 0$ 时的极限不存在.

在例 1.10 中所遇到的问题就是单侧极限的问题.

定义 1.9 如果当自变量 x 从点 x_0 的左侧 $(x<x_0)$ 趋向于 x_0 时，函数 $f(x)$ 无限趋近于一个常数 A，则称 A 为函数 $f(x)$ 当 $x\to x_0$ 时的**左极限**，记作

$$\lim_{x\to x_0^-} f(x)=A \quad 或 \quad f(x_0-0)=A.$$

定义 1.10 如果当自变量 x 从点 x_0 的右侧 $(x>x_0)$ 趋向于 x_0 时，函数 $f(x)$ 无限趋近于一个常数 A，则称 A 为函数 $f(x)$ 当 $x\to x_0$ 时的**右极限**，记作

$$\lim_{x\to x_0^+} f(x)=A \quad 或 \quad f(x_0+0)=A.$$

左极限和右极限统称为**单侧极限**.

说明 当 $x\to x_0$ 时，函数 $f(x)$ 的极限存在的充要条件是：左、右极限都存在且相等，即

$$\lim_{x\to x_0} f(x)=A \Leftrightarrow \lim_{x\to x_0^-} f(x)=\lim_{x\to x_0^+} f(x)=A.$$

例 1.11 考察函数

$$f(x)=\begin{cases}x^2+1, & x>0,\\ 0, & x=0,\\ x+1, & x<0\end{cases}$$

当 $x \to 0$ 时的极限.

解　因为当 $x<0$ 时,$f(x)=x+1$,所以 $\lim\limits_{x\to 0^-} f(x)=1$,即函数 $f(x)$ 当 $x\to 0$ 时的左极限为 1;因为当 $x>0$ 时,$f(x)=x^2+1$,所以 $\lim\limits_{x\to 0^+} f(x)=1$,即函数 $f(x)$ 当 $x\to 0$ 时的右极限为 1.

根据极限存在的充要条件可知,当 $x\to 0$ 时,函数 $f(x)$ 的极限存在且等于 1.

知识拓展

前面给出的都是函数极限的描述性定义,下面给出函数极限的精确定义.

(1) 自变量趋向于无穷大时函数极限的 $\varepsilon - X$ 定义.

如果存在常数 A,对于任意给定的正数 ε(无论它多么小),总存在一个正数 X,使得当 $|x|\geqslant X$ 时,对应的函数值 $f(x)$ 都满足不等式

$$|f(x)-A|\leqslant \varepsilon,$$

那么称 A 为函数 $f(x)$ 当 $x\to\infty$ 时的极限,记作

$$\lim_{x\to\infty} f(x)=A \quad 或 \quad f(x)\to A(x\to\infty).$$

(2) 自变量趋向于有限值时函数极限的 $\varepsilon - \delta$ 定义.

如果存在常数 A,对于任意给定的正数 ε(无论它多么小),总存在一个正数 δ,使得当 $0<|x-x_0|\leqslant \delta$ 时,对应的函数值 $f(x)$ 都满足不等式

$$|f(x)-A|\leqslant \varepsilon,$$

那么称 A 为函数 $f(x)$ 当 $x\to x_0$ 时的极限,记作

$$\lim_{x\to x_0} f(x)=A \quad 或 \quad f(x)\to A(x\to x_0).$$

1.2.2　极限的运算

微课视频

在学习和了解极限的概念后,下面介绍极限的运算法则.

1. 极限运算法则

在下面的定理中,记号"lim"下面没有标明自变量的变化过程,表明对 $x\to x_0$ 及 $x\to\infty$ 等都是成立的.

定理 1.1（极限的四则运算法则）　设函数 $f(x)$ 和 $g(x)$ 在自变量 x 的同一变化过程中极限分别为 A 和 B,即

$$\lim f(x)=A,\quad \lim g(x)=B,$$

则

(1) $\lim[f(x)\pm g(x)]=\lim f(x)\pm \lim g(x)=A\pm B$;

(2) $\lim[f(x)g(x)]=\lim f(x)\cdot \lim g(x)=AB$,

特别地,

$$\lim[kf(x)]=k\lim f(x)=kA \quad (k 为常数),$$

$$\lim[f(x)]^n=[\lim f(x)]^n=A^n;$$

(3) $\lim \dfrac{f(x)}{g(x)}=\dfrac{\lim f(x)}{\lim g(x)}=\dfrac{A}{B} \quad (B\neq 0)$.

说明 法则(1),(2)可推广到有限个极限存在的函数情形.

定理 1.2 (极限的复合运算法则) 设函数 $y=f[\varphi(x)]$ 是由函数 $y=f(u)$ 与 $u=\varphi(x)$ 复合而成的,$y=f[\varphi(x)]$ 在点 x_0 的附近有定义(点 x_0 可除外). 若

$$\lim_{x\to x_0}\varphi(x)=u_0,\quad \lim_{u\to u_0}f(u)=A,$$

且对于点 x_0 附近不等于 x_0 的 x,有 $\varphi(x)\neq u_0$,则

$$\lim_{x\to x_0}f[\varphi(x)]=\lim_{u\to u_0}f(u)=A.$$

例 1.12 求下列极限:

(1) $\lim\limits_{x\to 1}\dfrac{5x^2-2}{3x}$;　　(2) $\lim\limits_{x\to 1}\dfrac{x^3-1}{x-1}$;

(3) $\lim\limits_{x\to 0}\dfrac{\sqrt{1+x}-\sqrt{1-x}}{x}$;　　(4) $\lim\limits_{x\to 0}\dfrac{\sqrt[n]{1+x}-1}{\frac{1}{n}x}$;

(5) $\lim\limits_{x\to 0}\mathrm{e}^{x^2+2x}$.

解 (1) $\lim\limits_{x\to 1}\dfrac{5x^2-2}{3x}=\dfrac{5\lim\limits_{x\to 1}x^2-2}{3\lim\limits_{x\to 1}x}=\dfrac{5-2}{3}=1.$

(2) 当 $x\to 1$ 时,分母的极限为 0,故不能用法则(3)直接计算. 通过因式分解去掉分母中的零因子,可得

$$\lim_{x\to 1}\frac{x^3-1}{x-1}=\lim_{x\to 1}\frac{(x-1)(x^2+x+1)}{x-1}=\lim_{x\to 1}(x^2+x+1)=3.$$

(3) 当 $x\to 0$ 时,分母的极限为 0,故不能用法则(3)直接计算. 通过有理化去掉分母中的零因子,可得

$$\lim_{x\to 0}\frac{\sqrt{1+x}-\sqrt{1-x}}{x}=\lim_{x\to 0}\frac{(\sqrt{1+x}-\sqrt{1-x})(\sqrt{1+x}+\sqrt{1-x})}{x(\sqrt{1+x}+\sqrt{1-x})}$$

$$=\lim_{x\to 0}\frac{2x}{x(\sqrt{1+x}+\sqrt{1-x})}=1.$$

(4) 令 $u=\sqrt[n]{1+x}$,则 $x=u^n-1$. 当 $x\to 0$ 时,$u\to 1$,且当 $x\neq 0$ 时,$u\neq 1$,则

$$\lim_{x\to 0}\frac{\sqrt[n]{1+x}-1}{\frac{1}{n}x}=\lim_{u\to 1}\frac{u-1}{\frac{1}{n}(u^n-1)}=n\lim_{u\to 1}\frac{1}{u^{n-1}+u^{n-2}+\cdots+u+1}=1.$$

(5) 复合函数 e^{x^2+2x} 可看作由 e^u 和 $u=x^2+2x$ 复合而成. 由于

$$\lim_{x\to 0}(x^2+2x)=0,\quad \lim_{u\to 0}\mathrm{e}^u=1,$$

因此

$$\lim_{x\to 0}\mathrm{e}^{x^2+2x}=1.$$

例 1.13 求下列极限:

(1) $\lim\limits_{x\to\infty}\dfrac{7x^2+5x-1}{x^2-2}$;　　(2) $\lim\limits_{x\to\infty}\dfrac{9x^3-2x^2-1}{6x^5+x-2}$;

(3) $\lim\limits_{x\to\infty}\dfrac{6x^5+x-2}{9x^3-2x^2-1}$.

解 当$x\to\infty$时，分子、分母的极限都不存在，故不能用法则(3)直接计算. 此时可通过分子、分母同除以 x 的最高次幂来计算.

$$(1)\ \lim_{x\to\infty}\frac{7x^2+5x-1}{x^2-2}=\lim_{x\to\infty}\frac{7+\dfrac{5}{x}-\dfrac{1}{x^2}}{1-\dfrac{2}{x^2}}=7.$$

$$(2)\ \lim_{x\to\infty}\frac{9x^3-2x^2-1}{6x^5+x-2}=\lim_{x\to\infty}\frac{\dfrac{9}{x^2}-\dfrac{2}{x^3}-\dfrac{1}{x^5}}{6+\dfrac{1}{x^4}-\dfrac{2}{x^5}}=\frac{0}{6}=0.$$

$$(3)\ \lim_{x\to\infty}\frac{6x^5+x-2}{9x^3-2x^2-1}=\lim_{x\to\infty}\frac{6+\dfrac{1}{x^4}-\dfrac{2}{x^5}}{\dfrac{9}{x^2}-\dfrac{2}{x^3}-\dfrac{1}{x^5}}=\infty.$$

说明 一般地，当 $a_0, b_0\neq 0, m, n$ 为非负整数时，有

$$\lim_{x\to\infty}\frac{a_0x^m+a_1x^{m-1}+a_2x^{m-2}+\cdots+a_m}{b_0x^n+b_1x^{n-1}+b_2x^{n-2}+\cdots+b_n}=\begin{cases}0, & m<n,\\ \dfrac{a_0}{b_0}, & m=n,\\ \infty, & m>n.\end{cases}$$

2. 重要极限公式

在极限的计算过程中，经常会用到以下两个重要极限公式：

(1) $\lim\limits_{x\to 0}\dfrac{\sin x}{x}=1$；

动画视频

(2) $\lim\limits_{x\to\infty}\left(1+\dfrac{1}{x}\right)^x=\mathrm{e}$ $\left[或\lim\limits_{u\to 0}(1+u)^{\frac{1}{u}}=\mathrm{e}\right]$，

其中 e=2.718 28… 是一个无理数.

读者可分别通过表 1-3 及表 1-4 的数据，直观观察当$x\to 0$时函数 $\dfrac{\sin x}{x}$ 及当$x\to\infty$时函数$\left(1+\dfrac{1}{x}\right)^x$ 的变化趋势.

表 1-3

x	10^{-1}	10^{-2}	10^{-3}	10^{-4}	…
$\dfrac{\sin x}{x}$	0.998 334 17	0.999 983 33	0.999 999 83	0.999 999 99	…

表 1-4

x	10^2	10^3	10^5	10^7	…
$\left(1+\dfrac{1}{x}\right)^x$	2.704 81	2.716 92	2.718 27	2.718 28	…

例 1.14 求下列极限：

(1) $\lim\limits_{x\to 0}\dfrac{x}{\sin 3x}$； (2) $\lim\limits_{x\to 0}\dfrac{1-\cos 2x}{x^2}$.

解 (1) $\lim\limits_{x\to 0}\dfrac{x}{\sin 3x}=\lim\limits_{x\to 0}\dfrac{1}{\dfrac{3\sin 3x}{3x}}=\lim\limits_{x\to 0}\dfrac{1}{3}=\dfrac{1}{3}$.

(2) $\lim\limits_{x\to 0}\dfrac{1-\cos 2x}{x^2}=\lim\limits_{x\to 0}\dfrac{2\sin^2 x}{x^2}=2\lim\limits_{x\to 0}\left(\dfrac{\sin x}{x}\right)^2=2$.

例 1.15 求下列极限：

(1) $\lim\limits_{x\to\infty}\left(\dfrac{1+x}{x}\right)^{2x}$； (2) $\lim\limits_{x\to 0}\sqrt[x]{1-2x}$.

解 (1) $\lim\limits_{x\to\infty}\left(\dfrac{1+x}{x}\right)^{2x}=\lim\limits_{x\to\infty}\left[\left(1+\dfrac{1}{x}\right)^{x}\right]^2=e^2$.

(2) $\lim\limits_{x\to 0}\sqrt[x]{1-2x}=\lim\limits_{x\to 0}[1+(-2x)]^{\frac{1}{x}}=\lim\limits_{x\to 0}[1+(-2x)]^{\frac{1}{-2x}\cdot(-2)}=e^{-2}$.

案例 1-1 中吸收过程是连续进行的，可将每个单位厚度分成 n 等份，每份的厚度为 $\dfrac{1}{n}$，经过 n 份后，剩余强度为 $I=I_0\left(1-\dfrac{P\%}{n}\right)^{nd}$. 为了更精确地计算，假设 $n\to\infty$，利用重要极限公式可得

$$I=\lim_{n\to\infty}I_0\left(1-\frac{P\%}{n}\right)^{nd}=I_0e^{-P\%d}.$$

这种计算方式适用于 CT(computed tomography，计算机断层扫描) 等高精度成像的情况，能够更准确地描述 X 射线的吸收过程，从而提高成像质量，帮助优化成像技术和剂量控制.

1.2.3 无穷小与无穷大

1. 无穷小

定义 1.11 在自变量 x 的某一变化过程中，若函数 $f(x)$ 的极限为 0，则称 $f(x)$ 为该变化过程中的**无穷小量**，简称**无穷小**，记作

$$\lim f(x)=0.$$

例如，因为 $\lim\limits_{x\to\infty}\dfrac{1}{x}=0$，所以 $\dfrac{1}{x}$ 是当 $x\to\infty$ 时的无穷小；因为 $\lim\limits_{x\to 0}\sin x=0$，所以 $\sin x$ 是当 $x\to 0$ 时的无穷小.

关于无穷小，需要注意以下几点：

(1) 无穷小是相对于自变量的某一变化过程而言的；

(2) 无穷小是绝对值无限减小的变量，不能与绝对值很小的常量混淆；

(3) 0 是无穷小中唯一的常量.

无穷小是以 0 为极限的量，它与函数极限之间有如下关系.

定理 1.3 $\lim\limits_{x\to x_0}f(x)=A$ 成立的充要条件是：$f(x)=A+\alpha(x)$，其中 A 为常数，$\alpha(x)$

为当 $x \to x_0$ 时的无穷小，即

$$\lim_{x \to x_0} f(x) = A \Leftrightarrow f(x) = A + \alpha(x),$$

其中 A 为常数，且 $\lim_{x \to x_0} \alpha(x) = 0$.

定理 1.3 适用于自变量的任何变化过程.

2. 无穷小的性质

性质 1　有限个无穷小的和、差、积仍为无穷小.

性质 2　常数与无穷小的乘积仍为无穷小.

性质 3　有界函数与无穷小的乘积仍为无穷小.

例 1.16　求下列极限：

(1) $\lim_{x \to \infty} \left(\frac{1}{x} + \frac{1}{x^2} \right)$；　　(2) $\lim_{x \to \infty} \frac{1}{x} \sin x$.

解　(1) 当 $x \to \infty$ 时，$\frac{1}{x}$ 与 $\frac{1}{x^2}$ 都是无穷小，则 $\frac{1}{x} + \frac{1}{x^2}$ 仍为无穷小，即

$$\lim_{x \to \infty} \left(\frac{1}{x} + \frac{1}{x^2} \right) = 0.$$

(2) 当 $x \to \infty$ 时，$\frac{1}{x}$ 是无穷小，$\sin x$ 是有界函数，则 $\frac{1}{x} \sin x$ 仍为无穷小，即

$$\lim_{x \to \infty} \frac{1}{x} \sin x = 0.$$

3. 无穷小的比较

当 $x \to 0$ 时，$x, \sin x, x^2, 2x$ 都是无穷小，且有 $\lim_{x \to 0} \frac{\sin x}{x} = 1$，$\lim_{x \to 0} \frac{x^2}{x} = 0$，$\lim_{x \to 0} \frac{2x}{x} = 2$，$\lim_{x \to 0} \frac{x}{x^2} = \infty$. 由这些例子可知，两个无穷小之商的极限值不确定. 原因是这些无穷小趋近于 0 的速度不同. 一般地，我们可用两个无穷小之比的极限值来衡量它们趋近于 0 的速度的快慢.

定义 1.12　设 α, β 是在自变量的同一变化过程中的两个无穷小，且 $\beta \neq 0$. 如果

(1) $\lim \frac{\alpha}{\beta} = 0$，则称 α 是比 β 高阶的无穷小，记为 $\alpha = o(\beta)$.

(2) $\lim \frac{\alpha}{\beta} = k\ (k \neq 0)$，则称 α 与 β 是同阶无穷小，记为 $\alpha = O(\beta)$. 特别地，当 $k = 1$ 时，称 α 与 β 是等价无穷小，记为 $\alpha \sim \beta$.

例如，当 $x \to 0$ 时，$\sin x \sim x$，$\tan x \sim x$，$\arcsin x \sim x$，$\arctan x \sim x$，$1 - \cos x \sim \frac{1}{2} x^2$，$\ln(1+x) \sim x$，$e^x - 1 \sim x$，$\sqrt[n]{1+x} - 1 \sim \frac{1}{n} x$，其中 $\ln(1+x) \sim x$，$e^x - 1 \sim x$ 将在后面（例 1.20、例 1.21）进行说明.

定理 1.4　当 $x \to x_0$ 时，若 $\alpha \sim \alpha'$，$\beta \sim \beta'$，$\lim_{x \to x_0} \frac{\alpha'}{\beta'}$ 存在（或为 ∞），则 $\lim_{x \to x_0} \frac{\alpha}{\beta}$ 存在（或

为 ∞),且

$$\lim_{x\to x_0}\frac{\alpha}{\beta}=\lim_{x\to x_0}\frac{\alpha'}{\beta'}.$$

这是因为

$$\lim_{x\to x_0}\frac{\alpha}{\beta}=\lim_{x\to x_0}\left(\frac{\beta'}{\beta}\cdot\frac{\alpha'}{\beta'}\cdot\frac{\alpha}{\alpha'}\right)=\lim_{x\to x_0}\frac{\beta'}{\beta}\cdot\lim_{x\to x_0}\frac{\alpha'}{\beta'}\cdot\lim_{x\to x_0}\frac{\alpha}{\alpha'}=\lim_{x\to x_0}\frac{\alpha'}{\beta'}.$$

定理 1.4 称为等价无穷小替换原理,此定理同样适用于自变量的任何变化过程.

例 1.17 求下列极限:

(1) $\lim\limits_{x\to 0}\dfrac{\sin 3x}{\tan 9x}$; (2) $\lim\limits_{x\to 0}\dfrac{\ln(1+x^2)}{x^2}$;

(3) $\lim\limits_{x\to 0}\dfrac{\tan x-\sin x}{x^3}$.

解 (1) 当 $x\to 0$ 时,$\sin 3x\sim 3x$,$\tan 9x\sim 9x$,则

$$\lim_{x\to 0}\frac{\sin 3x}{\tan 9x}=\lim_{x\to 0}\frac{3x}{9x}=\frac{3}{9}=\frac{1}{3}.$$

(2) 当 $x\to 0$ 时,有 $\ln(1+x)\sim x$. 又当 $x\to 0$ 时,$x^2\to 0$,则 $\ln(1+x^2)\sim x^2$. 因此

$$\lim_{x\to 0}\frac{\ln(1+x^2)}{x^2}=1.$$

(3) 因为 $\tan x-\sin x=\tan x(1-\cos x)$,又当 $x\to 0$ 时,有 $\tan x\sim x$,$1-\cos x\sim\frac{1}{2}x^2$,所以

$$\lim_{x\to 0}\frac{\tan x-\sin x}{x^3}=\lim_{x\to 0}\frac{\tan x(1-\cos x)}{x^3}=\lim_{x\to 0}\frac{x\cdot\frac{1}{2}x^2}{x^3}=\frac{1}{2}.$$

说明 等价无穷小替换原理只适用于乘除的因式,不适用于相加减的项. 例如,

$$\lim_{x\to 0}\frac{\tan x-\sin x}{x^3}\neq\lim_{x\to 0}\frac{x-x}{x^3}=0.$$

4. 无穷大

定义 1.13 在自变量 x 的某一变化过程中,若函数 $f(x)$ 的绝对值无限增大,则称 $f(x)$ 为该变化过程中的无穷大量,简称无穷大,记作

$$\lim f(x)=\infty.$$

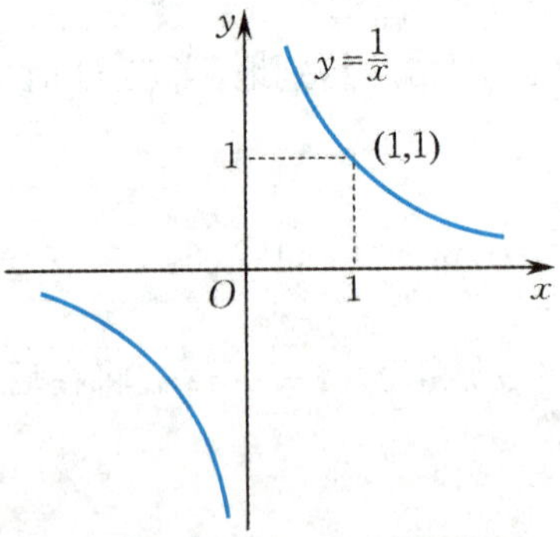

图 1-10

关于无穷大,需要注意以下几点:

(1) 无穷大是相对于自变量的某一变化过程而言的;

(2) 无穷大是绝对值无限增大的变量,不能与绝对值很大的常量混淆;

(3) 按照极限的定义来说,无穷大是极限不存在的一种形式.

例如,因为 $\lim\limits_{x\to 0}\dfrac{1}{x}=\infty$,所以 $\dfrac{1}{x}$ 是当 $x\to 0$ 时的无穷大,如图 1-10 所示.

无穷小与无穷大之间有如下关系.

定理 1.5　在自变量 x 的同一变化过程中，如果 $f(x)$ 为无穷大，则 $\dfrac{1}{f(x)}$ 为无穷小；如果 $f(x)$ 为无穷小，且 $f(x)\neq 0$，则 $\dfrac{1}{f(x)}$ 为无穷大.

例如，当 $x\to 1$ 时，$x-1$ 为无穷小，$\dfrac{1}{x-1}$ 为无穷大.

习　题　1.2

1. 极限 $\lim\limits_{x\to\infty}\dfrac{2x^2-2x-4}{x^2+3x+10}=($　　$)$.

A. 0　　B. 1　　C. 2　　D. 不存在

2. 极限 $\lim\limits_{x\to\infty}x\sin\dfrac{\pi}{x}=($　　$)$.

A. 0　　B. 1　　C. π　　D. 不存在

3. 极限 $\lim\limits_{x\to\infty}\left(1+\dfrac{2}{x}\right)^x=($　　$)$.

A. e^{-2}　　B. e^2　　C. $\sqrt{2}$　　D. $+\infty$

4. 当 $x\to 0$ 时，下列函数中，(　　) 为无穷小.

A. $\dfrac{\sin x}{x}$　　B. $x^2\sin\dfrac{1}{x}$　　C. $\dfrac{1}{x}\ln(x+1)$　　D. $1+\dfrac{1}{x}$

5. 在指定的变化过程中，下列函数(　　)不是无穷小.

A. $\ln x, x\to 1$　　B. $\cos x, x\to 0$　　C. $\sin\dfrac{1}{x}, x\to\infty$　　D. $e^{-x}, x\to+\infty$

6. 当 $x\to 0$ 时，与 $\tan 2x$ 等价的无穷小是(　　).

A. $-x$　　B. x　　C. $2x$　　D. x^2

7. 极限 $\lim\limits_{x\to\infty}\dfrac{\arctan x}{x}=($　　$)$.

A. 0　　B. 1　　C. 2　　D. 不存在

8. 极限 $\lim\limits_{x\to 0}\dfrac{\arcsin x}{x}=($　　$)$.

A. 0　　B. 1　　C. 2　　D. 不存在

§1.3　函数的连续性

在自然界中，有许多现象如血液的流动、生物的生长、一天中气温的变化等均是连续不断地变化. 这些现象反映在函数关系上，就是函数的连续性.

1.3.1 函数的连续性的定义

设函数 $y=f(x)$ 在点 x_0 及其附近有定义. 当自变量由 x_0 变化到 x 时,$x-x_0$ 称为**自变量 x 在点 x_0 处的增量**,记作 Δx,即 $\Delta x=x-x_0$. 对应于自变量的函数值 $f(x_0)$ 和 $f(x)$ 的差 $f(x)-f(x_0)$,称为**函数 $y=f(x)$ 在点 x_0 处的增量**,记作 Δy,即 $\Delta y=f(x)-f(x_0)$,如图 1-11 所示.

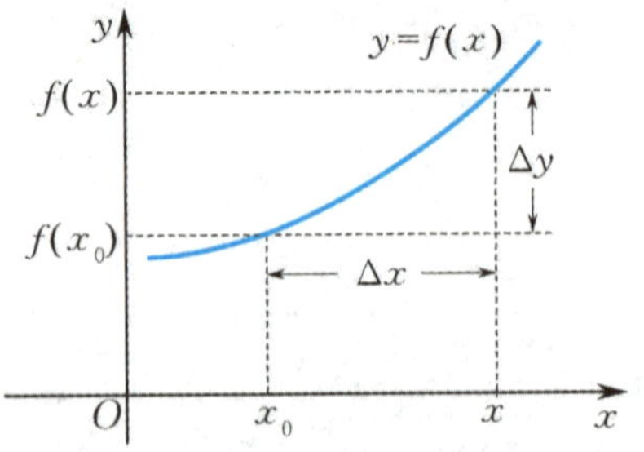

图 1-11

说明 增量可以是正的,可以是负的,也可以是 0.

一般地,如果点 x_0 不变,而让 Δx 改变,函数 $y=f(x)$ 的增量 Δy 大多数情况也是变化的. 由图 1-11 可以看出,对连续变化的曲线来说,当自变量的增量 Δx 的绝对值很小时,相应的函数的增量 Δy 的绝对值也很小,即当 $\Delta x\to 0$ 时,$\Delta y\to 0$. 因此,$\lim\limits_{\Delta x\to 0}\Delta y=0$ 正是连续函数所具有的数量特征.

函数 $y=f(x)$ 在点 x_0 处连续的定义有以下两种不同的叙述方式.

定义 1.14 设函数 $y=f(x)$ 在点 x_0 及其附近有定义. 如果当自变量的增量 $\Delta x=x-x_0$ 趋向于 0 时,对应的函数的增量 $\Delta y=f(x_0+\Delta x)-f(x_0)$ 也趋近于 0,即

$$\lim_{\Delta x\to 0}\Delta y=0,$$

则称**函数 $y=f(x)$ 在点 x_0 处连续**.

在该定义中 $\Delta x=x-x_0$,故 $\Delta x\to 0$ 相当于 $x\to x_0$,此时 $\Delta y=f(x)-f(x_0)$ 也趋近于 0,所以 $\lim\limits_{\Delta x\to 0}\Delta y=0$ 可表示为 $\lim\limits_{x\to x_0}f(x)=f(x_0)$. 因此,函数 $y=f(x)$ 在点 x_0 处连续也可定义如下.

定义 1.14′ 设函数 $y=f(x)$ 在点 x_0 及其附近有定义. 如果

$$\lim_{x\to x_0}f(x)=f(x_0),$$

则称**函数 $y=f(x)$ 在点 x_0 处连续**,并称 x_0 为 $y=f(x)$ 的**连续点**.

由该定义可知,函数 $y=f(x)$ 在点 x_0 处连续必须同时满足以下三个条件:

(1) $y=f(x)$ 在点 x_0 处有定义,即 $f(x_0)$ 存在;

(2) 极限 $\lim\limits_{x\to x_0}f(x)$ 存在;

(3) 极限值等于函数值,即 $\lim\limits_{x\to x_0}f(x)=f(x_0)$.

如果把定义中的极限值等于函数值换成左(或右)极限值等于函数值,即

$$\lim_{x\to x_0^-}f(x)=f(x_0)\quad\left[\text{或}\lim_{x\to x_0^+}f(x)=f(x_0)\right],$$

则称**函数 $y=f(x)$ 在点 x_0 处左连续**(或**右连续**).

显然,函数 $y=f(x)$ 在点 x_0 处连续的充要条件是:$y=f(x)$ 在点 x_0 处既左连续又右连续,即

$$\lim_{x\to x_0}f(x)=f(x_0)\Leftrightarrow\lim_{x\to x_0^-}f(x)=\lim_{x\to x_0^+}f(x)=f(x_0).$$

例 1.18 讨论函数

$$f(x)=\begin{cases}1+\dfrac{x}{2}, & x\leqslant 0,\\ 1+x^2, & 0<x\leqslant 1,\\ 4-x, & x>1\end{cases}$$

在点 $x=0$ 和 $x=1$ 处的连续性.

解　在点 $x=0$ 处，有 $f(0)=1$. 又因为

$$\lim_{x\to 0^-}f(x)=\lim_{x\to 0^-}\left(1+\frac{x}{2}\right)=1,\quad \lim_{x\to 0^+}f(x)=\lim_{x\to 0^+}(1+x^2)=1,$$

即 $\lim\limits_{x\to 0^-}f(x)=\lim\limits_{x\to 0^+}f(x)=f(0)$，所以函数 $f(x)$ 在点 $x=0$ 处连续.

在点 $x=1$ 处，有 $f(1)=2$. 又因为

$$\lim_{x\to 1^-}f(x)=\lim_{x\to 1^-}(1+x^2)=2,\quad \lim_{x\to 1^+}f(x)=\lim_{x\to 1^+}(4-x)=3,$$

可见 $\lim\limits_{x\to 1}f(x)$ 不存在，所以函数 $f(x)$ 在点 $x=1$ 处不连续.

说明　(1) 若函数 $f(x)$ 在开区间 (a,b) 内的每一点处都连续，则称 $f(x)$ **在开区间 (a,b) 内连续**，并称 $f(x)$ 是 **(a,b) 内的连续函数**.

(2) 若函数 $f(x)$ 在开区间 (a,b) 内的每一点处都连续，且在左端点 $x=a$ 处右连续，在右端点 $x=b$ 处左连续，则称 $f(x)$ **在闭区间 $[a,b]$ 上连续**，并称 $f(x)$ 是 **$[a,b]$ 上的连续函数**.

(3) 直观上，连续函数的图形是一条连续而不间断的曲线.

1.3.2　连续函数的运算

由极限的四则运算法则及连续函数的定义，可得如下定理.

定理 1.6　(连续函数的四则运算法则)　设函数 $f(x)$ 和 $g(x)$ 在点 x_0 处连续，那么

$$f(x)\pm g(x),\quad f(x)g(x),\quad \frac{f(x)}{g(x)}\quad [g(x_0)\neq 0]$$

均在点 x_0 处连续.

定理 1.7　(连续函数的复合运算法则)　设函数 $y=f(u)$ 与 $u=\varphi(x)$ 满足：

(1) $u=\varphi(x)$ 在点 x_0 处连续，且 $\varphi(x_0)=u_0$，

(2) $y=f(u)$ 在点 u_0 处连续，

则复合函数 $y=f[\varphi(x)]$ 在点 x_0 处连续.

由以上两个定理可得：**一切初等函数都在其定义区间内连续.** 所谓**定义区间**，就是包含在定义域内的区间.

利用函数的连续性可求函数的极限.

例 1.19　求极限 $\lim\limits_{x\to 0}\lg(2^x+\tan x)$.

解　因为 $\lg(2^x+\tan x)$ 是初等函数，而 $x=0$ 是该函数定义区间内的点，所以

$$\lim_{x\to 0}\lg(2^x+\tan x)=\lg(2^0+\tan 0)=\lg 1=0.$$

例 1.20　求极限 $\lim\limits_{x\to 0}\dfrac{\ln(1+x)}{x}$.

解　由对数函数的性质，有

$$\frac{\ln(1+x)}{x}=\ln(1+x)^{\frac{1}{x}}.$$

再由对数函数的连续性及重要极限公式,有

$$\lim_{x\to 0}\frac{\ln(1+x)}{x}=\lim_{x\to 0}\ln(1+x)^{\frac{1}{x}}=\ln\left[\lim_{x\to 0}(1+x)^{\frac{1}{x}}\right]=\ln \mathrm{e}=1.$$

例 1.21 求极限 $\lim\limits_{x\to 0}\dfrac{\mathrm{e}^x-1}{x}$.

解 令 $t=\mathrm{e}^x-1$,则 $x=\ln(1+t)$,且当 $x\to 0$ 时,$t\to 0$. 再利用例 1.20 的结论,有

$$\lim_{x\to 0}\frac{\mathrm{e}^x-1}{x}=\lim_{t\to 0}\frac{t}{\ln(1+t)}=1.$$

1.3.3 闭区间上连续函数的性质

闭区间上的连续函数有一些特殊的性质,这些性质的几何意义比较明显. 下面简单介绍几个.

定理 1.8 (最值定理) 闭区间 $[a,b]$ 上的连续函数 $f(x)$ 在 $[a,b]$ 上必有最大值和最小值.

这个定理的几何意义如图 1-12 所示,可见在闭区间 $[a,b]$ 上的连续曲线 $y=f(x)$ 必有最大值 $f(\xi_2)=M$ 和最小值 $f(\xi_1)=m$,即有界.

定理 1.9 (介值定理) 设 $f(x)$ 为闭区间 $[a,b]$ 上的连续函数,且 $f(a)\neq f(b)$,则对介于 $f(a)$ 与 $f(b)$ 之间的任一值 C,至少存在一点 $\xi\in(a,b)$,使得 $f(\xi)=C$.

这个定理的几何意义如图 1-13 所示,可见在闭区间 $[a,b]$ 上的连续曲线 $y=f(x)$ 与水平直线 $y=C$ [C 是介于 $f(a)=A$ 与 $f(b)=B$ 之间的任何值] 至少交于一点(横坐标为 ξ).

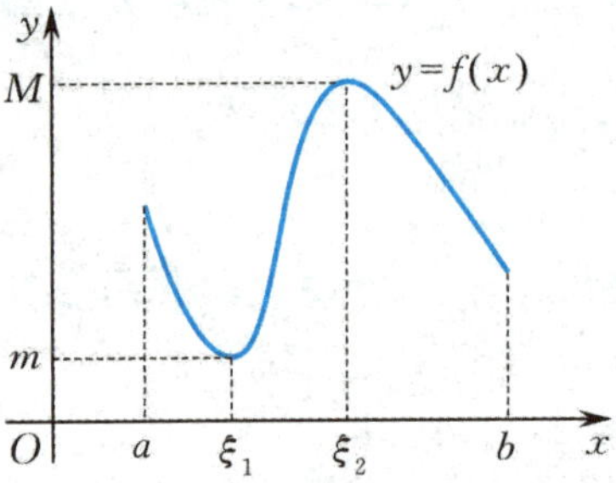

图 1-12

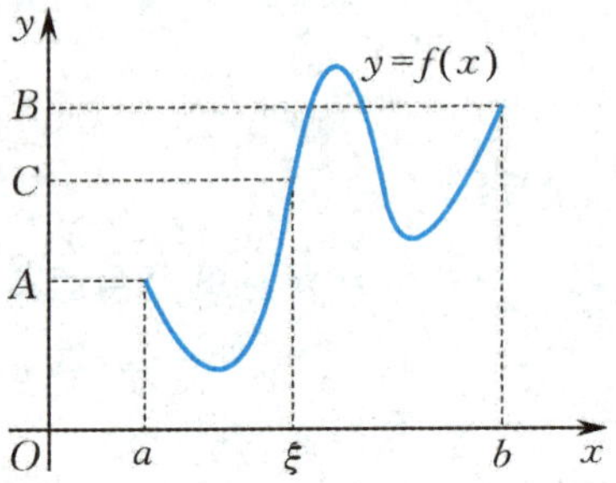

图 1-13

定义 1.15 如果 $f(x_0)=0$,则称 x_0 是函数 $f(x)$ 的**零点**.

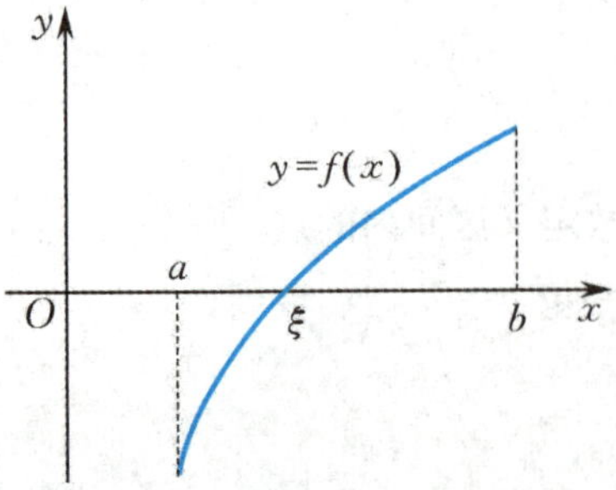

图 1-14

推论 1(零点定理) 设函数 $f(x)$ 在闭区间 $[a,b]$ 上连续,且 $f(a)$ 与 $f(b)$ 异号 $[f(a)\cdot f(b)<0]$,则在开区间 (a,b) 内至少存在一点 ξ,使得

$$f(\xi)=0 \quad (a<\xi<b).$$

推论 1 的几何意义如图 1-14 所示,可见在闭区间 $[a,b]$ 上从 x 轴一侧延伸到另一侧的连续曲线 $y=f(x)$ 与 x 轴至少有一个交点(横坐标为 ξ).

上述三个结论必须同时满足“闭区间”和“连续”两个

条件,否则结论不成立.

例 1.22 证明:方程 $x^3-3x-1=0$ 在(1,2)内至少有一个实根.

证 因函数 $f(x)=x^3-3x-1$ 是初等函数,它在闭区间 $[1,2]$ 上连续,且

$$f(1)=-3<0,\quad f(2)=1>0,$$

故 $f(1)\cdot f(2)<0$. 因此,由零点定理可知,在开区间(1,2)内至少存在一点 ξ,使得

$$f(\xi)=0\quad(1<\xi<2),$$

即方程 $x^3-3x-1=0$ 在(1,2)内至少有一个实根.

1.3.4　函数的间断点及分类

函数的不连续点称为函数的**间断点**. 若函数 $y=f(x)$ 满足下列三种情形之一,则 x_0 是 $y=f(x)$ 的间断点:

(1) $y=f(x)$ 在点 x_0 处无定义,即 $f(x_0)$ 不存在;

(2) 极限 $\lim\limits_{x\to x_0}f(x)$ 不存在;

(3) $f(x_0)$ 存在且极限 $\lim\limits_{x\to x_0}f(x)$ 存在,但 $\lim\limits_{x\to x_0}f(x)\neq f(x_0)$.

函数的间断点按其左、右极限是否存在常分为以下两大类.

(1) 设 x_0 是函数 $f(x)$ 的间断点. 如果左、右极限 $\lim\limits_{x\to x_0^-}f(x)$, $\lim\limits_{x\to x_0^+}f(x)$ 都存在,则称 x_0 是函数 $f(x)$ 的**第一类间断点**. 如果 $\lim\limits_{x\to x_0^-}f(x)=\lim\limits_{x\to x_0^+}f(x)$,则称 x_0 是函数 $f(x)$ 的**可去间断点**;如果 $\lim\limits_{x\to x_0^-}f(x)\neq\lim\limits_{x\to x_0^+}f(x)$,则称 x_0 是函数 $f(x)$ 的**跳跃间断点**.

(2) 如果左、右极限 $\lim\limits_{x\to x_0^-}f(x)$, $\lim\limits_{x\to x_0^+}f(x)$ 中至少有一个不存在,则称 x_0 是函数 $f(x)$ 的**第二类间断点**.

例 1.23 指出下列函数的间断点,并说明其类型:

(1) $f(x)=\begin{cases}-x, & x\leqslant 0,\\ 1+x, & x>0;\end{cases}$　　(2) $g(x)=\begin{cases}2\sqrt{x}, & 0\leqslant x<1,\\ 1, & x=1,\\ 1+x, & x>1;\end{cases}$

(3) $h(x)=\begin{cases}x, & x\leqslant 0,\\ \dfrac{1}{x}, & x>0;\end{cases}$　　(4) $q(x)=\sin\dfrac{1}{x}$.

解 (1) 如图 1-15 所示,因为

$$\lim_{x\to 0^-}f(x)=\lim_{x\to 0^-}(-x)=0,\quad \lim_{x\to 0^+}f(x)=\lim_{x\to 0^+}(1+x)=1,$$

即左、右极限存在但不相等, $\lim\limits_{x\to 0}f(x)$ 不存在,所以 $x=0$ 是函数 $f(x)$ 的第一类间断点中的跳跃间断点.

(2) 如图 1-16 所示,因为

$$\lim_{x\to 1^-}g(x)=\lim_{x\to 1^-}2\sqrt{x}=2,\quad \lim_{x\to 1^+}g(x)=\lim_{x\to 1^+}(1+x)=2,$$

但

$$\lim_{x\to 1}g(x)=2\neq 1=g(1),$$

即左、右极限存在且相等但不等于该点处的函数值,所以 $x=1$ 是函数 $g(x)$ 的第一类间断点中

的可去间断点.

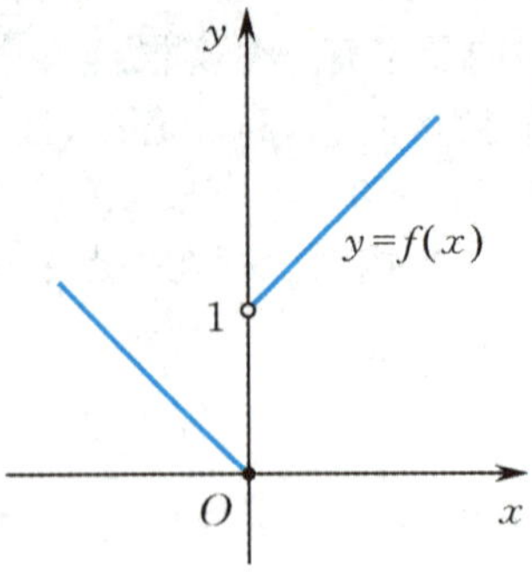

图 1-15

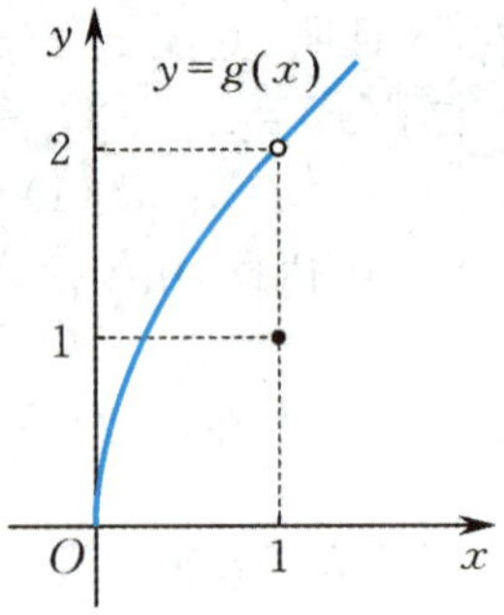

图 1-16

(3) 如图 1-17 所示,因为 $\lim\limits_{x\to 0^+} h(x)=\lim\limits_{x\to 0^+}\dfrac{1}{x}=+\infty$,即右极限不存在,所以 $x=0$ 是函数 $h(x)$ 的第二类间断点.

说明 一般地,如果函数在某点处的左、右极限有一个不存在且趋近于无穷大,则称该点为函数的**无穷间断点**.

(4) 如图 1-18 所示,因为 $\lim\limits_{x\to 0^+} q(x)=\lim\limits_{x\to 0^+}\sin\dfrac{1}{x}$ 与 $\lim\limits_{x\to 0^-} q(x)=\lim\limits_{x\to 0^-}\sin\dfrac{1}{x}$ 都不存在,所以 $x=0$ 是函数 $q(x)$ 的第二类间断点.

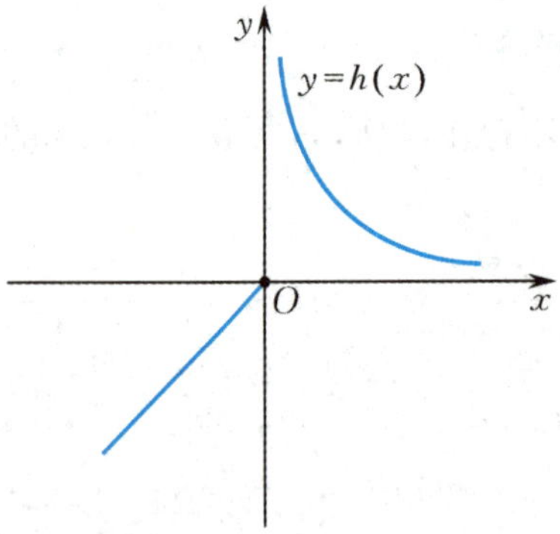

图 1-17

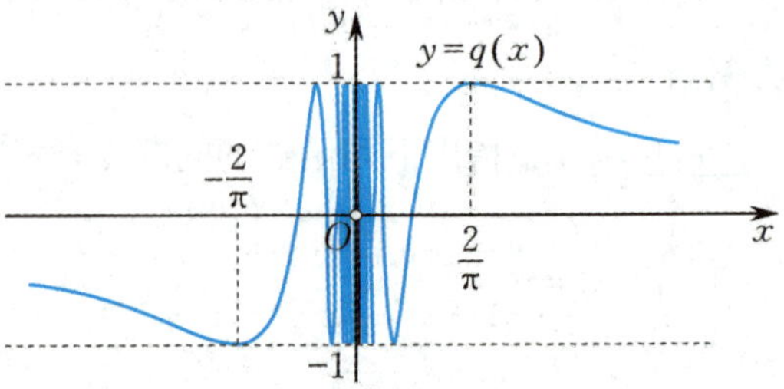

图 1-18

这里,当 $x\to 0$ 时,$q(x)$ 无限次地在 1 和 -1 这两个不同的值之间来回振荡.

说明 一般地,当 $x\to x_0$ 时,如果函数 $f(x)$ 的值无限次地在两个不同的值之间来回振荡,则称 x_0 是 $f(x)$ 的**振荡间断点**.

习 题 1.3

1. $x=0$ 是函数 $f(x)=\begin{cases} x, & x<0, \\ e^x-1, & x\geqslant 0 \end{cases}$ 的(　　).

A. 连续点　　　　B. 可去间断点

C. 第二类间断点　　　　D. 第一类间断点，但不是可去间断点

2. 设函数 $f(x)=\begin{cases} e^x, & x<0, \\ a+x, & x\geqslant 0. \end{cases}$ 如果函数 $f(x)$ 在点 $x=0$ 处连续，则 $a=$(　　).

A. 0　　　　B. 1

C. -1　　　　D. 不确定

3. 设函数 $f(x)=\begin{cases} \dfrac{1+2e^{\frac{1}{x}}}{2+e^{\frac{1}{x}}}, & x\neq 0, \\ 2, & x=0, \end{cases}$ 则 $x=0$ 是 $f(x)$ 的(　　).

A. 可去间断点　　　　B. 跳跃间断点

C. 无穷间断点　　　　D. 连续点

4. 求下列极限：

(1) $\lim\limits_{x\to 0}\dfrac{4x^2-1}{2x^2-3x+5}$；　　　　(2) $\lim\limits_{x\to 1}\dfrac{x^2+\ln(4-3x)}{\arctan x}$.

5. 指出函数 $y=\dfrac{x^2-1}{x-1}$ 的间断点，并说明其类型.

6. 证明：方程 $x2^x-1=0$ 在 $[0,1]$ 上至少有一个实根.

§1.4　MATLAB 实验

MATLAB 是由美国 MathWorks 公司发布的商业数学软件，它主要面对科学计算、可视化及交互式程序设计的高科技计算环境. MATLAB 将数值分析、矩阵计算、科学数据可视化及非线性动态系统的建模和仿真等诸多强大功能集成在一个易于使用的视窗环境中，为科学研究、工程设计及必须进行有效数值计算的众多科学领域提供了一种全面的解决方案，并在很大程度上摆脱了传统非交互式程序设计语言(如 C，For tran)的编辑模式，代表了当今国际科学计算软件的先进水平.

从本章开始，将逐章介绍 MATLAB 的一些简单用法.

1.4.1　在平面直角坐标系作一元函数的图形

命令 plot 用于作函数的图形，其基本使用形式是：

```
x=a:t:b;
y=f(x);
plot(x,y,'s')
```

其中，$f(x)$要代入具体的函数，也可以将前面定义的函数 $f(x)$代入；a 和 b 分别表示自变量 x

的最小值和最大值,即说明作图时自变量的取值范围,这里必须输入具体的数值;t 表示取点间隔(增量);这里的(x,y)是向量;s 是可选参数,用来指定绘制曲线的线型、颜色、数据点形状等.线型、颜色和数据点形状可以同时选用,也可以只选一部分,不选则用 MATLAB 设定的默认值.

实验 1.1 作出函数 $y=x^2$ 在区间$[-1,1]$上的图形.

输入:

```
x=-1:0.1:1;
y=x.^2;
plot(x,y,'r')
```

按下 Enter 键,即可作出函数 $y=x^2$ 在区间$[-1,1]$上的图形(见图 1-19,命令 plot 中的参数 r 表示绘制曲线的颜色为红色).

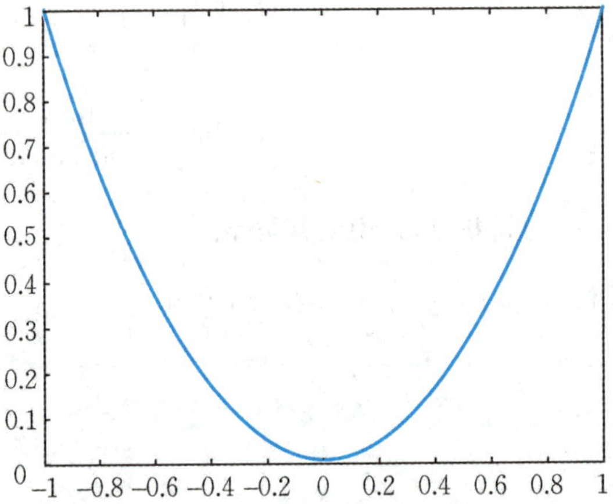

图 1-19

命令 plot 也可以在同一坐标系内作出多个函数的图形,只要用基本的形式就可绘制出曲线.

实验 1.2 在同一坐标系内作出函数 $y=\arcsin x$,$y=\sin x$ 和 $y=x$ 的图形.

输入:

```
x1=-1:0.1:1;
y1=asin(x1);
x2=-pi/2:0.1:pi/2;
y2=sin(x2);
x3=-pi/2:0.1:pi/2;
y3=x3;
plot(x1,y1,'k',x2,y2,'b',x3,y3,'r')
```

这样,即可在同一坐标系内作出函数 $y=\arcsin x$,$y=\sin x$ 和 $y=x$ 的图形(见图 1-20,命令 plot 中的参数 k 表示绘制曲线的颜色为黑色,b 表示绘制曲线的颜色为蓝色).

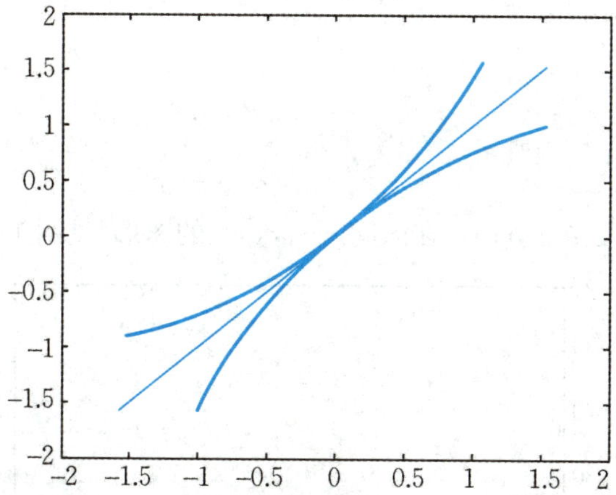

图 1-20

1.4.2　分段函数作图

分段函数的定义需用到条件语句，而条件语句根据具体条件有不同的分支方式，可有多种不同形式的 if 语句块. 这里仅给出以下三种较为简单的条件语句块：

(1) if〈条件表达式〉
　　语句体;
　end

(2) if〈条件表达式〉
　　语句体 1;
　else
　　语句体 2;
　end

(3) if〈条件表达式 1〉
　　语句体 1;
　else if〈条件表达式 2〉
　　语句体 2;
　else
　　语句体 3;
　end

实验 1.3　作出分段函数 $h(x)=\begin{cases}\cos x, & x\leqslant 0,\\ e^x, & x>0\end{cases}$ 在区间[−4,4]上的图形.

输入：

```
y=[];
for x=-4:0.1:4
    if x<=0
        y=[y,cos(x)];
    end
    if x>0
```

```
        y=[y,exp(x)];
      end
    end
    x=-4:0.1:4;
    plot(x,y)
```

执行后可观察到分段函数 $h(x)$ 在区间$[-4,4]$上的图形(见图 1-21).

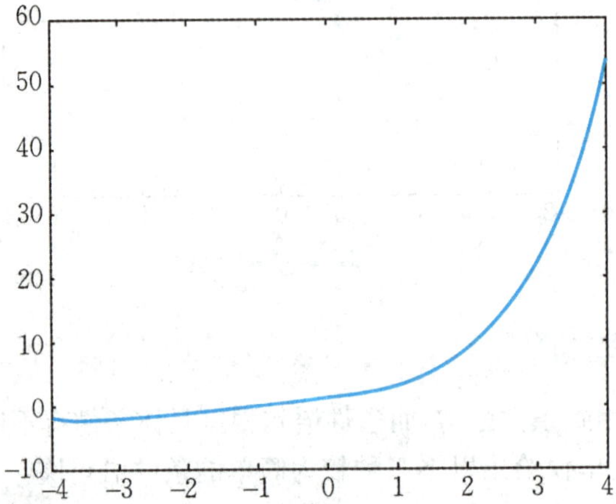

图 1-21

1.4.3 求函数的极限

命令 limit 用于求函数的极限,其基本使用形式是:

```
limit(f(x),x,a)
```

其中,$f(x)$是函数的表达式,a 是自变量 x 的变化趋势. 如果自变量趋向于无穷大,则用 inf 代替 a.

对于单侧极限,通过命令 limit 的选项"right"和"left"表示自变量的变化方向.

求右极限 $\lim\limits_{x\to a^+} f(x)$时,用

```
limit(f(x),x,a,'right')
```

求左极限 $\lim\limits_{x\to a^-} f(x)$时,用

```
limit(f(x),x,a,'left')
```

求极限 $\lim\limits_{x\to +\infty} f(x)$ 时,用

```
limit(f(x),x,+inf)
```

求极限 $\lim\limits_{x\to -\infty} f(x)$ 时,用

```
limit(f(x),x,-inf)
```

在 MATLAB 中求极限值,我们首先需要创建符号变量,然后使用命令 limit 进行计算.

实验 1.4 求下列极限:

(1) $\lim\limits_{x\to 1}\dfrac{x^3-1}{x-1}$;　　(2) $\lim\limits_{x\to\infty}\dfrac{7x^2+5x-1}{x^2-2}$;

(3) $\lim\limits_{x\to\infty}\left(\dfrac{1+x}{x}\right)^{2x}$.

(1) 输入：

```
syms x;
y=(x^3-1)/(x-1);
limit(y,x,1)
```

运行结果为

```
ans=
  3
```

(2) 输入：

```
syms x;
y=(7*(x^2)+5*x-1)/(x^2-2);
limit(y,x,inf)
```

运行结果为

```
ans=
  7
```

(3) 输入：

```
syms x;
y=((1+x)/x)^(2*x);
limit(y,x,inf)
```

运行结果为

```
ans=
  exp(2)
```

总习题一

一、基础题

1. 判断下列函数是否为同一函数：

(1) $f(x)=x, g(x)=\sqrt{x^2}$；　(2) $f(x)=\dfrac{x-1}{x^2-1}, g(x)=\dfrac{1}{x+1}$；

(3) $f(x)=\lg x^2, g(x)=2\lg x$；　(4) $y=\sqrt{1-x^2}, x^2+y^2=1$.

2. 求下列函数的定义域：

(1) $y=\arcsin\dfrac{x+1}{2}$；　(2) $y=\sqrt{6-5x-x^2}+\dfrac{1}{\ln(2-x)}$.

3. 讨论下列函数的奇偶性：

(1) $y=x^2(1-x^2)$；　(2) $y=3\sin x+2x^3$；

(3) $y=x+|x|$.

4. 将下列复合函数分解成简单函数：

(1) $y=\sin x^3$；　(2) $y=\sqrt{(1+x)^2}$；

(3) $y=\lg(\arctan e^x)^2$；　(4) $y=\sin^2\sqrt{\sin e^x}$；

(5) $y=\sqrt[3]{\arccos\sqrt{x}}$； (6) $y=\ln[\sin(e^x-1)]$.

5. 求下列极限：

(1) $\lim\limits_{x\to4}\dfrac{1}{x^2-2x-3}$； (2) $\lim\limits_{x\to1}\dfrac{e^x+x+1}{x}$；

(3) $\lim\limits_{x\to3}\dfrac{x^2-4x+3}{x-3}$； (4) $\lim\limits_{x\to1}\dfrac{x^2-3}{x^2-5x+4}$；

(5) $\lim\limits_{x\to0}\dfrac{\sqrt{x+1}-1}{x}$； (6) $\lim\limits_{x\to\infty}\left(1-\dfrac{1}{x}+\dfrac{2}{x^3}\right)$；

(7) $\lim\limits_{x\to\infty}\dfrac{x^2+8x-1}{5x^3+7x^2-3}$； (8) $\lim\limits_{x\to\infty}\dfrac{x^5+x-5}{x^3+2x^2-1}$.

6. 设极限$\lim\limits_{x\to3}\dfrac{x^2-2x+k}{x-3}$存在，试确定常数 k 的值，并求出该极限.

7. 求下列极限：

(1) $\lim\limits_{x\to0}\dfrac{\sin 2x}{\sin 5x}$； (2) $\lim\limits_{x\to0}\dfrac{x-\sin 2x}{2x+\sin x}$；

(3) $\lim\limits_{x\to0}\dfrac{1-\cos x}{\frac{1}{2}x^2}$； (4) $\lim\limits_{x\to0}\dfrac{\tan 2x}{\sin 4x}$；

(5) $\lim\limits_{x\to0}x\cot 2x$； (6) $\lim\limits_{x\to\infty}x^2\sin\dfrac{1}{x^2}$；

(7) $\lim\limits_{x\to\infty}\left(1+\dfrac{4}{x}\right)^x$； (8) $\lim\limits_{x\to\infty}\left(1-\dfrac{4}{x}\right)^{8x}$；

(9) $\lim\limits_{x\to0}\sqrt[x]{1+3x}$； (10) $\lim\limits_{x\to\infty}\left(1-\dfrac{1}{\pi x}\right)^x$.

8. 求下列极限：

(1) $\lim\limits_{x\to0}x\sin\dfrac{3}{x^2}$； (2) $\lim\limits_{x\to+\infty}\left(e^{-x}+\dfrac{1}{x^2}\right)$；

(3) $\lim\limits_{x\to\infty}x\sin\dfrac{1}{x^2}$； (4) $\lim\limits_{x\to0}\dfrac{\sin 5x}{\pi x}$；

(5) $\lim\limits_{x\to0}\dfrac{1-\cos 2x}{x\ln(1+x)}$； (6) $\lim\limits_{x\to0}\dfrac{e^{5x}-1}{\arctan 8x}$.

9. 当 $x\to0$ 时，比较下列无穷小是否同阶，是否等价，并指出哪一个是高阶无穷小：

(1) x 与 $x^4+\sin 2x$； (2) x 与 $x+1\,000x^2$；

(3) $2x-x^2$ 与 x^2-x^3.

10. 设函数 $f(x)=\begin{cases}-1, & x<0,\\ 0, & x=0,\\ 2x, & x>0,\end{cases}$ 求 $f(x)$ 当 $x\to0$ 时的左、右极限，并说明当 $x\to0$ 时，$f(x)$ 的极限是否存在.

11. 设函数 $f(x)=\begin{cases}\dfrac{e^{2x}-1}{\sin x}, & x>0,\\ \cos x+a, & x\leqslant 0.\end{cases}$ 已知函数 $f(x)$ 在点 $x=0$ 处连续，求常数 a 的值.

12. 指出下列函数的间断点，并说明其类型：

(1) $y=\dfrac{x+2}{x^2-4}$； (2) $y=\dfrac{x}{\tan x}$；

(3) $y=\frac{1}{x}\ln(1+x)$；　(4) $y=\begin{cases}\frac{\sin x}{x}, & x>0,\\ x^2+3, & x\leqslant 0.\end{cases}$

13. 证明：方程 $x^4-5x-1=0$ 在(1,2)内至少有一个实根.

14. 用命令 plot 画出下列函数在指定区间上的图形：

(1) $y=3\sin 4x, x\in[0,2\pi]$；

(2) $y=x\ln(1+x), x\in[0,10]$.

15. 用命令 limit 求下列极限：

(1) $\lim\limits_{x\to -1}\left(\frac{1}{1+x}-\frac{1}{1+x^3}\right)$；　(2) $\lim\limits_{x\to 0}\frac{e^x-1}{x}$.

二、提高题

1. 求下列极限：

(1) $\lim\limits_{x\to\infty}(\sqrt{x^2+1}-x)$；　(2) $\lim\limits_{x\to+\infty}(\cos\sqrt{x+1}-\cos\sqrt{x})$；

(3) $\lim\limits_{x\to 0}(1+\tan x)^{\cot x}$；　(4) $\lim\limits_{x\to\infty}\left(\frac{x-1}{1+x}\right)^x$；

(5) $\lim\limits_{x\to 0}\frac{\ln(1+\sin x)}{x}$；　(6) $\lim\limits_{x\to 0}\frac{\sin x^3}{\sin^3 x}$.

2. 已知 $\lim\limits_{x\to\infty}\left(\frac{x^2+1}{x+1}-\alpha x-\beta\right)=0$，试确定常数 α,β 的值.

3. 若 $\lim\limits_{x\to\infty}\left(\frac{x+k}{x-k}\right)^{\frac{x}{2}}=6$，求 k 的值.

4. 设 $\lim\limits_{x\to 0}\frac{\ln\left[1+\frac{f(x)}{\sin x}\right]}{a^x-1}=A(a>0,a\neq 1)$，求 $\lim\limits_{x\to 0}\frac{f(x)}{x^2}$.

5. 设函数 $f(x)=\begin{cases}\frac{1}{x}\sin x, & x<0,\\ a, & x=0,\\ x\sin\frac{1}{x}+b, & x>0.\end{cases}$ 已知函数 $f(x)$ 在点 $x=0$ 处连续，求常数 a,b 的值.

测　试　一

一、选择题(共 10 小题，每小题 2 分，共 20 分)

1. 在指定的变化过程中，下列函数(　　)为无穷小.

A. $e^{\frac{1}{x}}, x\to\infty$　B. $e^{\frac{1}{x}}, x\to 0$

C. $\frac{\sin x}{x}, x\to\infty$　D. $\frac{\sin x}{x}, x\to 0$

2. 当 $x\to 1$ 时，函数 $f(x)=\frac{1-x}{1+x}$ 与 $g(x)=1-\sqrt{x}$ 的关系是(　　).

A. $f(x)$ 是比 $g(x)$ 高阶的无穷小　B. $g(x)$ 是比 $f(x)$ 高阶的无穷小

C. $f(x)$ 与 $g(x)$ 是等价无穷小　　D. $f(x)$ 与 $g(x)$ 是同阶非等价无穷小

3. 下列极限存在的是(　　).

A. $\lim\limits_{x\to+\infty}\sqrt{\dfrac{x^2+4}{x}}$　　B. $\lim\limits_{x\to\infty}\dfrac{|x|(2x+1)}{x^2}$

C. $\lim\limits_{x\to+\infty}\dfrac{1}{e^x-1}$　　D. $\lim\limits_{x\to\infty}\ln(1+x^2)$

4. 函数 $f(x)=\begin{cases}x^2-1, & 0\leqslant x<1,\\ x+2, & x\geqslant 1\end{cases}$ 在点 $x=1$ 处间断是因为(　　).

A. $f(1)$ 无定义　　B. $\lim\limits_{x\to1^-}f(x)$ 不存在

C. $\lim\limits_{x\to1^+}f(x)$ 不存在　　D. $\lim\limits_{x\to1}f(x)$ 不存在

5. 函数 $f(x)=\sqrt{16-x^2}+\arcsin\dfrac{2x-1}{7}$ 的定义域为(　　).

A. $[2,3]$　　B. $[-3,4]$

C. $[-3,4)$　　D. $(-3,4)$

6. 函数 $y=\dfrac{2^x}{2^x+1}$ 的反函数为(　　).

A. $y=\log_2\dfrac{x}{1-x}$　　B. $y=\log_2\dfrac{x}{1+x}$

C. $y=\log_2\dfrac{1+x}{x}$　　D. $y=\log_2\dfrac{1-x}{x}$

7. 已知极限 $\lim\limits_{x\to\infty}\left(\dfrac{x^2+2}{x}+ax\right)=0$,则常数 a 等于(　　).

A. -1　　B. 0

C. 1　　D. 2

8. 已知极限 $\lim\limits_{x\to2}\dfrac{x^2+ax+b}{x^2-x-2}=2$,则(　　).

A. $a=1,b=2$　　B. $a=-2,b=8$

C. $a=2,b=6$　　D. $a=2,b=-8$

9. 设函数 $f(x)=\dfrac{e^{\frac{1}{x}}-1}{e^{\frac{1}{x}}+1}$,则 $x=0$ 是 $f(x)$ 的(　　).

A. 可去间断点　　B. 跳跃间断点

C. 第二类间断点　　D. 连续点

10. 下列命题中正确的是(　　).

A. 两个无穷大之和是无穷大

B. 两个无穷小之商是无穷小

C. $\lim\limits_{x\to x_0}f(x)$ 存在当且仅当 $\lim\limits_{x\to x_0^-}f(x)$ 与 $\lim\limits_{x\to x_0^+}f(x)$ 均存在

D. 函数 $f(x)$ 在点 x_0 处连续当且仅当它在点 x_0 处既左连续又右连续

二、填空题(共 10 小题,每小题 2 分,共 20 分)

1. 设函数 $f(x)=\begin{cases}0, & x\leqslant 0,\\ x, & x>0,\end{cases}$ $g(x)=\begin{cases}0, & x\leqslant 0,\\ -x^2, & x>0,\end{cases}$ 则 $f[g(x)]=$ ＿＿＿＿＿＿,$g[f(x)]=$ ＿＿＿＿＿＿.

2. 设函数 $f(x)=\begin{cases} e^{-x}, & x\leqslant 0, \\ \cos x, & x>0, \end{cases}$ 则 $f(-1)=$ ____________.

3. 设函数 $f(x)=\lg\dfrac{x}{x-2}+\arcsin\dfrac{x}{3}$,则它的定义域是____________.

4. 函数 $f(x)$ 在点 x_0 处有定义是 $f(x)$ 在点 x_0 处极限存在的____________.

5. 当 $x\to 0^+$ 时,无穷小 $\alpha=\ln(1+Ax)$ 与无穷小 $\beta=\sin 3x$ 等价,则常数 $A=$ ____________.

6. 若 $\lim\limits_{x\to\pi}f(x)$ 存在,且函数 $f(x)=\dfrac{\sin x}{x-\pi}+2\lim\limits_{x\to\pi}f(x)$,则 $\lim\limits_{x\to\pi}f(x)=$ ____________.

7. 设函数 $f(x)=1-2x$,$g[f(x)]=\dfrac{1-x}{x}$,则 $g\left(\dfrac{1}{2}\right)=$ ____________.

8. 极限 $\lim\limits_{x\to\infty}\dfrac{x^2+1}{2x-1}\sin\dfrac{\pi}{x}=$ ____________.

9. 设极限 $\lim\limits_{x\to\infty}\left(\dfrac{x+2a}{x-2a}\right)^{\frac{x}{3}}=e^2$,则 $a=$ ____________.

10. 设函数 $f(x)=\begin{cases} e^x+a, & x\leqslant 1, \\ \dfrac{\arctan \pi(x-1)}{x-1}, & x>1 \end{cases}$ 在点 $x=1$ 处连续,则 $a=$ ____________.

三、计算题(共 60 分)

1. 求下列极限(共 4 小题,每小题 7 分,共 28 分):

(1) $\lim\limits_{x\to a}\dfrac{\sin x-\sin a}{x-a}$;　　(2) $\lim\limits_{x\to+\infty}x(\sqrt{x^2+1}-x)$;

(3) $\lim\limits_{x\to 0}\arcsin\dfrac{\tan x}{2x}$;　　(4) $\lim\limits_{x\to 0}(1+3\tan^2 x)^{\cot^2 x}$.

2. 确定常数 a 及 b 的值,使得下列极限等式成立(共 2 小题,每小题 7 分,共 14 分):

(1) $\lim\limits_{x\to\infty}\left(\dfrac{x+2a}{x-a}\right)^x=8$;　　(2) $\lim\limits_{x\to\infty}(\sqrt{x^2-x+1}-ax-b)=0$.

3. 设函数 $f(x)=\begin{cases} x\arctan\dfrac{1}{x}, & x>0, \\ a+x^2, & x\leqslant 0, \end{cases}$ 欲使 $f(x)$ 在 $(-\infty,+\infty)$ 上连续,应当怎样选择常数 a 的值?(9 分)

4. 设常数 $a>0$,$b>0$,证明:方程 $x=a\sin x+b$ 至少有一个正根,并且它不超过 $a+b$.(9 分)

习题详解

第二章

导数与微分

学习要求：

1. 掌握导数与微分的概念.

2. 熟悉基本初等函数的导数公式，函数的求导法则，用洛必达（L'Hospital）法则求不定式的极限，用导数研究函数的单调性、极值、凹凸性的方法.

3. 了解函数连续、可导及可微之间的关系，导数的几何意义及微分中值定理.

课程思政案例

微积分包含微分学和积分学，导数与微分是微分学中两个最基本的概念. 导数是反映函数相对于自变量变化快慢程度的概念，即函数的变化率；微分则表达了当自变量有微小变化时，函数变化的近似值. 本章将给出导数与微分的定义、基本公式、运算法则及计算方法，从而系统地解决初等函数的导数与微分的求解和应用问题.

案例2-1

某生物种群个体在出生1～9个月内，其体重W(单位:kg)与月龄t(单位:月)的关系式为

$$W(t)=ab^{0.3t}\quad(a,b\text{ 为常数}),$$

求该生物体重增长速率的变化率.

本案例中涉及的生物体重增长速率及增长速率的变化率都是计算变化率的问题，均可以通过求导数来解决.

§2.1　导数的概念

2.1.1　引例

在实际问题中，不仅要研究变量与变量之间的关系，还要研究由于自变量的变化所引起的函数变化快慢的问题，即函数的变化率. 下面通过两个有关变化率的实例，引入导数的概念.

1. 变速直线运动的瞬时速度

设一质点做变速直线运动，该质点所经过的位移s与时间t的函数关系为$s=s(t)$，求该质点在$t=t_0$时刻的瞬时速度$v(t_0)$.

已知时间t从时刻t_0到$t_0+\Delta t$这段时间内，该质点所经过的位移为

$$\Delta s=s(t_0+\Delta t)-s(t_0),$$

于是该质点在这段时间内的平均速度为

$$\bar{v}=\frac{\Delta s}{\Delta t}=\frac{s(t_0+\Delta t)-s(t_0)}{\Delta t}.$$

如果质点的运动是匀速的，则平均速度$\bar{v}$为一常数，且为任意时刻的瞬时速度. 但如果质点的运动是变速的，则$\bar{v}$不仅依赖于t_0，而且也依赖于Δt，因此$\bar{v}$不能精确地表示质点在t_0时刻的瞬时速度. 显然，当Δt很小时，在t_0到$t_0+\Delta t$这段时间内，该质点的速度变化不大，可以近似地认为该质点做匀速直线运动，因此可以用$\frac{\Delta s}{\Delta t}$来作为该质点在$t=t_0$时刻的瞬时速度的近似值. 一般地，$\Delta t$越小，近似程度越好. 于是，当$\Delta t\to 0$时，如果平均速度$\bar{v}=\frac{\Delta s}{\Delta t}$的极限存在，则此极限值就可作为该质点在$t_0$时刻的瞬时速度$v(t_0)$，即

$$v(t_0)=\lim_{\Delta t\to 0}\bar{v}=\lim_{\Delta t\to 0}\frac{\Delta s}{\Delta t}=\lim_{\Delta t\to 0}\frac{s(t_0+\Delta t)-s(t_0)}{\Delta t}.$$

这正是该质点在t_0时刻的瞬时速度$v(t_0)$，这样瞬时速度就可通过一小段时间内平均速度的极限而求得. 平均速度$\bar{v}=\frac{\Delta s}{\Delta t}$称为位移$s$在$t_0$到$t_0+\Delta t$时间段内的平均变化率，而瞬时速度$\lim\limits_{\Delta t\to 0}\frac{\Delta s}{\Delta t}$称为位移$s$在$t=t_0$时刻的瞬时变化率.

2. 细胞的瞬时繁殖速度

设在细胞的繁殖过程中,细胞数 N 与时间 t 的函数关系为 $N=h(t)$,求细胞在 t_0 时刻的瞬时繁殖速度 $r(t_0)$.

因为时间 t 从时刻 t_0 到 $t_0+\Delta t$ 这段时间内,细胞的平均繁殖速度为

$$\bar{r}=\frac{\Delta N}{\Delta t}=\frac{h(t_0+\Delta t)-h(t_0)}{\Delta t},$$

所以当 $\Delta t\to 0$ 时,

$$r(t_0)=\lim_{\Delta t\to 0}\bar{r}=\lim_{\Delta t\to 0}\frac{\Delta N}{\Delta t}=\lim_{\Delta t\to 0}\frac{h(t_0+\Delta t)-h(t_0)}{\Delta t},$$

即为细胞在 t_0 时刻的瞬时繁殖速度.

上面两个例子,它们的实际意义虽然各不相同,但从数量关系上来分析,它们有共同的本质,都是通过以下三个步骤来解决问题的:

(1) 让自变量在给定值 x_0 处取得增量 Δx,求函数 $y=f(x)$ 相应的增量

$$\Delta y=f(x_0+\Delta x)-f(x_0);$$

(2) 求函数的增量 Δy 与自变量的增量 Δx 之比 $\frac{\Delta y}{\Delta x}$,即求区间 $(x_0,x_0+\Delta x)$ 内函数的平均变化率;

(3) 当自变量的增量 $\Delta x\to 0$ 时,求平均变化率的极限

$$\lim_{\Delta x\to 0}\frac{\Delta y}{\Delta x}=\lim_{\Delta x\to 0}\frac{f(x_0+\Delta x)-f(x_0)}{\Delta x}.$$

如果该极限存在,则称极限值为函数 $y=f(x)$ 在点 x_0 处的(瞬时)变化率.许多类似的变化率问题均可用以上三个步骤来处理.若不考虑这些问题的实际背景,只考虑数量关系上的共性,即可以抽象出导数的概念.

2.1.2 导数的定义

定义 2.1 设函数 $y=f(x)$ 在点 x_0 的附近区域内有定义.当自变量 x 在点 x_0 处有增量 Δx(可正可负)时,$x_0+\Delta x$ 仍在该附近区域内,函数 y 相应地有增量

$$\Delta y=f(x_0+\Delta x)-f(x_0).$$

若极限

$$\lim_{\Delta x\to 0}\frac{\Delta y}{\Delta x}=\lim_{\Delta x\to 0}\frac{f(x_0+\Delta x)-f(x_0)}{\Delta x} \tag{2-1}$$

存在,则称函数 $y=f(x)$ 在点 x_0 处**可导**,并称这个极限值为 $y=f(x)$ 在点 x_0 处的**导数**,记作

$$y'\Big|_{x=x_0},\quad f'(x_0),\quad \frac{\mathrm{d}y}{\mathrm{d}x}\Big|_{x=x_0},\quad \frac{\mathrm{d}f(x)}{\mathrm{d}x}\Big|_{x=x_0}.$$

若上述极限不存在,则称函数 $y=f(x)$ 在点 x_0 处**不可导**或**导数不存在**.若不可导的原因是由于 $\Delta x\to 0$ 时,比式 $\frac{\Delta y}{\Delta x}\to\infty$,则为了方便,也经常称函数 $y=f(x)$ 在点 x_0 处的**导数为无穷大**.

在式$\lim\limits_{\Delta x\to 0}\dfrac{f(x_0+\Delta x)-f(x_0)}{\Delta x}$中，若令$x=x_0+\Delta x$，则$\Delta x=x-x_0$，$\Delta x\to 0$，即$x\to x_0$，故导数的定义式(2-1)还可以表示为

$$f'(x_0)=\lim_{x\to x_0}\frac{f(x)-f(x_0)}{x-x_0}. \tag{2-2}$$

在导数的定义中，自变量的增量Δx可正可负，因此$\Delta x\to 0$包括了两种情形：$\Delta x\to 0^-$和$\Delta x\to 0^+$，相应的导数分别称为**左导数**和**右导数**，分别记作$f'_-(x_0)$，$f'_+(x_0)$，即

$$f'_-(x_0)=\lim_{\Delta x\to 0^-}\frac{f(x_0+\Delta x)-f(x_0)}{\Delta x},$$

$$f'_+(x_0)=\lim_{\Delta x\to 0^+}\frac{f(x_0+\Delta x)-f(x_0)}{\Delta x}.$$

函数的左导数和右导数统称为**单侧导数**.

显然，函数$y=f(x)$在点x_0处可导的充要条件是：左、右导数都存在且相等，即

$$f'_-(x_0)=f'_+(x_0).$$

若对于区间(a,b)内的每一点x，函数$y=f(x)$都可导，则对于区间(a,b)内每一个点x，都有一个导数值$f'(x)$与之对应. 这样，就在区间(a,b)内构成一个新函数，把它叫作函数$y=f(x)$的**导函数**，简称**导数**，记作$f'(x)$，y'，$\dfrac{\mathrm{d}y}{\mathrm{d}x}$，$\dfrac{\mathrm{d}f(x)}{\mathrm{d}x}$，即

$$f'(x)=\lim_{\Delta x\to 0}\frac{f(x+\Delta x)-f(x)}{\Delta x}.$$

若函数$y=f(x)$在开区间(a,b)内的每一点处都可导，则称**$y=f(x)$在开区间(a,b)内可导**.

若函数$y=f(x)$在开区间(a,b)内可导，且在左端点$x=a$处右导数存在，在右端点$x=b$处左导数存在，则称**$y=f(x)$在闭区间$[a,b]$上可导**.

显然，函数$y=f(x)$在点x_0处的导数$f'(x_0)$就是导函数$f'(x)$在点x_0处的函数值，即

$$f'(x_0)=f'(x)\Big|_{x=x_0}.$$

由导数的定义可知，求函数$y=f(x)$的导数可分为以下三个步骤.

(1) 求增量：

$$\Delta y=f(x+\Delta x)-f(x);$$

(2) 算比值：

$$\frac{\Delta y}{\Delta x}=\frac{f(x+\Delta x)-f(x)}{\Delta x};$$

(3) 取极限：

$$y'=\lim_{\Delta x\to 0}\frac{\Delta y}{\Delta x}=\lim_{\Delta x\to 0}\frac{f(x+\Delta x)-f(x)}{\Delta x}.$$

例 2.1　根据导数的定义求函数$y=x^2$的导数，并求出在点$x=1$处的导数值.

解　函数$y=x^2$的定义域为$(-\infty,+\infty)$.

(1) 求增量：

$$\Delta y=(x+\Delta x)^2-x^2=2x\Delta x+(\Delta x)^2;$$

(2) 算比值：

$$\frac{\Delta y}{\Delta x}=\frac{2x\Delta x+(\Delta x)^2}{\Delta x}=2x+\Delta x;$$

(3) 取极限：

$$y'=\lim_{\Delta x\to 0}(2x+\Delta x)=2x,$$

即函数 $y=x^2$ 的导数为 $y'=2x$.

当 $x=1$ 时，

(1) 求增量：

$$\Delta y=(1+\Delta x)^2-1^2=2\Delta x+(\Delta x)^2;$$

(2) 算比值：

$$\frac{\Delta y}{\Delta x}=\frac{2\Delta x+(\Delta x)^2}{\Delta x}=2+\Delta x;$$

(3) 取极限：

$$y'\Big|_{x=1}=\lim_{\Delta x\to 0}(2+\Delta x)=2,$$

即函数 $y=x^2$ 在点 $x=1$ 处的导数值 $y'\Big|_{x=1}=2$.

由例 2.1 可验证，函数 $y=x^2$ 在点 $x=1$ 处的导数值就是导函数 $y'=2x$ 在点 $x=1$ 处的函数值.

2.1.3 导数的几何意义

设曲线 C 是函数 $y=f(x)$ 的图形，当 x 由 x_0 变化到 $x_0+\Delta x$ 时，曲线 $y=f(x)$ 上相应的点 $M_0(x_0,y_0)$ 沿曲线 $y=f(x)$ 变化到点 $M(x_0+\Delta x,y_0+\Delta y)$，如图 2－1 所示. 直线 M_0M 是曲线 $y=f(x)$ 的割线，它的倾角为 φ，斜率为

$$\tan\varphi=\frac{\Delta y}{\Delta x}=\frac{f(x_0+\Delta x)-f(x_0)}{\Delta x}.$$

动画视频

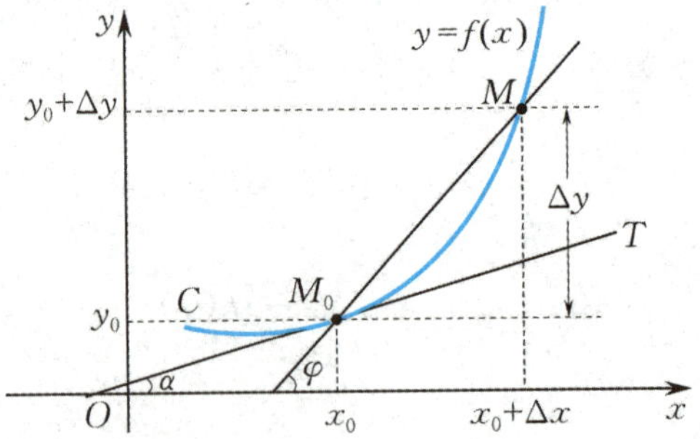

图 2－1

当点 M 沿曲线 C 趋向于点 M_0 ($\Delta x\to 0$) 时，割线 M_0M 的极限位置 M_0T 称为曲线 $y=f(x)$ 在点 M_0 处的**切线**. 于是，割线倾角 φ 的极限就是切线的倾角 α，割线斜率 $\tan\varphi$ 的极限就是切线斜率 $\tan\alpha$，所以

$$\tan\alpha=\lim_{M\to M_0}\tan\varphi=\lim_{\Delta x\to 0}\frac{\Delta y}{\Delta x}=\lim_{\Delta x\to 0}\frac{f(x_0+\Delta x)-f(x_0)}{\Delta x}=f'(x_0).$$

因此,函数 $y=f(x)$ 在点 x_0 处的导数 $f'(x_0)$ 的几何意义就是曲线 $y=f(x)$ 在点 $(x_0,f(x_0))$ 处切线的斜率.

根据导数的几何意义可求出曲线 $y=f(x)$ 在点 $M_0(x_0,f(x_0))$ 处的切线方程和法线方程.

若 $f'(x_0)$ 存在,则当 $f'(x_0)\neq 0$ 时,应用直线的点斜式方程可得曲线的切线方程为

$$y-f(x_0)=f'(x_0)(x-x_0),$$

法线方程为

$$y-f(x_0)=-\frac{1}{f'(x_0)}(x-x_0)\quad [f'(x_0)\neq 0];$$

当 $f'(x_0)=0$ 时,切线方程为 $y=f(x_0)$,相应的法线方程为 $x=x_0$.

若 $f'(x_0)=\infty$(不存在),则切线垂直于 x 轴,切线方程为 $x=x_0$,法线方程为 $y=f(x_0)$.

例 2.2 求曲线 $y=x^2$ 在点 $M_0\left(\frac{3}{2},\frac{9}{4}\right)$ 处的切线方程和法线方程.

解 由例 2.1 可知 $y'=(x^2)'=2x$,所以曲线 $y=x^2$ 在点 $M_0\left(\frac{3}{2},\frac{9}{4}\right)$ 处的切线斜率为

$$k=y'\Big|_{x=\frac{3}{2}}=2x\Big|_{x=\frac{3}{2}}=3,$$

所求切线方程为

$$y-\frac{9}{4}=3\left(x-\frac{3}{2}\right),$$

化简得

$$y=3x-\frac{9}{4}.$$

所求法线方程为

$$y-\frac{9}{4}=-\frac{1}{3}\left(x-\frac{3}{2}\right),$$

化简得

$$y=-\frac{1}{3}x+\frac{11}{4}.$$

课程思政

2.1.4　函数的可导性与连续性的关系

函数 $y=f(x)$ 在点 x 处连续是指 $\lim\limits_{\Delta x\to 0}\Delta y=0$,而在点 x 处可导是指 $\lim\limits_{\Delta x\to 0}\frac{\Delta y}{\Delta x}$ 存在,这两种极限有什么关系呢?

定理 2.1 如果函数 $y=f(x)$ 在点 x 处可导,则 $y=f(x)$ 在点 x 处必连续.

证 因为函数 $y=f(x)$ 在点 x 处可导,即有

$$f'(x)=\lim_{\Delta x\to 0}\frac{\Delta y}{\Delta x},$$

所以根据函数极限与无穷小的关系,得

$$\frac{\Delta y}{\Delta x}=f'(x)+\alpha,$$

其中 α 是当 $\Delta x \to 0$ 时的无穷小,从而有

$$\Delta y = f'(x)\Delta x + \alpha \Delta x.$$

由此得

$$\lim_{\Delta x \to 0} \Delta y = \lim_{\Delta x \to 0} [f'(x)\Delta x + \alpha \Delta x] = 0,$$

即函数 $y = f(x)$ 在点 x 处连续.

说明 该定理的逆命题不成立,即在某点处连续的函数,在该点处不一定可导.

例如,函数 $y = f(x) = |x|$ 在点 $x = 0$ 处满足

$$\lim_{\Delta x \to 0} \Delta y = \lim_{\Delta x \to 0} (|0 + \Delta x| - |0|) = \lim_{\Delta x \to 0} |\Delta x| = 0,$$

即 $y = f(x) = |x|$ 在点 $x = 0$ 处连续. 但是

$$\lim_{\Delta x \to 0} \frac{\Delta y}{\Delta x} = \lim_{\Delta x \to 0} \frac{|\Delta x|}{\Delta x},$$

故 $f(x)$ 在点 $x = 0$ 处的左、右导数分别为

$$f'_-(0) = \lim_{\Delta x \to 0^-} \frac{|\Delta x|}{\Delta x} = -1, \quad f'_+(0) = \lim_{\Delta x \to 0^+} \frac{|\Delta x|}{\Delta x} = 1,$$

即左、右导数存在但不相等,从而函数 $y = f(x) = |x|$ 在点 $x = 0$ 处不可导. 如图 2-2 所示,曲线 $y = |x|$ 在坐标原点($x = 0$)处连续但没有切线.

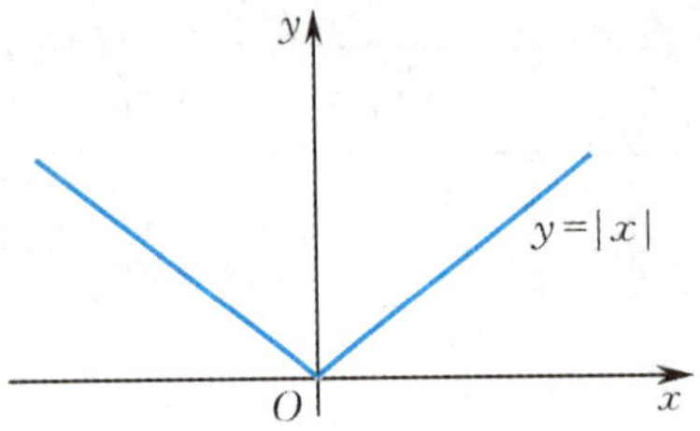

图 2-2

2.1.5 几个基本初等函数的导数

下面根据导数的定义来求常数函数与一些基本初等函数的导数.

1. 常数函数 $y = C$ 的导数

(1) 求增量:

$$\Delta y = C - C = 0;$$

(2) 算比值:

$$\frac{\Delta y}{\Delta x} = \frac{0}{\Delta x} = 0;$$

(3) 取极限:

$$y' = \lim_{\Delta x \to 0} \frac{\Delta y}{\Delta x} = \lim_{\Delta x \to 0} 0 = 0,$$

即

$$(C)' = 0.$$

2. 幂函数 $y = x^n$(n 为正整数)的导数

(1) 求增量:

$$\Delta y = (x + \Delta x)^n - x^n = nx^{n-1}\Delta x + \frac{n(n-1)}{2}x^{n-2}(\Delta x)^2 + \cdots + (\Delta x)^n;$$

(2) 算比值:

$$\frac{\Delta y}{\Delta x} = nx^{n-1} + \frac{n(n-1)}{2}x^{n-2}\Delta x + \cdots + (\Delta x)^{n-1};$$

(3) 取极限：

$$y' = \lim_{\Delta x \to 0} \frac{\Delta y}{\Delta x} = \lim_{\Delta x \to 0} \left[n x^{n-1} + \frac{n(n-1)}{2} x^{n-2} \Delta x + \cdots + (\Delta x)^{n-1} \right] = n x^{n-1},$$

即

$$(x^n)' = n x^{n-1}.$$

说明　特别指出，当 n 为任意实数时，这个公式仍成立，由此可以求出任意一个幂函数的导数为

$$(x^\alpha)' = \alpha x^{\alpha-1} \quad (\alpha \in \mathbf{R}).$$

3. 正弦函数 $y=\sin x$ 和余弦函数 $y=\cos x$ 的导数

(1) 求增量：

$$\Delta y = \sin(x+\Delta x) - \sin x = 2\cos\left(x + \frac{\Delta x}{2}\right) \cdot \sin \frac{\Delta x}{2};$$

(2) 算比值：

$$\frac{\Delta y}{\Delta x} = 2\cos\left(x + \frac{\Delta x}{2}\right) \cdot \frac{\sin \frac{\Delta x}{2}}{\Delta x} = \cos\left(x + \frac{\Delta x}{2}\right) \cdot \frac{\sin \frac{\Delta x}{2}}{\frac{\Delta x}{2}};$$

(3) 取极限：

$$y' = \lim_{\Delta x \to 0} \frac{\Delta y}{\Delta x} = \lim_{\Delta x \to 0} \left[\cos\left(x + \frac{\Delta x}{2}\right) \cdot \frac{\sin \frac{\Delta x}{2}}{\frac{\Delta x}{2}} \right]$$

$$= \lim_{\Delta x \to 0} \cos\left(x + \frac{\Delta x}{2}\right) \cdot \lim_{\Delta x \to 0} \frac{\sin \frac{\Delta x}{2}}{\frac{\Delta x}{2}} = \cos x \cdot 1 = \cos x,$$

即

$$(\sin x)' = \cos x.$$

类似地，可求得余弦函数 $y=\cos x$ 的导数为

$$(\cos x)' = -\sin x.$$

4. 指数函数 $y=a^x (a>0, a\neq 1)$ 的导数

(1) 求增量：

$$\Delta y = a^{x+\Delta x} - a^x = a^x (a^{\Delta x} - 1);$$

(2) 算比值：

$$\frac{\Delta y}{\Delta x} = a^x \frac{a^{\Delta x} - 1}{\Delta x};$$

(3) 取极限：

$$y' = \lim_{\Delta x \to 0} \frac{\Delta y}{\Delta x} = \lim_{\Delta x \to 0} a^x \frac{a^{\Delta x} - 1}{\Delta x} = a^x \lim_{\Delta x \to 0} \frac{a^{\Delta x} - 1}{\Delta x},$$

令 $a^{\Delta x} - 1 = t$，则 $\Delta x = \log_a(1+t)$，且当 $\Delta x \to 0$ 时，$t \to 0$，于是

$$y'=a^x\lim_{t\to 0}\frac{t}{\log_a(1+t)}=a^x\frac{1}{\lim\limits_{t\to 0}\log_a(1+t)^{\frac{1}{t}}}$$

$$=a^x\frac{1}{\log_a\left[\lim\limits_{t\to 0}(1+t)^{\frac{1}{t}}\right]}=a^x\frac{1}{\log_a \mathrm{e}}=a^x\ln a,$$

即

$$(a^x)'=a^x\ln a.$$

特别地,当 $a=\mathrm{e}$ 时,有

$$(\mathrm{e}^x)'=\mathrm{e}^x.$$

5. 对数函数 $y=\log_a x\,(a>0,a\neq 1)$ 的导数

(1) 求增量:

$$\Delta y=\log_a(x+\Delta x)-\log_a x=\log_a\left(1+\frac{\Delta x}{x}\right);$$

(2) 算比值:

$$\frac{\Delta y}{\Delta x}=\frac{1}{\Delta x}\log_a\left(1+\frac{\Delta x}{x}\right)=\log_a\left(1+\frac{\Delta x}{x}\right)^{\frac{1}{\Delta x}}$$

$$=\log_a\left(1+\frac{\Delta x}{x}\right)^{\frac{x}{\Delta x}\cdot\frac{1}{x}}=\frac{1}{x}\log_a\left(1+\frac{\Delta x}{x}\right)^{\frac{x}{\Delta x}};$$

(3) 取极限:

$$y'=\lim_{\Delta x\to 0}\frac{\Delta y}{\Delta x}=\frac{1}{x}\log_a\left[\lim_{\Delta x\to 0}\left(1+\frac{\Delta x}{x}\right)^{\frac{x}{\Delta x}}\right]=\frac{1}{x}\log_a \mathrm{e},$$

即

$$(\log_a x)'=\frac{1}{x}\log_a \mathrm{e}=\frac{1}{x\ln a}.$$

特别地,当 $a=\mathrm{e}$ 时,有

$$(\ln x)'=\frac{1}{x}.$$

上面几个基本初等函数的导数可作为求导公式直接使用.

习 题 2.1

1. 设函数 $f(x)=|x|$,则 $f(x)$ 在点 $x=0$ 处(　　).

A. 不连续　　B. 连续但左、右导数均不存在

C. 连续且可导　　D. 连续但不可导

2. 设函数 $f(x)=\begin{cases}x^2+1, & x<1,\\ 3x-1, & x\geqslant 1,\end{cases}$ 则 $f(x)$ 在点 $x=1$ 处(　　).

A. 既可导又连续　　B. 可导但不连续

C. 不连续也不可导　　D. 连续但不可导

3. 曲线 $y=2x^2+3x-26$ 在点(3,1)处的切线的斜率 $k=$( ).

A. 3　　B. 1

C. 15　　D. 0

4. 设 $f'(x_0)$ 存在,则 $\lim\limits_{h\to 0}\dfrac{f(x_0+2h)-f(x_0)}{h}=$( ).

A. $f'(x_0)$　　B. $f'(x_0-h)$

C. $2f'(x_0-h)$　　D. $2f'(x_0)$

5. 设函数 $f(x)=x(x+1)(x+2)$,则 $f'(-1)=$__________.

6. 设函数 $f(x)=\begin{cases}e^{2x}+b, & x\leqslant 0,\\ \sin ax, & x>0\end{cases}$ 在点 $x=0$ 处可导,则 $a=$__________,$b=$__________.

7. 曲线 $y=e^x+2x$ 在点(0,1)处的切线方程为__________.

8. 设函数 $f(x)$ 在点 x_0 处可导且 $f'(x_0)=\dfrac{1}{3}$,则 $\lim\limits_{h\to 0}\dfrac{f(x_0-3h)-f(x_0)}{h}=$__________.

9. 设函数 $f(x)=\begin{cases}x^2-1, & x>2,\\ ax+b, & x\leqslant 2,\end{cases}$ 其中 a,b 为常数,$f'(2)$ 存在,则 $a=$__________.

§2.2 求导法则

根据导数的定义可以求一些简单函数的导数,但遇到比较复杂的函数时,直接利用导数的定义求导数通常是很困难的.本节将介绍求导法则,即可方便地求出常见初等函数的导数.

2.2.1 函数四则运算的求导法则

定理 2.2 设函数 $u=u(x)$ 与 $v=v(x)$ 都在点 x 处可导,则

(1) 函数 $u\pm v$ 在点 x 处可导,且

$$(u\pm v)'=u'\pm v';$$

(2) 函数 uv 在点 x 处可导,且

$$(uv)'=u'v+uv';$$

(3) 函数 $\dfrac{u}{v}(v\neq 0)$ 在点 x 处可导,且

$$\left(\frac{u}{v}\right)'=\frac{u'v-uv'}{v^2}\quad (v\neq 0).$$

下面只对法则(2)给出证明.

证 设 $y=u(x)v(x)$.当 x 有增量 Δx 时,函数 $u=u(x)$,$v=v(x)$ 及 $y=u(x)v(x)$ 有相应的增量 $\Delta u,\Delta v$ 及 Δy,且

$$\Delta y=(u+\Delta u)(v+\Delta v)-uv=v\Delta u+u\Delta v+\Delta u\Delta v,$$

$$\frac{\Delta y}{\Delta x}=v\frac{\Delta u}{\Delta x}+u\frac{\Delta v}{\Delta x}+\frac{\Delta u}{\Delta x}\Delta v,$$

于是

$$\lim_{\Delta x\to 0}\frac{\Delta y}{\Delta x}=\lim_{\Delta x\to 0}\left(v\frac{\Delta u}{\Delta x}+u\frac{\Delta v}{\Delta x}+\frac{\Delta u}{\Delta x}\Delta v\right).$$

因为函数 $u=u(x)$,$v=v(x)$ 在点 x 处可导,所以

$$\lim_{\Delta x\to 0}\frac{\Delta u}{\Delta x}=u',\quad \lim_{\Delta x\to 0}\frac{\Delta v}{\Delta x}=v'.$$

又由可导和连续的关系可知

$$\lim_{\Delta x\to 0}\Delta v=0,$$

于是

$$\lim_{\Delta x\to 0}\frac{\Delta y}{\Delta x}=v\lim_{\Delta x\to 0}\frac{\Delta u}{\Delta x}+u\lim_{\Delta x\to 0}\frac{\Delta v}{\Delta x}+\lim_{\Delta x\to 0}\frac{\Delta u}{\Delta x}\cdot\lim_{\Delta x\to 0}\Delta v=u'v+uv',$$

即

$$(uv)'=u'v+uv'.$$

特别地,当 $v=C$(C 为常数)时,有

$$(Cu)'=Cu'.$$

定理 2.2 的法则(1),(2) 都可以推广到有限个可导函数的情况. 例如,设函数 $u=u(x)$,$v=v(x)$ 与 $w=w(x)$ 都在点 x 处可导,则有

$$(u\pm v\pm w)'=u'\pm v'\pm w',$$
$$(uvw)'=u'vw+uv'w+uvw'.$$

在定理 2.2 的法则(3) 中,如果 $u(x)=1$,则有

$$\left(\frac{1}{v}\right)'=-\frac{v'}{v^2}\quad(v\neq 0).$$

例 2.3 求函数 $y=9x\ln x+x^2\sin x+\ln \mathrm{e}$ 的导数及 $y'\big|_{x=\pi}$.

解 $y'=9(x)'\ln x+9x(\ln x)'+(x^2)'\sin x+x^2(\sin x)'+(\ln \mathrm{e})'$

$=9\ln x+9+2x\sin x+x^2\cos x$,

$$y'\Big|_{x=\pi}=(9\ln x+9+2x\sin x+x^2\cos x)\Big|_{x=\pi}=9\ln \pi+9-\pi^2.$$

例 2.4 求函数 $y=\tan x$ 和 $y=\cot x$ 的导数.

解 $y'=(\tan x)'=\left(\dfrac{\sin x}{\cos x}\right)'=\dfrac{(\sin x)'\cos x-\sin x(\cos x)'}{\cos^2 x}$

$=\dfrac{\cos^2 x+\sin^2 x}{\cos^2 x}=\dfrac{1}{\cos^2 x}=\sec^2 x$,

即

$$(\tan x)'=\sec^2 x.$$

同理,可得

$$(\cot x)'=-\frac{1}{\sin^2 x}=-\csc^2 x.$$

例 2.5 求函数 $y=\sec x$ 和 $y=\csc x$ 的导数.

解 $y'=(\sec x)'=\left(\dfrac{1}{\cos x}\right)'=-\dfrac{(\cos x)'}{\cos^2 x}=\dfrac{\sin x}{\cos^2 x}=\sec x\tan x$,

即
$$(\sec x)'=\sec x\tan x.$$
同理，可得
$$(\csc x)'=-\csc x\cot x.$$

例 2.6 人体对一定剂量药物的反应可用方程 $R=M^2\left(\frac{C}{2}-\frac{M}{3}\right)$ 来表示，其中 C 为一正常数，M 表示血液中吸收的药物量. 衡量药物反应 R 可以有不同的方式：

(1) 反应 R 用体温的变化来衡量，单位为 ℃；

(2) 反应 R 用血压的变化来衡量，单位为 mmHg，

导数 $\frac{\mathrm{d}R}{\mathrm{d}M}$ 称为人体对药物的敏感度，求 $\frac{\mathrm{d}R}{\mathrm{d}M}$.

解 $\frac{\mathrm{d}R}{\mathrm{d}M}=2M\left(\frac{C}{2}-\frac{M}{3}\right)+M^2\left(-\frac{1}{3}\right)=MC-M^2.$

例 2.7 过去医生只能从平面图像以人工方法大概测量肿瘤的大小，现在科研人员在癌症诊断研究方面取得重大突破，能通过电脑软件测量某些肿瘤的体积. 假设某肿瘤呈球状，其体积 V 可以表示成 $V(r)=\frac{4}{3}\pi r^3$，其中 r 是该肿瘤的半径. 求：

(1) 该肿瘤的体积关于半径的变化率；

(2) 该肿瘤的体积当 $r=1.2$ cm 时的变化率.

解 (1) 该肿瘤的体积关于半径的变化率是
$$\frac{\mathrm{d}V}{\mathrm{d}r}=V'(r)=4\pi r^2.$$

(2) 该肿瘤的体积当 $r=1.2$ cm 时的变化率是
$$V'(1.2)=4\pi(1.2)^2\ \mathrm{cm^3/cm}=5.76\pi\ \mathrm{cm^3/cm}\approx 18\ \mathrm{cm^3/cm}.$$

2.2.2 复合函数的求导法则

定理 2.3 若函数 $u=\varphi(x)$ 在点 x 处可导，而函数 $y=f(u)$ 在相应点 $u=\varphi(x)$ 处可导，则复合函数 $y=f[\varphi(x)]$ 在点 x 处也可导，且其导数为
$$\frac{\mathrm{d}y}{\mathrm{d}x}=\frac{\mathrm{d}y}{\mathrm{d}u}\cdot\frac{\mathrm{d}u}{\mathrm{d}x},$$
也记作
$$y'_x=y'_u u'_x \quad 或 \quad f'[\varphi(x)]=f'(u)\varphi'(x).$$

证 设 x 有增量 Δx，则函数 $u=\varphi(x)$ 有增量 Δu，从而函数 $y=f(u)$ 也有相应的增量 Δy. 因为 $y=f(u)$ 在点 u 处可导，$u=\varphi(x)$ 在点 x 处可导，所以有
$$\lim_{\Delta u\to 0}\frac{\Delta y}{\Delta u}=\frac{\mathrm{d}y}{\mathrm{d}u},\quad \lim_{\Delta x\to 0}\frac{\Delta u}{\Delta x}=\frac{\mathrm{d}u}{\mathrm{d}x}.$$
又因 $u=\varphi(x)$ 可导必连续，故当 $\Delta x\to 0$ 时，$\Delta u\to 0$. 于是
$$\lim_{\Delta x\to 0}\frac{\Delta y}{\Delta x}=\lim_{\Delta x\to 0}\left(\frac{\Delta y}{\Delta u}\cdot\frac{\Delta u}{\Delta x}\right)=\lim_{\Delta u\to 0}\frac{\Delta y}{\Delta u}\cdot\lim_{\Delta x\to 0}\frac{\Delta u}{\Delta x}$$

$$=\frac{dy}{du}\cdot\frac{du}{dx}=y'_u u'_x.$$

这里仅就 $\Delta u\neq 0$ 时给予证明,其实当 $\Delta u=0$ 时,仍有相同的结论,证明从略.

定理 2.3 给出的复合函数的求导法则,也称为**链式法则**.它可以推广到有多个中间变量的情形.例如,设函数 $y=f(u),u=\varphi(v),v=\psi(x)$,则复合函数 $y=f\{\varphi[\psi(x)]\}$ 的导数为

$$\frac{dy}{dx}=\frac{dy}{du}\cdot\frac{du}{dv}\cdot\frac{dv}{dx},$$

或记作

$$\frac{dy}{dx}=y'_u u'_v v'_x=f'(u)\varphi'(v)\psi'(x).$$

例 2.8 求函数 $y=\sin x^9$ 的导数.

解 函数 $y=\sin x^9$ 是由 $y=\sin u,u=x^9$ 复合而成,且有

$$\frac{dy}{du}=\cos u,\quad \frac{du}{dx}=9x^8,$$

故

$$\frac{dy}{dx}=\frac{dy}{du}\cdot\frac{du}{dx}=\cos u\cdot 9x^8=9x^8\cos x^9.$$

说明 利用复合函数的求导法则求导的关键在于正确分析函数的复合结构,然后由外向内不遗漏地层层求导,便可得到正确的导数结果.在熟练掌握求导运算以后,可以不必写出中间变量,直接求出复合函数的导数.

例 2.9 求函数 $y=\ln\tan\frac{x}{2}$ 的导数.

解 $$y'=\left(\ln\tan\frac{x}{2}\right)'=\frac{1}{\tan\frac{x}{2}}\left(\tan\frac{x}{2}\right)'=\frac{1}{\tan\frac{x}{2}}\cdot\sec^2\frac{x}{2}\cdot\left(\frac{x}{2}\right)'$$

$$=\frac{\cos\frac{x}{2}}{\sin\frac{x}{2}}\cdot\frac{1}{\cos^2\frac{x}{2}}\cdot\frac{1}{2}=\frac{1}{\sin x}=\csc x.$$

例 2.10 据 2020 年人口普查,我国有 14.117 8 亿人口,人口的年平均增长率为 0.53%,根据英国学者马尔萨斯(Malthus)1798 年提出的著名人口理论,我国人口增长模型应为

$$f(x)=14.117\,8e^{0.005\,3x},$$

式中 x 代表年数(0,1,2,…),并定义 2020 年为这个模型的起始年($x=0$).求我国人口增长率函数,并讨论怎样加快人口增长速度.

解 人口增长率函数为

$$f'(x)=0.005\,3\times 14.117\,8e^{0.005\,3x}.$$

让人口年平均增长率 0.53% 增大,人口的增长速度就变大,即可加快人口的增长速度.

2.2.3 隐函数的求导法则

由表达式 $y=f(x)$ 表示的函数称为**显函数**,如 $y=3\sin x^2,y=6\sqrt{x}$ 等都是显函数;由方

程 $F(x,y)=0$ 表示的函数称为隐函数，如 $xy-x+e^y=0$，$\sin xy=x+\ln x$ 等都是隐函数.

有些隐函数可以化成显函数，称为隐函数的显化，但大多数隐函数是无法显化的. 实际上，求隐函数的导数，并不需要将其显化，只需在方程 $F(x,y)=0$ 的两边同时对 x 求导，由于 y 是 x 的函数，因此在求导过程中应把 y 看成中间变量，利用复合函数的求导法则求导，得到一个含 y' 的方程，解出 y'，即得所求隐函数的导数. 以下通过具体实例说明.

例 2.11 已知函数 $y=f(x)$ 由方程 $xy-e^x+e^y=0$ 所确定，求 y' 及 $y'\big|_{x=0}$.

解 因为 y 是 x 的函数，所以 e^y 是 x 的复合函数. 方程两边同时对 x 求导，得

$$(xy)'-(e^x)'+(e^y)'=(0)',$$

即

$$y+xy'-e^x+e^y y'=0,$$

解得

$$y'=\frac{e^x-y}{e^y+x}.$$

当 $x=0$ 时，由 $xy-e^x+e^y=0$，得 $y=0$. 将 $x=0$，$y=0$ 代入上式，得

$$y'\Big|_{x=0}=\frac{e^x-y}{e^y+x}\Big|_{x=0,y=0}=1.$$

例 2.12 求双曲线 $x^2-y^2=7$ 在点 $(4,3)$ 处的切线方程.

解 方程 $x^2-y^2=7$ 两边同时对 x 求导，得

$$2x-2yy'=0,$$

解得

$$y'=\frac{x}{y}.$$

于是，在点 $(4,3)$ 处，$y'\Big|_{x=4}=\frac{4}{3}$，故所求的切线方程为

$$y-3=\frac{4}{3}(x-4) \quad 或 \quad 4x-3y-7=0.$$

利用隐函数的求导法则，可以方便地求出反三角函数的导数公式.

例 2.13 求反正弦函数 $\arcsin x$ 的导数.

解 设 $y=\arcsin x$，$y\in\left[-\frac{\pi}{2},\frac{\pi}{2}\right]$. 将方程改写为 $x=\sin y$，在方程两边同时对 x 求导，得

$$1=\cos y\cdot y',$$

化简得

$$y'=\frac{1}{\cos y}=\frac{1}{\sqrt{1-\sin^2 y}}=\frac{1}{\sqrt{1-x^2}},$$

即

$$(\arcsin x)'=\frac{1}{\sqrt{1-x^2}}.$$

同理,可得

$$(\arccos x)'=-\frac{1}{\sqrt{1-x^2}},$$

$$(\arctan x)'=\frac{1}{1+x^2},$$

$$(\operatorname{arccot} x)'=-\frac{1}{1+x^2}.$$

2.2.4　对数求导法

有时还会遇到一些显函数,如 $y=(\ln x)^x$,$y=\frac{(x-1)(2x+3)}{(x+2)^2(4x+6)}$ 等,直接求它们的导数比较烦琐,常采用先两边同时取自然对数,化成隐函数,再用隐函数的求导法则求出导数,这种方法叫作对数求导法.

例 2.14　求函数 $y=(\ln x)^x$ 的导数.

解　函数两边同时取自然对数,有

$$\ln y=x\ln\ln x.$$

上式两边同时对 x 求导,得

$$\frac{1}{y}y'=\ln\ln x+x\frac{1}{\ln x}(\ln x)'=\ln\ln x+\frac{1}{\ln x},$$

解得

$$y'=y\left(\ln\ln x+\frac{1}{\ln x}\right)=(\ln x)^x\left(\ln\ln x+\frac{1}{\ln x}\right).$$

例 2.15　求函数 $y=\ln|x|\ (x\neq 0)$ 的导数.

解　因为 $|x|=\begin{cases}x, & x>0,\\ -x, & x<0,\end{cases}$ 所以当 $x>0$ 时,$\ln|x|=\ln x$,且

$$y'=(\ln x)'=\frac{1}{x};$$

当 $x<0$ 时,$\ln|x|=\ln(-x)$,且

$$y'=[\ln(-x)]'=\frac{-1}{-x}=\frac{1}{x}.$$

故

$$y'=(\ln|x|)'=\frac{1}{x}.$$

例 2.16　求函数 $y=\sqrt[3]{\frac{x(x-1)}{(x-2)(x+3)}}$ 的导数.

解　函数两边同时取自然对数,有

$$\ln y=\frac{1}{3}[\ln x+\ln(x-1)-\ln(x-2)-\ln(x+3)].$$

上式两边同时对 x 求导，得

$$\frac{1}{y}y'=\frac{1}{3}\left(\frac{1}{x}+\frac{1}{x-1}-\frac{1}{x-2}-\frac{1}{x+3}\right),$$

解得

$$\begin{aligned}y'&=\frac{y}{3}\left(\frac{1}{x}+\frac{1}{x-1}-\frac{1}{x-2}-\frac{1}{x+3}\right)\\&=\frac{1}{3}\sqrt[3]{\frac{x(x-1)}{(x-2)(x+3)}}\left(\frac{1}{x}+\frac{1}{x-1}-\frac{1}{x-2}-\frac{1}{x+3}\right).\end{aligned}$$

2.2.5 初等函数的导数

前面介绍了常数函数与基本初等函数的导数公式及求导法则. 利用这些导数公式及求导法则，可以解决初等函数的求导问题.

1. 常数函数与基本初等函数的导数公式

(1) $(C)'=0$ （C 为常数）；

(2) $(x^{\alpha})'=\alpha x^{\alpha-1}$ （α 为任意实数）；

(3) $(a^x)'=a^x\ln a$ $(a>0,a\neq 1)$；

(4) $(\mathrm{e}^x)'=\mathrm{e}^x$；

(5) $(\log_a x)'=\dfrac{1}{x\ln a}$ $(a>0,a\neq 1)$；

(6) $(\ln x)'=\dfrac{1}{x}$；

(7) $(\sin x)'=\cos x$；

(8) $(\cos x)'=-\sin x$；

(9) $(\tan x)'=\sec^2 x$；

(10) $(\cot x)'=-\csc^2 x$；

(11) $(\sec x)'=\sec x\tan x$；

(12) $(\csc x)'=-\csc x\cot x$；

(13) $(\arcsin x)'=\dfrac{1}{\sqrt{1-x^2}}$；

(14) $(\arccos x)'=-\dfrac{1}{\sqrt{1-x^2}}$；

(15) $(\arctan x)'=\dfrac{1}{1+x^2}$；

(16) $(\operatorname{arccot} x)'=-\dfrac{1}{1+x^2}$.

2. 函数四则运算的求导法则

设函数 $u=u(x),v=v(x)$ 都可导，则

(1) $(u\pm v)'=u'\pm v'$；

(2) $(uv)=u'v+uv'$；

(3) $\left(\dfrac{u}{v}\right)'=\dfrac{u'v-uv'}{v^2}$ $(v\neq 0)$.

3. 复合函数的求导法则

若函数 $u=\varphi(x)$ 在点 x 处可导，而函数 $y=f(u)$ 在点 $u=\varphi(x)$ 处可导，则复合函数 $y=f[\varphi(x)]$ 在点 x 处也可导，且其导数为

$$\frac{\mathrm{d}y}{\mathrm{d}x}=\frac{\mathrm{d}y}{\mathrm{d}u}\cdot\frac{\mathrm{d}u}{\mathrm{d}x},$$

或记作

$$y'_x=y'_u u'_x \quad 或 \quad f'[\varphi(x)]=f'(u)\varphi'(x).$$

习 题 2.2

求下列函数的导数：

(1) $y=\dfrac{1-x}{1+x}$；

(2) $y=\sin\dfrac{1}{1+x}$；

(3) $y=\sqrt{\sin e^{x^2}}$；

(4) $y=\ln(x+\sqrt{1+x^2})$；

(5) $y=e^{3x-\cos x}+x\ln x+\cos\pi$；

(6) $y=(1+x^2)\arctan x-x\ln x$；

(7) $y=\dfrac{1}{2}x\sqrt{1-x^2}+\dfrac{1}{2}\arcsin x$；

(8) $\sin y+xe^y=1$；

(9) $y=(\sin x)^{\cos^2 x}$；

(10) $y=x^{\sin x}\quad(x>0)$.

§2.3 高阶导数

一般地，函数 $y=f(x)$ 的导数 $f'(x)$ 仍然是 x 的函数. 如果 $f'(x)$ 可导，则把 $f'(x)$ 的导数 $[f'(x)]'$ 叫作函数 $y=f(x)$ 的**二阶导数**，记作

$$y'',\quad f''(x)\quad 或\quad \frac{d^2y}{dx^2}.$$

相应地，把函数 $y=f(x)$ 的导数 $f'(x)$ 称为 $y=f(x)$ 的**一阶导数**.

依据导数的定义，函数 $y=f(x)$ 在点 x 处的二阶导数为

$$f''(x)=\lim_{\Delta x\to 0}\frac{f'(x+\Delta x)-f'(x)}{\Delta x}.$$

类似地，二阶导数 $f''(x)$ 的导数称为函数 $y=f(x)$ 的**三阶导数**，记作

$$y''',\quad f'''(x)\quad 或\quad \frac{d^3y}{dx^3}.$$

一般地，如果函数 $y=f(x)$ 的 $n-1$ 阶导数 $f^{(n-1)}(x)$ 可导，则把 $f^{(n-1)}(x)$ 的导数称为 $y=f(x)$ 的 **n 阶导数**，记作

$$y^{(n)},\quad f^{(n)}(x)\quad 或\quad \frac{d^ny}{dx^n}.$$

二阶及二阶以上的导数统称为**高阶导数**.

显然，求函数的高阶导数，只需利用导数的基本公式和求导法则对函数进行逐阶求导即可.

例 2.17 求函数 $y=e^{-x^2}$ 的二阶导数.

解 $y'=-2xe^{-x^2}$，

$$y''=-2(e^{-x^2}-x\cdot 2xe^{-x^2})=-2e^{-x^2}(1-2x^2).$$

例 2.18 已知函数

$$y=a_0x^n+a_1x^{n-1}+\cdots+a_{n-1}x+a_n,$$

其中 $a_0,a_1,\cdots,a_{n-1},a_n$ 是常数,求 $y',y'',\cdots,y^{(n)},\cdots$.

解 $y'=na_0x^{n-1}+(n-1)a_1x^{n-2}+\cdots+2a_{n-2}x+a_{n-1}$,

$y''=n(n-1)a_0x^{n-2}+(n-1)(n-2)a_1x^{n-3}+\cdots+2a_{n-2}$,

……

$y^{(n)}=n!a_0$,

$y^{(k)}=0\quad(k>n)$.

例 2.19 求函数 $y=\sin x$ 的 n 阶导数.

解 $y'=\cos x=\sin\left(x+\frac{\pi}{2}\right)$,

$$y''=\cos\left(x+\frac{\pi}{2}\right)=\sin\left(x+2\cdot\frac{\pi}{2}\right),$$

$$y'''=\cos\left(x+2\cdot\frac{\pi}{2}\right)=\sin\left(x+3\cdot\frac{\pi}{2}\right),$$

$$y^{(4)}=\cos\left(x+3\cdot\frac{\pi}{2}\right)=\sin\left(x+4\cdot\frac{\pi}{2}\right),$$

以此类推,可得

$$y^{(n)}=\sin\left(x+n\cdot\frac{\pi}{2}\right).$$

说明 同理,可得 $y=\cos x$ 的 n 阶导数为

$$y^{(n)}=\cos\left(x+n\cdot\frac{\pi}{2}\right).$$

案例 2-1 中,根据题意,该生物体重的增长速率为

$$W'(t)=(ab^{0.3t})'=0.3a\ln b\cdot b^{0.3t},$$

体重增长速率的变化率是 $W'(t)$ 的导数,故

$$W''(t)=(0.3a\ln b\cdot b^{0.3t})'=0.09a\ln^2 b\cdot b^{0.3t}.$$

习　题　2.3

1. 设函数 $y=e^{\sin x}$,则 $\frac{d^2y}{dx^2}=$____________.

2. 设函数 $y=\frac{1}{2x-1}$,则 $y^{(n)}\Big|_{x=1}=$____________.

3. 设函数 $y=\sin x$,则 $y^{(12)}=$____________.

4. 求由方程 $y^2=x^2-2y+1$ 所确定的隐函数 $y=y(x)$ 的二阶导数.

5. 设函数 $y=a^x(a>0,a\neq1)$,求 $y^{(n)}$.

§2.4　微分及其应用

函数的导数表示函数的瞬时变化率,它刻画了函数相对于自变量变化的快慢程度.在实际问题中,还需要研究当自变量变化很小时,函数的变化情况.

2.4.1　引例——面积的增量

设有边长为 x_0 的正方形金属薄片,受热后其边长由 x_0 变到 $x_0+\Delta x$(见图 2-3),问其面积 S 改变多少?

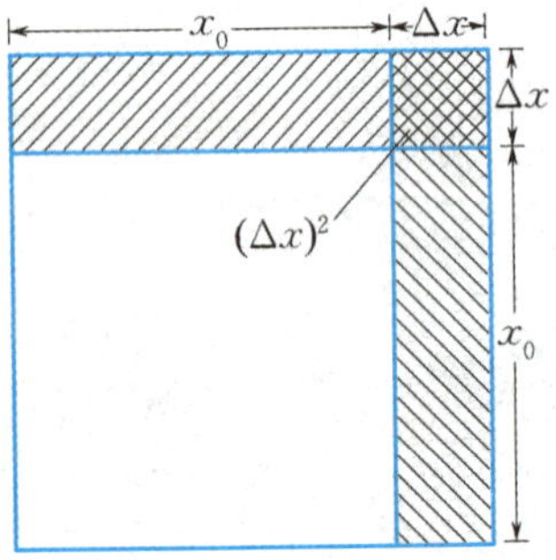

图 2-3

解　金属薄片的面积为 $S=x^2$,受热后其面积的增量为

$$\Delta S=(x_0+\Delta x)^2-x_0^2=2x_0\Delta x+(\Delta x)^2.$$

上式中 ΔS 由两部分构成:第一部分 $2x_0\Delta x$ 是 Δx 的线性表达式;第二部分 $(\Delta x)^2$ 当 $\Delta x\to 0$ 时,是比 Δx 高阶的无穷小,即 $(\Delta x)^2=o(\Delta x)$.

当边长改变很小,即 $|\Delta x|$ 很小时,第二部分可以忽略,故面积的增量可以用第一部分 $2x_0\Delta x$ 近似代替,即

$$\Delta S\approx 2x_0\Delta x.$$

称 $2x_0\Delta x$ 为函数 $S=x^2$ 在点 x_0 处的微分,记作

$$\mathrm{d}S=2x_0\Delta x,$$

其中等式右端 $2x_0\Delta x$ 中的"$2x_0$"恰好是函数 $S=x^2$ 在点 x_0 处的导数值,故 $S=x^2$ 在点 x_0 处的微分可记作

$$\mathrm{d}S=S'(x_0)\Delta x.$$

2.4.2　微分的定义

定义 2.2　设函数 $y=f(x)$ 在点 x_0 的附近区域内有定义.如果当自变量 x 在点 x_0 处有增量 Δx(可正可负),$x_0+\Delta x$ 仍在该附近区域内时,函数 $y=f(x)$ 相应的增量 $\Delta y=f(x_0+\Delta x)-f(x_0)$ 可表示为

$$\Delta y=A\Delta x+o(\Delta x), \tag{2-3}$$

其中 A 是不依赖于 Δx 的常数,$o(\Delta x)$ 是比 Δx 高阶的无穷小(当 $\Delta x\to 0$ 时),那么称 $y=f(x)$ 在点 x_0 处是**可微的**.此时,$A\Delta x$ 称为函数 $y=f(x)$ 在点 x_0 处相应于自变量增量 Δx 的**微分**,记作 $\mathrm{d}y\big|_{x=x_0}$,即

$$\mathrm{d}y\Big|_{x=x_0}=A\Delta x.$$

下面讨论函数可微的条件及(2-3)式中的 A 等于什么.先假设函数 $y=f(x)$ 在点 x_0 处可微,则按定义 2.2 有(2-3)式成立,从而有

$$\frac{\Delta y}{\Delta x}=A+\frac{o(\Delta x)}{\Delta x}.$$

当 $\Delta x\to 0$ 时，得

$$A=\lim_{\Delta x\to 0}\frac{\Delta y}{\Delta x}-\lim_{\Delta x\to 0}\frac{o(\Delta x)}{\Delta x}=\lim_{\Delta x\to 0}\frac{\Delta y}{\Delta x}=f'(x_0).$$

这就是说，若函数 $y=f(x)$ 在点 x_0 处可微，则 $y=f(x)$ 在点 x_0 处可导，且 $A=f'(x_0)$.

反之，若函数 $y=f(x)$ 在点 x_0 处可导，即

$$f'(x_0)=\lim_{\Delta x\to 0}\frac{\Delta y}{\Delta x}$$

存在，那么根据函数极限与无穷小的关系，上式可以写成

$$\frac{\Delta y}{\Delta x}=f'(x_0)+\alpha,$$

其中 $\alpha\to 0$(当 $\Delta x\to 0$ 时)，则有

$$\Delta y=f'(x_0)\Delta x+\alpha\Delta x=f'(x_0)\Delta x+o(\Delta x).\tag{2-4}$$

又因为 $f'(x_0)$ 不依赖于 Δx，所以(2-4)式等价于(2-3)式. 因此，函数 $y=f(x)$ 在点 x_0 处可微，并且 $\mathrm{d}y\Big|_{x=x_0}=f'(x_0)\Delta x$.

综上所述，可得如下结论：

函数 $y=f(x)$ 在点 x_0 处可微的充要条件是：$y=f(x)$ 在点 x_0 处可导，即可微与可导等价，并且满足 $\mathrm{d}y\Big|_{x=x_0}=f'(x_0)\Delta x$.

如果函数 $y=f(x)$ 在开区间 (a,b) 内每一点处都可微，则称 $y=f(x)$ 是 (a,b) 内的**可微函数**. 函数 $y=f(x)$ 在 (a,b) 内任意一点 x 处的微分就称为 $y=f(x)$ 的微分，记作 $\mathrm{d}y$，即

$$\mathrm{d}y=f'(x)\Delta x.$$

若取 $y=x$，则有 $\mathrm{d}y=\mathrm{d}x=(x)'\Delta x=\Delta x$，即 $\mathrm{d}x=\Delta x$. 故自变量的增量也是自变量的微分，从而函数 $y=f(x)$ 的微分也可表示为

$$\mathrm{d}y=f'(x)\mathrm{d}x.\tag{2-5}$$

由此可知，求函数 $y=f(x)$ 的微分 $\mathrm{d}y$，实际上就是先求导数 $f'(x)$，再乘以自变量的微分 $\mathrm{d}x$.

由(2-5)式变形得

$$\frac{\mathrm{d}y}{\mathrm{d}x}=f'(x).$$

由此可见，函数 $y=f(x)$ 的导数 $f'(x)$ 等于函数的微分 $\mathrm{d}y$ 与自变量的微分 $\mathrm{d}x$ 的商，因此导数也称为**微商**，符号 $\frac{\mathrm{d}y}{\mathrm{d}x}$ 可以看作一个分式.

由(2-4)式可知，函数 $y=f(x)$ 的增量 Δy 中的 $f'(x_0)\Delta x$ 是 $y=f(x)$ 在点 x_0 处的微分，也是 Δx 的线性函数. 当 $\Delta x\to 0$ 时，函数的微分 $\mathrm{d}y$ 与函数的增量 Δy 相差一个比 Δx 高阶的无穷小，即 $\Delta y\approx\mathrm{d}y$. 因此，函数的微分 $\mathrm{d}y$ 又叫作函数的增量 Δy 的**线性主部**，它是研究函数微小增量的有效工具，在整个微积分学中起到重要作用.

2.4.3　微分的几何意义

现从几何图形上来说明函数 $y=f(x)$ 的微分 $\mathrm{d}y$ 与增量 Δy 的关系.

考察函数 $y=f(x)$ 的图形,如图 2-4 所示,对于某一固定的 x 值,曲线 $y=f(x)$ 上有一定点 $M(x,y)$. 当自变量 x 有微小增量 Δx 时,得到曲线上的另外一点 $M'(x+\Delta x,y+\Delta y)$. 分别过这两点 M,M' 作 x 轴的垂线 MP 与 $M'P'$,再过点 M 作曲线的切线与 $M'P'$ 交于点 T,引直线 MQ 平行于 x 轴与 $M'P'$ 交于点 Q,则 $\Delta x=|MQ|=|PP'|$,$\Delta y=|M'Q|$. 于是,由导数的几何意义可知

$$dy=|QT|=\tan\alpha\cdot\Delta x=f'(x)\Delta x.$$

由此可见,当 Δy 是曲线 $y=f(x)$ 上的点的纵坐标的增量时,dy 就是曲线在该点处切线上相应纵坐标的增量.

动画视频

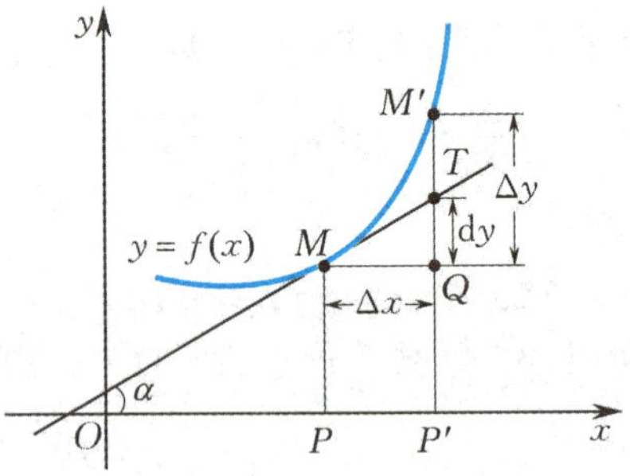

图 2-4

因此,当自变量 x 有微小增量,即 $|\Delta x|$ 很小时,可用 dy 近似表示 Δy,也就是用切线纵坐标的增量来近似代替曲线纵坐标的增量. 换言之,在一定条件下可用直线来近似代替曲线.

2.4.4 微分的基本公式及运算法则

由常数函数与基本初等函数的导数公式和求导法则,可以得到函数微分的基本公式和运算法则,汇总如下.

1. 微分的基本公式

(1) $d(C)=0$ (C 为常数);

(2) $d(x^\alpha)=\alpha x^{\alpha-1}dx$ (α 为任意实数);

(3) $d(a^x)=a^x\ln a\,dx$ ($a>0,a\neq1$);

(4) $d(e^x)=e^x dx$;

(5) $d(\log_a x)=\dfrac{1}{x\ln a}dx$ ($a>0,a\neq1$);

(6) $d(\ln x)=\dfrac{1}{x}dx$;

(7) $d(\sin x)=\cos x\,dx$;

(8) $d(\cos x)=-\sin x\,dx$;

(9) $d(\tan x)=\sec^2 x\,dx$;

(10) $d(\cot x)=-\csc^2 x\,dx$;

(11) $d(\sec x)=\sec x\tan x\,dx$;

(12) $d(\csc x)=-\csc x\cot x\,dx$;

(13) $d(\arcsin x)=\dfrac{1}{\sqrt{1-x^2}}dx$;

(14) $d(\arccos x)=-\dfrac{1}{\sqrt{1-x^2}}dx$;

(15) $d(\arctan x)=\dfrac{1}{1+x^2}dx$;

(16) $d(\mathrm{arccot}\,x)=-\dfrac{1}{1+x^2}dx$.

2. 微分的四则运算法则

设函数 $u=u(x)$,$v=v(x)$ 都可微,C 为常数,则

(1) $d(u\pm v)=du\pm dv$.

(2) $d(uv)=v\mathrm{d}u+u\mathrm{d}v$. 特别地，$d(Cu)=C\mathrm{d}u$.

(3) $\mathrm{d}\left(\dfrac{u}{v}\right)=\dfrac{v\mathrm{d}u-u\mathrm{d}v}{v^2}(v\neq 0)$. 特别地，$\mathrm{d}\left(\dfrac{1}{v}\right)=-\dfrac{\mathrm{d}v}{v^2}(v\neq 0)$.

3. 微分的复合运算法则

设函数 $y=f(x)$ 可导.

(1) 若 x 为自变量，则 $\mathrm{d}y=f'(x)\mathrm{d}x$.

(2) 若 x 为中间变量，是自变量 t 的可微函数 $x=\varphi(t)$，则函数 y 是 t 的复合函数，有

$$y'=\frac{\mathrm{d}y}{\mathrm{d}t}=f'(x)\varphi'(t),$$

于是

$$\mathrm{d}y=f'(x)\varphi'(t)\mathrm{d}t=f'(x)\mathrm{d}x,$$

即

$$\mathrm{d}y=f'(x)\mathrm{d}x.$$

总之，无论 x 是自变量还是中间变量，函数 $y=f(x)$ 的微分形式 $\mathrm{d}y=f'(x)\mathrm{d}x$ 总是不变的，这种性质叫作一阶微分形式的不变性. 利用这一性质求复合函数的微分十分方便.

例 2.20　求函数 $y=x^2e^{-x}$ 的微分.

解一　$\mathrm{d}y=y'\mathrm{d}x=(x^2e^{-x})'\mathrm{d}x=e^{-x}(2x-x^2)\mathrm{d}x$.

解二　$\mathrm{d}y=\mathrm{d}(x^2e^{-x})=e^{-x}\mathrm{d}(x^2)+x^2\mathrm{d}(e^{-x})$

$=e^{-x}(2x\mathrm{d}x)+x^2(-e^{-x}\mathrm{d}x)=e^{-x}(2x-x^2)\mathrm{d}x$.

例 2.21　求函数 $y=e^{-\frac{x^2}{2}}$ 的微分.

解　利用一阶微分形式的不变性，有

$$\mathrm{d}y=\mathrm{d}(e^{-\frac{x^2}{2}})=e^{-\frac{x^2}{2}}\mathrm{d}\left(-\frac{x^2}{2}\right)=-xe^{-\frac{x^2}{2}}\mathrm{d}x.$$

2.4.5　微分在近似计算中的应用

设函数 $y=f(x)$ 在点 x_0 处可微，则有

$$f(x)-f(x_0)=f'(x_0)(x-x_0)+o(x-x_0),$$

从而当 $|x-x_0|$ 很小时，有

$$f(x)-f(x_0)\approx f'(x_0)(x-x_0),$$

即

$$f(x)\approx f(x_0)+f'(x_0)(x-x_0).$$

也就是说，点 x_0 附近的函数值 $f(x)$ 可以用 $f(x_0)+f'(x_0)(x-x_0)$ 来近似计算.

记 $\Delta x=x-x_0$，则当 $|\Delta x|$ 很小时，有

$$\Delta y=f(x_0+\Delta x)-f(x_0)\approx f'(x_0)\Delta x \tag{2-6}$$

或

$$f(x_0+\Delta x)\approx f(x_0)+f'(x_0)\Delta x. \tag{2-7}$$

(2-6) 式可以很方便地求出函数增量的近似值；(2-7) 式则可计算函数在点 $x_0+\Delta x$ 处的近似值.

例 2.22 计算 $\tan 46^\circ$ 的近似值.

解 设函数 $f(x)=\tan x$，则

$$f'(x)=\frac{1}{\cos^2 x},$$

于是(2－7)式就具体化为

$$\tan(x_0+\Delta x)\approx \tan x_0+\frac{1}{\cos^2 x_0}\cdot \Delta x.$$

令 $x_0=45^\circ=\frac{\pi}{4}$，$\Delta x=1^\circ=\frac{\pi}{180}$，代入上式得

$$\begin{aligned}\tan 46^\circ&=\tan(45^\circ+1^\circ)\approx \tan 45^\circ+\frac{1}{\cos^2 45^\circ}\cdot\frac{\pi}{180}\\&\approx 1+2\times 0.0175=1.035.\end{aligned}$$

例 2.23 酵母细胞数 N 是时间 t 的函数

$$N=N(t),$$

它为指数增长函数，描述其函数关系的方程为 $N=N_0 e^{rt}$（N_0，r 为常数）.

(1) 求细胞生长率；

(2) 验证相对生长率是一常数；

(3) 当时间从 t_0 改变到 $t_0+\Delta t$（$\Delta t>0$）时，细胞数大约增加了多少？

解 (1) 细胞生长率为 $\frac{dN}{dt}=N_0 r e^{rt}$.

(2) 相对生长率为 $\frac{1}{N}\cdot\frac{dN}{dt}=\frac{N_0 r e^{rt}}{N_0 e^{rt}}=r$（$r$ 为常数）.

(3) $\Delta N=N(t_0+\Delta t)-N(t_0)\approx dN=N_0 r e^{rt}dt=N_0 r e^{rt}\Delta t$，

即当时间改变 Δt 时，细胞数大约增加了 $N_0 r e^{rt}\Delta t$ 单位.

2.4.6 由参数方程所确定的函数的导数

设参数方程

$$\begin{cases}x=\varphi(t),\\ y=\psi(t)\end{cases}\quad [t\in(\alpha,\beta)]$$

可以确定函数 $y=f(x)$，其中 t 为参数. 在不消去参数 t 的情况下，利用微分可以方便地求出 y 对 x 的导数 $\frac{dy}{dx}$. 过程如下：分别求出 y 对 t 的微分 $dy=\psi'(t)dt$ 及 x 对 t 的微分 $dx=\varphi'(t)dt$，然后化简 $\frac{dy}{dx}$，即得到 y 对 x 的导数

$$\frac{dy}{dx}=\frac{\frac{dy}{dt}}{\frac{dx}{dt}}=\frac{\psi'(t)}{\varphi'(t)}.$$

例 2.24 求由参数方程 $\begin{cases}x=at^2,\\ y=bt^3\end{cases}$ 所确定的函数的导数 $\frac{dy}{dx}$.

解　根据参数方程的求导公式，有

$$\frac{\mathrm{d}y}{\mathrm{d}x}=\frac{(bt^3)'}{(at^2)'}=\frac{3bt^2}{2at}=\frac{3bt}{2a}.$$

习　题　2.4

1. 设函数 $y=f(x)$ 由参数方程 $\begin{cases}x=a\cos t,\\ y=a\sin t\end{cases}$ $(a\neq 0)$ 所确定，则 $\frac{\mathrm{d}y}{\mathrm{d}x}=($　　$)$.

A. $-\sin t$　　B. $\tan t$　　C. $-\cot t$　　D. $\sec t$

2. 设函数 $y=\mathrm{e}^{\sqrt{x}}$，则 $\mathrm{d}y=($　　$)$.

A. $\sqrt{x}\,\mathrm{e}^{\sqrt{x}}\,\mathrm{d}x$　　B. $\mathrm{e}^{\sqrt{x}}\,\mathrm{d}x$　　C. $\frac{\mathrm{e}^{\sqrt{x}}}{2\sqrt{x}}\mathrm{d}x$　　D. $\frac{\mathrm{e}^{\sqrt{x}}}{\sqrt{x}}\mathrm{d}x$

3. 设函数 $y=\mathrm{e}^{-\frac{1}{x}}$，则 $\mathrm{d}y=($　　$)$.

A. $\mathrm{e}^{-\frac{1}{x}}\mathrm{d}x$　　B. $-\frac{1}{x^2}\mathrm{e}^{-\frac{1}{x}}\mathrm{d}x$　　C. $\frac{1}{x^2}\mathrm{e}^{-\frac{1}{x}}\mathrm{d}x$　　D. $-\frac{1}{x}\mathrm{e}^{-\frac{1}{x}}\mathrm{d}x$

4. 设函数 $y=\sin^2 x$，则 $\mathrm{d}y=($　　$)$.

A. $2\sin x\cos x$　　B. $2\cos x\,\mathrm{d}x$　　C. $2\sin x\,\mathrm{d}x$　　D. $\sin 2x\,\mathrm{d}x$

5. 设函数 $y=f(\cos x)$，其中 $f(u)$ 可导，求 $\mathrm{d}y$.

6. 设有参数方程 $\begin{cases}x=t-\frac{1}{t},\\ y=\frac{1}{2}t^2+\ln t,\end{cases}$ 求 $\frac{\mathrm{d}y}{\mathrm{d}x},\frac{\mathrm{d}^2y}{\mathrm{d}x^2}$.

7. 求曲线 $\begin{cases}x=\cos t,\\ y=\sin t\end{cases}$ 在 $t=\frac{\pi}{4}$ 对应点处的切线方程和法线方程.

8. 设函数 $y=x^x\,(x>0)$，求 $\mathrm{d}y$.

9. 计算 $\sqrt[3]{1.003}$ 的近似值.

§2.5　微分中值定理与洛必达法则

在学习了导数和微分的相关知识的基础上，下面将介绍罗尔(Rolle)中值定理、拉格朗日(Lagrange)中值定理和柯西(Cauchy)中值定理，读者在学习时要特别注意这些定理的条件和结论.

2.5.1　罗尔中值定理

定理 2.4（罗尔中值定理）　设函数 $y=f(x)$ 满足：

(1) 在闭区间 $[a,b]$ 上连续，

(2) 在开区间(a,b)内可导,

(3) $f(a)=f(b)$,

则至少存在一点$\xi\in(a,b)$,使得

$$f'(\xi)=0. \tag{2-8}$$

证 由函数$y=f(x)$在闭区间$[a,b]$上连续知,$y=f(x)$在$[a,b]$上必取得最大值M与最小值m.

若$M>m$,则M与m中至少有一个不等于$f(x)$在区间端点处的函数值. 不妨设$M\neq f(a)$,由最值定理及$f(a)=f(b)$,可知存在$\xi\in(a,b)$,使得$f(\xi)=M$,则有

$$f'_+(\xi)=\lim_{\Delta x\to 0^+}\frac{f(\xi+\Delta x)-f(\xi)}{\Delta x}=\lim_{\Delta x\to 0^+}\frac{f(\xi+\Delta x)-M}{\Delta x}\leqslant 0,$$

$$f'_-(\xi)=\lim_{\Delta x\to 0^-}\frac{f(\xi+\Delta x)-f(\xi)}{\Delta x}=\lim_{\Delta x\to 0^-}\frac{f(\xi+\Delta x)-M}{\Delta x}\geqslant 0.$$

又因函数$y=f(x)$在(a,b)内可导,故在点ξ处的导数存在,从而有

$$f'(\xi)=0.$$

动画视频

若$M=m$,则函数$y=f(x)$在$[a,b]$上为常数,从而(a,b)内任一点都可成为ξ,使得

$$f'(\xi)=0.$$

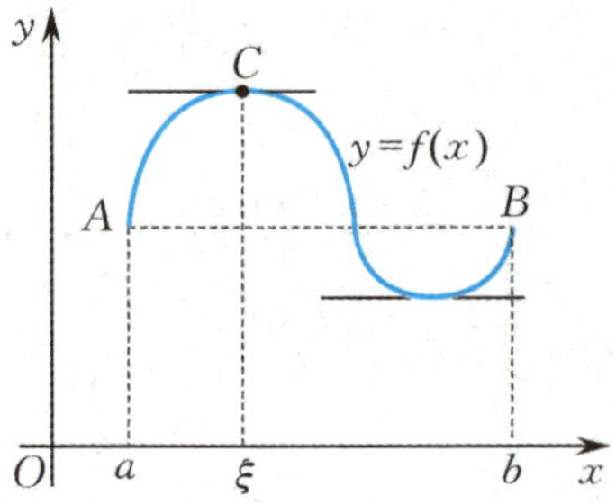

图 2-5

罗尔中值定理的几何意义如图2-5所示,若一条连续不断的曲线$y=f(x)$在闭区间$[a,b]$上除端点A,B外处处具有不垂直于x轴的切线(否则该点的导数为∞),且在两个端点处纵坐标相等,则在曲线弧$\overset{\frown}{AB}$上至少存在一点C(横坐标为ξ),使得在该点处的切线平行于x轴.

说明 罗尔中值定理中的三个条件缺一不可,否则将不能保证结论成立. 举例说明如下.

分别考察下列三个函数:

$$f(x)=\begin{cases}\dfrac{1}{x}, & x\in(0,1],\\ 1, & x=0;\end{cases}$$

$$g(x)=\left|x-\frac{1}{2}\right|,\quad x\in[0,1];$$

$$h(x)=2x,\quad x\in[0,1].$$

易验证,函数$f(x)$在闭区间$[0,1]$上不连续;函数$g(x)$在开区间$(0,1)$内有不可导点$x=\dfrac{1}{2}$;函数$h(x)$在闭区间$[0,1]$上有$h(0)\neq h(1)$. 显然,这三个函数仅满足罗尔中值定理中的某两个条件,它们在开区间$(0,1)$内都不存在水平切线,因此罗尔中值定理的三个条件缺一不可.

2.5.2 拉格朗日中值定理

定理 2.5 (拉格朗日中值定理) 设函数$y=f(x)$满足:

(1) 在闭区间$[a,b]$上连续,

(2) 在开区间(a,b)内可导,

则至少存在一点$\xi\in(a,b)$,使得

$$f(b)-f(a)=f'(\xi)(b-a)$$

或

$$f'(\xi)=\frac{f(b)-f(a)}{b-a}. \tag{2-9}$$

证　考虑辅助函数$\Phi(x)=f(x)-\lambda(x-a)$,其中

$$\lambda=\frac{f(b)-f(a)}{b-a},$$

显然$\Phi(x)$满足罗尔中值定理的条件,即$\Phi(x)$在闭区间$[a,b]$上连续,在开区间(a,b)内可导,且$\Phi(a)=\Phi(b)$,则至少存在一点$\xi\in(a,b)$,使得$\Phi'(\xi)=0$. 而

$$\Phi'(x)=f'(x)-\frac{f(b)-f(a)}{b-a},$$

故有

$$f(b)-f(a)=f'(\xi)(b-a).$$

拉格朗日中值定理也称为**微分中值定理**,它揭示了函数的增量与导数之间的关系,是应用导数研究函数性质的重要数学工具.

拉格朗日中值定理的几何意义如图 2-6 所示,在闭区间$[a,b]$上的连续曲线$y=f(x)$,联结其端点$A(a,f(a))$,$B(b,f(b))$所得的割线AB的斜率为

$$k=\frac{f(b)-f(a)}{b-a}.$$

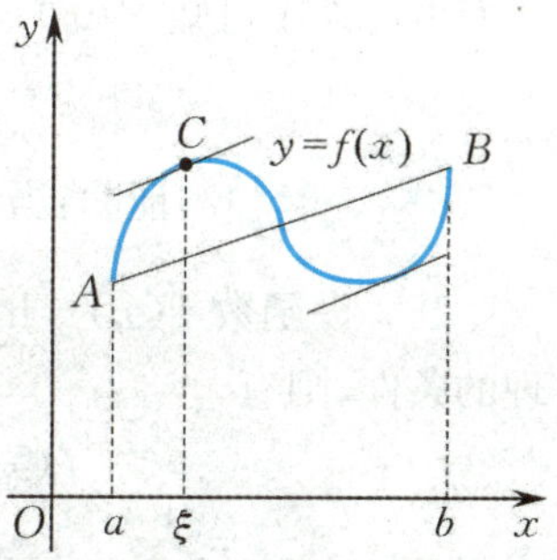

图 2-6

如果曲线弧$\overset{\frown}{AB}$除端点外处处具有不垂直于x轴的切线(否则该点的导数为∞),则在弧$\overset{\frown}{AB}$上至少存在一点C(横坐标为ξ),使得在点C处的切线平行于两端点的割线AB,即它们的斜率相等.

若(2-9)式中$f(a)=f(b)$,AB为水平弦,即为罗尔中值定理,可见罗尔中值定理是拉格朗日中值定理的特殊情形,拉格朗日中值定理是罗尔中值定理的推广.

说明　(2-9)式对$b<a$也成立,并称其为**拉格朗日中值公式**.

从物理意义上解释,若$s=f(t)$表示做变速直线运动的一物体在t时刻的位移,则瞬时速度为$s'(t)$. 该物体在时间间隔$\Delta t=b-a$内的平均速度为$\dfrac{f(b)-f(a)}{b-a}$,依据定理 2.5 可知,至少存在一点$\xi\in(a,b)$,使得在$t=\xi$时刻该物体的瞬时速度$s'(\xi)$等于平均速度$\dfrac{f(b)-f(a)}{b-a}$.

在医学领域,动力学所讨论的某些变量的变化过程中,依据定理 2.5 可知,至少存在一个时刻的瞬时变化率$f'(\xi)$等于平均变化率. 这就是拉格朗日中值定理在医学中的实际意义.

罗尔中值定理、拉格朗日中值定理都只肯定了点ξ的存在性,至于如何确定点ξ的值,需

寻求其他方法来解决.但这并不影响它们在研究函数性质及理论研究等方面发挥重要作用.

已知常数的导数恒为0,利用拉格朗日中值定理可以证明其逆命题也成立.

推论1 如果在某区间内的每一点都有 $f'(x)=0$,则函数 $f(x)$ 在这个区间上是一个常数.

证 任取 $x_1,x_2\in I$,且 $x_1<x_2$,则函数 $f(x)$ 在闭区间 $[x_1,x_2]$ 上连续,在开区间 (x_1,x_2) 内可导,由拉格朗日中值定理,得

$$f(x_2)-f(x_1)=f'(\xi)(x_2-x_1),\quad \xi\in(x_1,x_2).$$

由于 $f'(\xi)=0$,因此 $f(x_2)=f(x_1)$.于是由 x_1,x_2 的任意性可知,函数 $f(x)$ 在区间 I 上为一常数.

由推论1即可得以下推论.

推论2 若在某区间内恒有 $f'(x)=g'(x)$,则有

$$f(x)=g(x)+C,$$

其中 C 为常数.

证 令函数 $F(x)=f(x)-g(x)$.因 $f'(x)=g'(x)$,故

$$F'(x)=f'(x)-g'(x)=0,$$

从而由推论1可知 $F(x)=C$(C 为常数).于是 $f(x)-g(x)=C$,即

$$f(x)=g(x)+C\quad (C\text{ 为常数}).$$

例 2.25 证明:当 $x>0$ 时,$\dfrac{x}{1+x}<\ln(1+x)<x$.

证 设函数 $f(x)=\ln(1+x)$.显然,函数 $f(x)$ 在闭区间 $[0,x]$ 上满足拉格朗日中值定理的条件,则有

$$f(x)-f(0)=f'(\xi)(x-0)\quad (0<\xi<x).$$

由于 $f(0)=0,f'(x)=\dfrac{1}{1+x}$,因此上式即为

$$\ln(1+x)=\frac{x}{1+\xi}\quad (0<\xi<x).$$

又因为 $\dfrac{x}{1+x}<\dfrac{x}{1+\xi}<x$,所以得不等式

$$\frac{x}{1+x}<\ln(1+x)<x\quad (x>0).$$

例 2.26 证明:当 $-1\leqslant x\leqslant 1$ 时,$\arcsin x+\arccos x=\dfrac{\pi}{2}$.

证 设函数 $f(x)=\arcsin x+\arccos x$,则 $f(x)$ 在闭区间 $[-1,1]$ 上连续,在开区间 $(-1,1)$ 内可导,且

$$f'(x)=\frac{1}{\sqrt{1-x^2}}+\left(-\frac{1}{\sqrt{1-x^2}}\right)=0\quad (-1<x<1).$$

于是由推论1得

$$f(x)=C\quad (-1<x<1,C\text{ 为常数}).$$

取 $x=0$,则

$$C=f(0)=\arcsin 0+\arccos 0=\frac{\pi}{2},$$

故当 $-1<x<1$ 时,有

$$f(x)=\arcsin x+\arccos x=\frac{\pi}{2}.$$

现考虑两个端点 $x=-1,x=1$. 因

$$f(-1)=\arcsin(-1)+\arccos(-1)=-\frac{\pi}{2}+\pi=\frac{\pi}{2},$$

$$f(1)=\arcsin 1+\arccos 1=\frac{\pi}{2}+0=\frac{\pi}{2},$$

故当 $-1\leqslant x\leqslant 1$ 时,有

$$f(x)=\arcsin x+\arccos x=\frac{\pi}{2}.$$

同理,有

$$\arctan x+\operatorname{arccot} x=\frac{\pi}{2}\quad [x\in(-\infty,+\infty)].$$

2.5.3 柯西中值定理

定理 2.6 (柯西中值定理) 设函数 $f(x)$ 和 $g(x)$ 满足:

(1) 在闭区间 $[a,b]$ 上连续,

(2) 在开区间 (a,b) 内可导,且 $g'(x)\neq 0$,

则至少存在一点 $\xi\in(a,b)$,使得

$$\frac{f(b)-f(a)}{g(b)-g(a)}=\frac{f'(\xi)}{g'(\xi)}. \tag{2-10}$$

证 由 $g'(x)\neq 0$ 和拉格朗日中值定理得

$$g(b)-g(a)=g'(\eta)(b-a)\neq 0,\quad \eta\in(a,b),$$

由此有 $g(b)\neq g(a)$. 考虑辅助函数 $\Phi(x)=f(x)-\lambda g(x)$($\lambda$ 待定). 为使 $\Phi(x)$ 满足罗尔中值定理的条件,令 $\Phi(a)=\Phi(b)$,得

$$\lambda=\frac{f(b)-f(a)}{g(b)-g(a)}.$$

取 λ 的值如上,由罗尔中值定理知存在 $\xi\in(a,b)$,使得 $\Phi'(\xi)=0$,即

$$f'(\xi)=\frac{f(b)-f(a)}{g(b)-g(a)}g'(\xi)=0,$$

亦即

$$\frac{f(b)-f(a)}{g(b)-g(a)}=\frac{f'(\xi)}{g'(\xi)}.$$

显然,当 $g(x)=x$ 时,有 $g(b)-g(a)=b-a,g'(x)=1$,(2-10) 式可以写为

$$f(b)-f(a)=f'(\xi)(b-a),$$

即为拉格朗日中值公式.

罗尔中值定理、拉格朗日中值定理、柯西中值定理是微分学中的三个中值定理,特别是拉

格朗日中值定理,它在利用导数研究函数的性态中起着重要的作用.

知识拓展

从几何的角度讲,微分中值定理可以用于描述几何直观,如罗尔中值定理、拉格朗日中值定理和柯西中值定理的几何意义都是存在与割线平行的切线. 在具体讨论函数曲线的性质时,会发现这些几何上很直观的性质严格证明并不容易,或者通俗地讲,就是很多看着很显然的结论但在逻辑上并不容易讲清楚,而微分中值定理恰好把那些困难的地方给克服了,很好地把几何直观讲清楚,这样才把导数和实用的性质联系起来. 从数学本身来讲,存在性定理基本上是最重要的,微分中值定理无一例外的都是存在性定理,并且其价值也远不止表述几何直观那样简单,可以说,微积分的大厦至少有一半是由各种中值定理(包括积分中值定理)来搭建的.

2.5.4 洛必达法则

求函数极限$\lim\frac{f(x)}{g(x)}$时,常会遇到两个函数 $f(x)$ 和 $g(x)$ 同为无穷小(或无穷大)的情形,此时极限 $\lim\frac{f(x)}{g(x)}$ 可能存在,也可能不存在. 通常把这类极限式叫作不定式,并分别简记为$\frac{0}{0}$型$\left(\text{或}\frac{\infty}{\infty}\text{型}\right)$. 这类不定式的极限不能直接用商的极限等于极限之商的法则去求解,在第一章中,这类极限可以通过因式分解、有理化、重要极限公式等方法求解. 下面再介绍利用函数导数求极限的一种简便且有效的新方法 —— 洛必达法则.

定理 2.7 (洛必达法则) 如果函数 $f(x)$ 与 $g(x)$ 满足下列条件:

(1) 当 $x\to x_0$ 时,函数 $f(x)$ 与 $g(x)$ 都趋近于 0(或 ∞),

(2) 在点 x_0 附近 $f'(x)$ 与 $g'(x)$ 都存在,且 $g'(x)\neq 0$,

(3) $\lim\limits_{x\to x_0}\frac{f'(x)}{g'(x)}$ 存在(或为无穷大),

则

$$\lim_{x\to x_0}\frac{f(x)}{g(x)}=\lim_{x\to x_0}\frac{f'(x)}{g'(x)}.$$

该定理的证明要用到柯西中值定理,在此略去. 需指出,当把洛必达法则中的 $x\to x_0$ 改为 $x\to x_0^+$, $x\to x_0^-$, $x\to-\infty$, $x\to+\infty$, $x\to\infty$ 时,法则仍成立.

洛必达法则说明,在一定条件下,两个函数之比的极限可以转化为这两个函数导数之比的极限. 使用该法则时必须满足函数 $f(x)$ 与 $g(x)$ 同为无穷小(或无穷大)的条件,当导数之比的极限 $\lim\limits_{x\to x_0}\frac{f'(x)}{g'(x)}$ 仍为不定式且满足法则条件时,可继续使用洛必达法则,即

$$\lim_{x\to x_0}\frac{f(x)}{g(x)}=\lim_{x\to x_0}\frac{f'(x)}{g'(x)}=\lim_{x\to x_0}\frac{f''(x)}{g''(x)}.$$

例 2.27 求极限$\lim\limits_{x\to 0}\frac{e^{3x}-1}{\sin 2x}$.

解 $\lim\limits_{x\to 0}\dfrac{e^{3x}-1}{\sin 2x}\overset{\frac{0}{0}\text{型}}{=\!=}\lim\limits_{x\to 0}\dfrac{(e^{3x}-1)'}{(\sin 2x)'}=\lim\limits_{x\to 0}\dfrac{3e^{3x}}{2\cos 2x}=\dfrac{3}{2}.$

例 2.28 求极限$\lim\limits_{x\to 1}\dfrac{x^3-3x+2}{x^3-x^2-x+1}$.

解 $\lim\limits_{x\to 1}\dfrac{x^3-3x+2}{x^3-x^2-x+1}\overset{\frac{0}{0}\text{型}}{=\!=}\lim\limits_{x\to 1}\dfrac{3x^2-3}{3x^2-2x-1}\overset{\frac{0}{0}\text{型}}{=\!=}\lim\limits_{x\to 1}\dfrac{6x}{6x-2}=\dfrac{3}{2}.$

说明 例 2.28 连续应用两次洛必达法则，但$\lim\limits_{x\to 1}\dfrac{6x}{6x-2}$不是不定式，不可再继续应用洛必达法则，否则将导致错误结果. 在应用洛必达法则时，一定要检验是否满足法则条件.

例 2.29 求极限$\lim\limits_{x\to +\infty}\dfrac{\ln^3 x}{x}$.

解 $\lim\limits_{x\to +\infty}\dfrac{\ln^3 x}{x}\overset{\frac{\infty}{\infty}\text{型}}{=\!=}\lim\limits_{x\to +\infty}\dfrac{3\ln^2 x\cdot\frac{1}{x}}{1}=\lim\limits_{x\to +\infty}\dfrac{3\ln^2 x}{x}\overset{\frac{\infty}{\infty}\text{型}}{=\!=}\lim\limits_{x\to +\infty}\dfrac{6\ln x}{x}$

$$\overset{\frac{\infty}{\infty}\text{型}}{=\!=}\lim_{x\to +\infty}\frac{6}{x}=0.$$

例 2.30 求极限$\lim\limits_{x\to +\infty}\dfrac{x^n}{e^{3x}}(n\in\mathbf{N}_+)$.

解 $\lim\limits_{x\to +\infty}\dfrac{x^n}{e^{3x}}\overset{\frac{\infty}{\infty}\text{型}}{=\!=}\lim\limits_{x\to +\infty}\dfrac{nx^{n-1}}{3e^{3x}}\overset{\frac{\infty}{\infty}\text{型}}{=\!=}\lim\limits_{x\to +\infty}\dfrac{n(n-1)x^{n-2}}{3^2e^{3x}}\overset{\frac{\infty}{\infty}\text{型}}{=\!=}\cdots\overset{\frac{\infty}{\infty}\text{型}}{=\!=}\lim\limits_{x\to +\infty}\dfrac{n!}{3^n e^{3x}}=0.$

除了上述两类$\dfrac{0}{0}$型和$\dfrac{\infty}{\infty}$型不定式以外，还存在其他类型的不定式，如$0\cdot\infty$型，$\infty-\infty$型，0^0型，1^∞型和∞^0型，它们都可以根据自身的特点先化为$\dfrac{0}{0}$型或$\dfrac{\infty}{\infty}$型不定式，再应用洛必达法则求极限.

例 2.31 求极限$\lim\limits_{x\to 0^+}x^n\ln x\,(n>0)$.

解 此题是$0\cdot\infty$型不定式，需先化为$\dfrac{\infty}{\infty}$型不定式，再应用洛必达法则计算：

$$\lim_{x\to 0^+}x^n\ln x=\lim_{x\to 0^+}\frac{\ln x}{x^{-n}}\overset{\frac{\infty}{\infty}\text{型}}{=\!=}\lim_{x\to 0^+}\frac{\frac{1}{x}}{-nx^{-n-1}}=\lim_{x\to 0^+}\left(-\frac{x^n}{n}\right)=0.$$

例 2.32 求极限$\lim\limits_{x\to 0}\left(\dfrac{1}{x}-\dfrac{1}{e^x-1}\right)$.

解 此题是$\infty-\infty$型不定式，需先通过分母通分化为$\dfrac{0}{0}$型不定式，再应用洛必达法则计算：

$$\lim_{x\to 0}\left(\frac{1}{x}-\frac{1}{e^x-1}\right)=\lim_{x\to 0}\frac{e^x-1-x}{x(e^x-1)}\overset{\frac{0}{0}\text{型}}{=\!=}\lim_{x\to 0}\frac{e^x-1}{xe^x+e^x-1}$$

$$\xlongequal{\frac{0}{0}\text{型}} \lim_{x\to0}\frac{e^x}{2e^x+xe^x}=\frac{1}{2}.$$

例 2.33 求极限$\lim\limits_{x\to0}(\cot x)^{\sin x}$.

解 此题是 ∞^0 型不定式. 设函数 $y=(\cot x)^{\sin x}$,两边同时取自然对数,得

$$\ln y=\sin x\ln\cot x=\frac{\ln\cot x}{\frac{1}{\sin x}},$$

则

$$\lim_{x\to0}\ln(\cot x)^{\sin x}=\lim_{x\to0}\frac{\ln\cot x}{\frac{1}{\sin x}}\xlongequal{\frac{\infty}{\infty}\text{型}}\lim_{x\to0}\frac{-\frac{1}{\cot x}\cdot\frac{1}{\sin^2 x}}{-\frac{1}{\sin^2 x}\cdot\cos x}$$

$$=\lim_{x\to0}\frac{\sin x}{\cos^2 x}=0,$$

即

$$\lim_{x\to0}\ln y=0.$$

所以

$$\lim_{x\to0}y=\lim_{x\to0}(\cot x)^{\sin x}=e^0=1.$$

通过例 2.33 可知,遇到 0^0,1^∞,∞^0 等类型的不定式,可以先通过等式两边同时取自然对数,利用洛必达法则求变式极限,再通过指数运算求得原极限. 上述计算过程比较烦琐,计算时可通过 $u(x)^{v(x)}=e^{\ln u(x)^{v(x)}}=e^{v(x)\ln u(x)}$ 变形计算极限.

例 2.34 求极限$\lim\limits_{x\to0}(1+x^2)^{\frac{k}{\sin^2 x}}(k\neq0)$.

解 此题是 1^∞ 型不定式,有

$$\lim_{x\to0}(1+x^2)^{\frac{k}{\sin^2 x}}=\lim_{x\to0}e^{\ln(1+x^2)^{\frac{k}{\sin^2 x}}}=e^{\lim\limits_{x\to0}\frac{k\ln(1+x^2)}{\sin^2 x}}$$

$$\xlongequal{\frac{0}{0}\text{型}}e^{k\lim\limits_{x\to0}\frac{x}{(1+x^2)\sin x\cos x}}=e^{k\lim\limits_{x\to0}\frac{x}{\sin x}\cdot\lim\limits_{x\to0}\frac{1}{(1+x^2)\cos x}}=e^k.$$

例 2.34 也可利用等价无穷小替换来计算. 当 $x\to0$ 时,$\sin x\sim x$,$\ln(1+x^2)\sim x^2$,故

$$\lim_{x\to0}(1+x^2)^{\frac{k}{\sin^2 x}}=\lim_{x\to0}e^{\ln(1+x^2)^{\frac{k}{\sin^2 x}}}=e^{\lim\limits_{x\to0}\frac{k\ln(1+x^2)}{\sin^2 x}}=e^{\lim\limits_{x\to0}\frac{kx^2}{x^2}}=e^k.$$

说明 在求极限时,要灵活应用等价无穷小替换、洛必达法则等极限运算方法,从而简化计算.

例 2.35 求极限 $\lim\limits_{x\to+\infty}\frac{e^x-e^{-x}}{e^x+e^{-x}}$.

解 此题是$\frac{\infty}{\infty}$型不定式,有

$$\lim_{x\to+\infty}\frac{e^x-e^{-x}}{e^x+e^{-x}}\xlongequal{\frac{\infty}{\infty}\text{型}}\lim_{x\to+\infty}\frac{e^x+e^{-x}}{e^x-e^{-x}}\xlongequal{\frac{\infty}{\infty}\text{型}}\lim_{x\to+\infty}\frac{e^x-e^{-x}}{e^x+e^{-x}}.$$

应用两次洛必达法则又回到原题目形式，说明此题不能直接应用洛必达法则，需要寻求其他方法解决.

解一　分子和分母同乘以 e^{-x}，有

$$\lim_{x\to+\infty}\frac{e^{x}-e^{-x}}{e^{x}+e^{-x}}=\lim_{x\to+\infty}\frac{1-e^{-2x}}{1+e^{-2x}}=1.$$

解二　分子和分母同乘以 e^{x}，有

$$\lim_{x\to+\infty}\frac{e^{x}-e^{-x}}{e^{x}+e^{-x}}=\lim_{x\to+\infty}\frac{e^{2x}-1}{e^{2x}+1}\quad\left(\frac{\infty}{\infty}\text{型}\right).$$

处理后的形式仍为 $\frac{\infty}{\infty}$ 型不定式，应用洛必达法则有

$$\lim_{x\to+\infty}\frac{e^{x}-e^{-x}}{e^{x}+e^{-x}}=\lim_{x\to+\infty}\frac{e^{2x}-1}{e^{2x}+1}=\lim_{x\to+\infty}\frac{2e^{2x}}{2e^{2x}}=1.$$

习　题　2.5

1. 下列函数 $f(x)$ 在区间 $[0,1]$ 上满足罗尔中值定理的是(　　).

A. $f(x)=|x-0.5|$　　　　B. $f(x)=\begin{cases}2x, & x<0.5,\\ 2x-2, & x\geqslant 0.5\end{cases}$

C. $f(x)=\sin\pi x$　　　　D. $f(x)=x$

2. 设函数 $f(x)=x\left(\frac{\pi}{2}-\arctan x\right)$，则 $\lim\limits_{x\to+\infty}f(x)$ 是(　　)型不定式.

A. $\infty-\infty$　　　　B. $0\cdot\infty$

C. $\infty+\infty$　　　　D. $\infty\cdot\infty$

3. 极限 $\lim\limits_{x\to\frac{\pi}{2}}(\sec x-\tan x)=$(　　).

A. $-\infty$　　　　B. $+\infty$

C. 1　　　　D. 0

4. 函数 $f(x)=x^{2}+2x-3$ 在区间 $[-1,2]$ 上满足拉格朗日中值定理的 $\xi=$(　　).

A. -1　　　　B. $\frac{1}{2}$

C. 1　　　　D. 0

5. 已知函数 $f(x)=(x-1)(x-2)(x-3)$，不求导数，判断方程 $f'(x)=0$ 的实根个数和范围.

6. 求下列极限：

(1) $\lim\limits_{x\to0}\frac{e^{x}+e^{-x}-2}{x^{2}}$；　　　　(2) $\lim\limits_{x\to+\infty}\frac{\ln x}{x^{2}}$；

(3) $\lim\limits_{x\to0^{+}}\frac{\ln\sin 5x}{\ln\sin 2x}$.

§2.6 函数性态的研究

导数的应用范围很广,除了利用导数求曲线在某点处的切线、质点的瞬时速度、不定式的极限等,还可以研究函数的性质和曲线的形态.

2.6.1 函数的单调性与极值

1. 函数的单调性

由函数 $y=f(x)$ 的单调性定义可知,单调增加(或减少)的函数,其曲线沿 x 轴正向逐渐上升(或下降),且曲线在各点处切线的斜率为正(或为负),即 $f'(x)>0$[或 $f'(x)<0$],如图 2-7 所示.由此可知,函数的单调性与其导数的符号有着密切的联系.

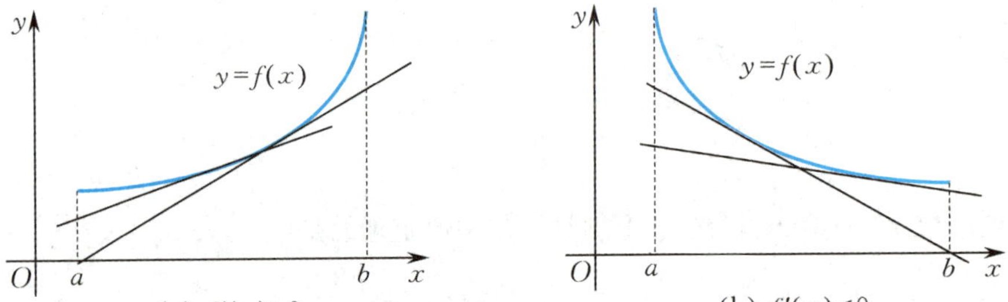

(a) $f'(x)>0$ (b) $f'(x)<0$

图 2-7

定理 2.8 (函数单调性的判别法则) 设函数 $y=f(x)$ 在闭区间$[a,b]$上连续,在开区间(a,b)内可导.

(1) 若在(a,b)内 $f'(x)>0$,则函数 $y=f(x)$ 在(a,b)内单调增加;

(2) 若在(a,b)内 $f'(x)<0$,则函数 $y=f(x)$ 在(a,b)内单调减少.

证 设在开区间(a,b)内 $f'(x)>0$,对于任意的 $x_1,x_2\in(a,b)$,当 $x_1<x_2$ 时,由拉格朗日中值定理,有

$$\frac{f(x_2)-f(x_1)}{x_2-x_1}=f'(\xi)\quad(x_1<\xi<x_2).$$

因为 $f'(\xi)>0$, $x_2-x_1>0$,所以

$$f(x_2)-f(x_1)>0,$$

即

$$f(x_1)<f(x_2).$$

故函数 $y=f(x)$ 在(a,b)内单调增加.

同理可证,若在开区间(a,b)内 $f'(x)<0$,则函数 $y=f(x)$ 在(a,b)内单调减少.

例 2.36 求函数 $y=2x^3-3x^2-12x+14$ 的单调区间.

解 函数的定义域为$(-\infty,+\infty)$,导数为

$$y'=6x^2-6x-12=6(x+1)(x-2).$$

令 $y'=0$,解得

$$x_1 = -1, \quad x_2 = 2.$$

列表讨论(见表 2-1,表中记号“↗”表示函数单调增加,“↘”表示函数单调减少).

表 2-1

x	$(-\infty,-1)$	-1	$(-1,2)$	2	$(2,+\infty)$
y'	$+$	0	$-$	0	$+$
y	↗	21	↘	-6	↗

因此,区间$(-\infty,-1)$和$(2,+\infty)$是函数$y=2x^3-3x^2-12x+14$的单调增加区间;区间$(-1,2)$是函数$y=2x^3-3x^2-12x+14$的单调减少区间.

例 2.37　讨论函数$y=1-(x-2)^{\frac{2}{3}}$的单调性.

解　函数的定义域为$(-\infty,+\infty)$,导数为

$$y'=-\frac{2}{3\sqrt[3]{x-2}}.$$

当$x=2$时,y'不存在;

当$x\in(-\infty,2)$时,$y'>0$,所以函数在区间$(-\infty,2)$上单调增加;

当$x\in(2,+\infty)$时,$y'<0$,所以函数在区间$(2,+\infty)$上单调减少.

说明　一般地,求函数$y=f(x)$的单调区间的步骤如下:

(1) 确定函数$y=f(x)$的定义域;

(2) 求出$f'(x)$,解出定义域中一阶导数为 0 的点和一阶导数不存在的点(按从小到大排序);

(3) 以上述所求点为端点,把定义域划分成若干个互不重叠的小区间,然后在这些小区间内,通过一阶导数的正负判断函数在该区间内的单调性.

例 2.38　血液从心脏流出,经主动脉后流到毛细血管,再通过静脉流回心脏. 医生建立了某病人在心脏收缩的一个周期内血压P(单位:mmHg)的数学模型

$$P=\frac{25t^2+123}{t^2+1},$$

其中t表示血液从心脏流出的时间(单位:s). 问:该病人在心脏收缩的一个周期内,血压是单调增加的还是单调减少的?

解　$P'=\left(\frac{25t^2+123}{t^2+1}\right)'=-\frac{196t}{(t^2+1)^2}.$

因为$t>0$,所以$P'=-\frac{196t}{(t^2+1)^2}<0$,从而该病人在心脏收缩的一个周期内血压是单调减少的.

2. 函数的极值

定义 2.3　设函数$y=f(x)$在点x_0的附近区域有定义. 如果对于点x_0的该附近区域内任意点$x(x\neq x_0)$,恒有不等式

$$f(x_0)>f(x) \quad [\text{或} f(x_0)<f(x)]$$

成立,则称函数$y=f(x)$在点x_0处取得**极大值**(或**极小值**)$f(x_0)$,而x_0称为$y=f(x)$的**极大值点**(或**极小值点**).

极大值和极小值统称为函数的**极值**,极大值点和极小值点统称为函数的**极值点**.

例如,在例 2.36 中,函数 $y=2x^3-3x^2-12x+14$ 的极值点为 $x=-1$ 和 $x=2$,极值是 $f(-1)=21$ 和 $f(2)=-6$,其中 $f(-1)=21$ 是极大值,$f(2)=-6$ 是极小值.

说明 函数极值的概念是一个"局部"概念. 函数在其定义域内可能有若干个极值,并且某个极大值有可能小于某个极小值,如图 2-8 所示.

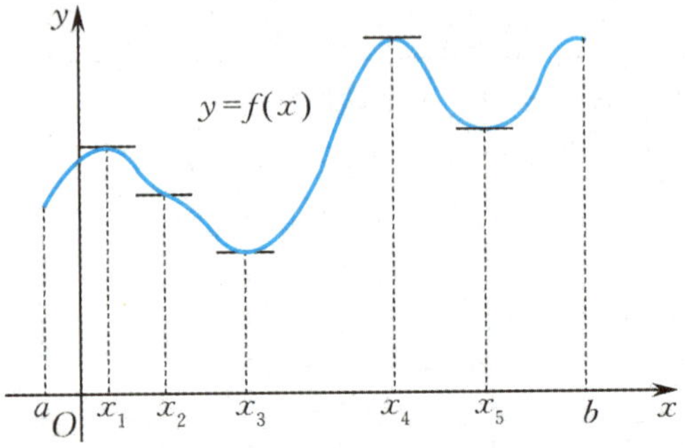

图 2-8

定理 2.9 (可导函数极值存在的必要条件) 若函数 $y=f(x)$ 在点 x_0 处可导,且 $f(x)$ 在点 x_0 处取得极值,则必有 $f'(x_0)=0$.

证明从略,只做几何解释:可导函数 $y=f(x)$ 在其任一极值点处的切线都是水平的,如图 2-8 所示.

使导数 $f'(x)$ 为 0 的点[满足方程 $f'(x)=0$ 的实根]称为函数 $y=f(x)$ 的**驻点**. 显然,可导函数的极值点必定是其驻点,但驻点却不一定都是极值点. 因此,求出函数的驻点后,还要判断它是否是极值点,若是,是极大值点还是极小值点.

定理 2.10 (第一充分条件) 设函数 $y=f(x)$ 在点 x_0 的附近区域(点 x_0 可除外)内可导,且 $f'(x_0)=0$ 或 $f'(x_0)$ 不存在. 当 x 递增变动经过点 x_0 时,

(1) 若 $f'(x)$ 由正变负,则函数 $y=f(x)$ 在点 x_0 处取得极大值 $f(x_0)$;

(2) 若 $f'(x)$ 由负变正,则函数 $y=f(x)$ 在点 x_0 处取得极小值 $f(x_0)$;

(3) 若 $f'(x)$ 的符号不变,则函数 $y=f(x)$ 在点 x_0 处不取得极值.

证明从略.

例 2.39 求函数 $f(x)=\frac{1}{3}x^3-4x+4$ 的极值.

解 函数的定义域为 $(-\infty,+\infty)$,导数为

$$f'(x)=x^2-4=(x-2)(x+2).$$

令 $f'(x)=0$,得驻点 $x_1=-2$,$x_2=2$;没有一阶导数 $f'(x)$ 不存在的点.

根据第一充分条件判定,列表讨论(见表 2-2).

表 2-2

x	$(-\infty,-2)$	-2	$(-2,2)$	2	$(2,+\infty)$
$f'(x)$	+	0	−	0	+
$f(x)$	↗	极大值 $\frac{28}{3}$	↘	极小值 $-\frac{4}{3}$	↗

因此，$x=-2$ 是函数 $f(x)$ 的极大值点，极大值为 $f(-2)=\frac{28}{3}$；$x=2$ 是函数 $f(x)$ 的极小值点，极小值为 $f(2)=-\frac{4}{3}$.

说明　第一充分条件既适用于在点 x_0 处可导，也适用于在点 x_0 处不可导的函数.

若函数 $y=f(x)$ 在驻点 x_0 处的二阶导数存在且不为0，则可应用下面的第二充分条件判断函数的极值.

定理 2.11（第二充分条件）　设函数 $y=f(x)$ 在点 x_0 处具有二阶导数 $f''(x_0)$，且 $f'(x_0)=0$.

(1) 若 $f''(x_0)<0$，则函数 $y=f(x)$ 在点 x_0 处取得极大值 $f(x_0)$；

(2) 若 $f''(x_0)>0$，则函数 $y=f(x)$ 在点 x_0 处取得极小值 $f(x_0)$；

(3) 若 $f''(x_0)=0$，则不能确定 $f(x_0)$ 是否为函数 $y=f(x)$ 的极值.

证明从略. 若出现情况(3)，则可以根据第一充分条件或用极值的定义做出判断.

例 2.40　求函数 $f(x)=x^3-6x^2+9x+5$ 的极值.

解　函数的定义域为 $(-\infty,+\infty)$，导数为

$$f'(x)=3x^2-12x+9=3(x-1)(x-3),$$
$$f''(x)=6x-12.$$

令 $f'(x)=0$，解得 $x_1=1, x_2=3$.

因为 $f''(1)=6-12=-6<0$，所以函数的极大值是 $f(1)=9$；因为 $f''(3)=18-12=6>0$，所以函数的极小值是 $f(3)=5$.

说明　函数的极值也可能在导数不存在的点处取得. 因此，判定极值点要在驻点和导数不存在的点中一起讨论.

例 2.41　求函数 $f(x)=(x-1)\cdot\sqrt[3]{x^2}$ 的极值.

解　函数的定义域为 $(-\infty,+\infty)$，导数为

$$f'(x)=x^{\frac{2}{3}}+(x-1)\cdot\frac{2}{3}x^{\frac{2}{3}-1}=x^{\frac{2}{3}}+(x-1)\cdot\frac{2}{3}x^{-\frac{1}{3}}=\frac{5x-2}{3\sqrt[3]{x}}.$$

令 $f'(x)=0$，得 $x=\frac{2}{5}$；当 $x=0$ 时，一阶导数 $f'(x)$ 不存在.

根据第一充分条件判定，列表讨论（见表 2-3）.

表 2-3

x	$(-\infty,0)$	0	$\left(0,\frac{2}{5}\right)$	$\frac{2}{5}$	$\left(\frac{2}{5},+\infty\right)$
$f'(x)$	+	不存在	−	0	+
$f(x)$	↗	极大值 0	↘	极小值 $-\frac{3}{5}\sqrt[3]{\frac{4}{25}}$	↗

因此，函数 $f(x)$ 的极大值为 $f(0)=0$，极小值为 $f\left(\frac{2}{5}\right)=-\frac{3}{5}\sqrt[3]{\frac{4}{25}}$.

说明　一般地，求函数 $y=f(x)$ 的极值的步骤如下：

(1) 确定函数 $y=f(x)$ 的定义域；

(2) 求出 $f'(x)$,解出定义域中所有驻点及一阶导数 $f'(x)$ 不存在的点;

(3) 利用第一充分条件或第二充分条件来判断这些点是否为极值点,若是,判定其是极大值点还是极小值点;

(4) 求出极大值点和极小值点所对应的函数值,即得函数 $y=f(x)$ 的极大值和极小值.

例 2.42 血液由血细胞和血浆构成,血细胞的密度高于血浆. 血液在血管中迅速流动时,血细胞有集中于血管中轴附近的倾向,而在靠近血管内膜的边缘部位则主要是一层血浆. 边缘部位由于血管壁的摩擦力而流速较慢,越靠近中轴,流速越快,此现象在流速相当高的小血管中最为显著,称为**轴流**. 轴流理论认为:血细胞流动速度与血浆流动速度的相对值 v 依赖于血细胞直径与小血管直径之比 D,且有如下关系式:

$$v=3.33(1+D^2)^{-1}-0.67,$$

其中 $0<D=\dfrac{\text{血细胞直径}}{\text{小血管直径}}<1$,$v=\dfrac{\text{血细胞流动速度}}{\text{血浆流动速度}}$. 试求 v 关于 D 的一阶导数的极值点.

解 由题意可知,要求导数 $v'(D)=\dfrac{-6.66D}{(1+D^2)^2}$ 的极值点.

因为 $v''(D)=6.66\times\dfrac{3D^2-1}{(1+D^2)^3}$,解方程 $v''(D)=0$,得 $D=\dfrac{\sqrt{3}}{3}$.

又 $v'''(D)=79.92\times\dfrac{D-D^3}{(1+D^2)^4}$,从而 $v'''\left(\dfrac{\sqrt{3}}{3}\right)>0$,所以 $D=\dfrac{\sqrt{3}}{3}$ 是 $v'(D)$ 的极小值点.

2.6.2 函数的最值

在一定条件下,如何使产量最高或成本最低? 某血药浓度何时达到最大? 某疾病的发病率在什么年龄最高? 这类问题的解决在数学上可归结为求某一函数的最大值或最小值.

如何求连续函数 $y=f(x)$ 在闭区间 $[a,b]$ 上的最大值和最小值呢? 首先,由闭区间上连续函数的性质可知,函数 $y=f(x)$ 在闭区间 $[a,b]$ 上一定存在最大值和最小值. 其次,求函数 $y=f(x)$ 在闭区间 $[a,b]$ 上的最大值和最小值,可将区间内所有的极值求出来与区间端点处的函数值 $f(a)$,$f(b)$ 进行比较,其中数值最大者和最小者分别为函数在此区间上的最大值和最小值.

因此,可用以下步骤来求出连续函数 $y=f(x)$ 在闭区间 $[a,b]$ 上的最大值和最小值:

(1) 求出函数 $y=f(x)$ 在 (a,b) 内的所有驻点和 $f'(x)$ 不存在的点处的函数值;

(2) 求出函数 $y=f(x)$ 在区间端点处的函数值 $f(a)$ 和 $f(b)$;

(3) 找出以上函数值中的最大者和最小者,即为所求函数的最大值和最小值.

例 2.43 求函数 $f(x)=2x^3-6x^2-18x+4$ 在闭区间 $[-4,4]$ 上的最大值和最小值.

解 函数 $f(x)$ 的导数为

$$f'(x)=6x^2-12x-18=6(x-3)(x+1).$$

令 $f'(x)=0$,得驻点 $x_1=-1$,$x_2=3$;在 $(-4,4)$ 内没有一阶导数 $f'(x)$ 不存在的点.

因为

$$f(-1)=14,\quad f(3)=-50,\quad f(-4)=-148,\quad f(4)=-36,$$

所以函数 $f(x)$ 在闭区间 $[-4,4]$ 上的最大值为 14,最小值为 -148.

说明　有些求最值(函数的最大值和最小值统称为最值)的实际问题,一般先根据具体问题的条件,确定函数关系,再用以上方法来求最大值或最小值.有时根据问题的具体情况,能够确定可导函数 $y=f(x)$ 在区间 $[a,b]$ [或 $(-\infty,+\infty)$] 上有最大值(或最小值),且此时函数只有一个驻点,那么该驻点一定是 $y=f(x)$ 的最大值点(或最小值点).

例 2.44　肌肉或皮下注射后,血液中药物浓度 y 和时间 t 的函数关系是

$$y=\frac{A}{k_2-k_1}(e^{-k_1t}-e^{-k_2t})\quad (A>0,k_2>k_1>0).$$

问:t 为何值时,血液中的药物浓度达到最大?

解　血液中的药物浓度 y 对时间 t 的导数为

$$\frac{dy}{dt}=\frac{A}{k_2-k_1}(k_2e^{-k_2t}-k_1e^{-k_1t}).$$

令 $\frac{dy}{dt}=0$,得

$$k_2e^{-k_2t}=k_1e^{-k_1t},$$

$$e^{(k_2-k_1)t}=\frac{k_2}{k_1},$$

$$\ln e^{(k_2-k_1)t}=\ln\frac{k_2}{k_1},$$

$$(k_2-k_1)t=\ln\frac{k_2}{k_1},$$

$$t=\frac{1}{k_2-k_1}\ln\frac{k_2}{k_1}.$$

解得唯一驻点 $t=\frac{1}{k_2-k_1}\ln\frac{k_2}{k_1}$,即当 $t=\frac{1}{k_2-k_1}\ln\frac{k_2}{k_1}$ 时,血液中的药物浓度达到最大.

例 2.45　某地区沙眼的患病率 y 与年龄 t(单位:岁)的函数关系为

$$y=2.27(e^{-0.050t}-e^{-0.072t}).$$

求:

(1) 该地区沙眼患病率随年龄的变化趋势;

(2) 该地区沙眼患病率最高的年龄及最高患病率.

解　所给函数的导数为

$$y'=2.27(-0.050e^{-0.050t}+0.072e^{-0.072t}).$$

令 $y'=0$,得 $t=16.6$.

(1) 当 $t<16.6$ 时,$y'>0$;当 $t>16.6$ 时,$y'<0$.由此可知,该地区年龄小于 16.6 岁的少年和儿童,沙眼患病率随年龄增大而上升;该地区年龄超过 16.6 岁的青年和成年人,沙眼患病率随年龄增大而下降.

(2) 当 $t=16.6$ 时,y 取得极大值.由于它是唯一极值,因此就是最大值,即

$$y_{\max}=2.27(e^{-0.050\times16.6}-e^{-0.072\times16.6})\approx0.3028.$$

该地区沙眼患病率最高的年龄是 16.6 岁,最高患病率为 30.28%.

2.6.3 曲线的凹凸性与拐点

为了进一步研究函数变化的特性及准确作出函数的图形,还需要研究函数曲线的弯曲方向及曲线在哪些点改变了弯曲方向.曲线的弯曲方向是用曲线与其切线的相对位置来描述的.

定义 2.4 设函数 $y=f(x)$ 在 (a,b) 内可导.若曲线 $y=f(x)$ 上任意一点处的切线都位于曲线的下方,则称曲线 $y=f(x)$ 在 (a,b) 内是**凹的**;若曲线 $y=f(x)$ 上任意一点处的切线都位于曲线的上方,则称曲线 $y=f(x)$ 在 (a,b) 内是**凸的**.

由图2-9可见,曲线是凹的,随着 x 增大,切线与 x 轴的倾角也增大,即切线的斜率 $f'(x)$ 是增大的,$f'(x)$ 是单调增加函数,故 $f'(x)$ 的导数 $f''(x)>0$. 同理,曲线是凸的,$f''(x)<0$.

动画视频

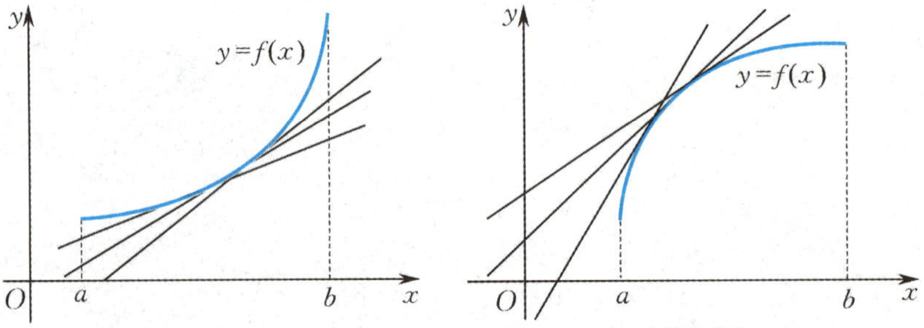

(a) $f'(x)$单调增加,$f''(x)>0$　　(b) $f'(x)$单调减少,$f''(x)<0$

图 2-9

曲线凹凸部分的分界点称为曲线的**拐点**.规定:拐点需用坐标点表示,记为 $(x_0,f(x_0))$,而不能记为点 $x=x_0$.

定理 2.12 设函数 $y=f(x)$ 在区间 (a,b) 内具有二阶导数 $f''(x)$.

(1) 若在 (a,b) 内 $f''(x)>0$,则曲线 $y=f(x)$ 在 (a,b) 内是凹的;

(2) 若在 (a,b) 内 $f''(x)<0$,则曲线 $y=f(x)$ 在 (a,b) 内是凸的;

(3) 当 x 经过点 x_0 时,若 $f''(x)$ 改变符号,则 $(x_0,f(x_0))$ 是曲线 $y=f(x)$ 的拐点.

例 2.46 判断曲线 $y=x^3$ 的凹凸性及拐点.

解 函数 $y=x^3$ 的定义域为 $(-\infty,+\infty)$,导数为

$$y'=3x^2,\quad y''=6x.$$

当 $x<0$ 时,$y''<0$,可知曲线在 $(-\infty,0)$ 上是凸的;当 $x>0$ 时,$y''>0$,可知曲线在 $(0,+\infty)$ 上是凹的.因此,拐点为 $(0,0)$.

例 2.47 判断曲线 $y=f(x)=x^4-6x^3+12x^2-10$ 的凹凸性及拐点.

解 函数 $y=x^4-6x^3+12x^2-10$ 的定义域为 $(-\infty,+\infty)$,导数为

$$y'=4x^3-18x^2+24x,$$

$$y''=12x^2-36x+24=12(x-1)(x-2).$$

令 $y''=0$,得 $x_1=1,x_2=2$.

列表讨论(见表 2-4).

表 2-4

x	$(-\infty,1)$	1	$(1,2)$	2	$(2,+\infty)$
y''	+	0	−	0	+
$y=f(x)$	凹	拐点$(1,-3)$	凸	拐点$(2,6)$	凹

因此,曲线在$(-\infty,1)$与$(2,+\infty)$上是凹的,在$(1,2)$内是凸的,拐点为$(1,-3)$和$(2,6)$.

例 2.48 判断曲线 $y=(x-1)\sqrt[3]{x^2}$ 的凹凸性及拐点.

解 函数 $y=(x-1)\sqrt[3]{x^2}$ 的定义域为$(-\infty,+\infty)$,导数为

$$y'=[(x-1)\sqrt[3]{x^2}]'=(x^{\frac{5}{3}}-x^{\frac{2}{3}})'=\frac{5}{3}x^{\frac{2}{3}}-\frac{2}{3}x^{-\frac{1}{3}},$$

$$y''=\frac{10}{9}x^{-\frac{1}{3}}+\frac{2}{9}x^{-\frac{4}{3}}=\frac{10}{9}x^{-\frac{4}{3}}\left(x+\frac{1}{5}\right).$$

令 $y''=0$,得 $x=-\frac{1}{5}$;当 $x=0$ 时,y'' 不存在.

列表讨论(见表 2-5).

表 2-5

x	$\left(-\infty,-\frac{1}{5}\right)$	$-\frac{1}{5}$	$\left(-\frac{1}{5},0\right)$	0	$(0,+\infty)$
y''	−	0	+	不存在	+
$y=f(x)$	凸	拐点$\left(-\frac{1}{5},-\frac{6}{5\sqrt[3]{25}}\right)$	凹	非拐点	凹

因此,曲线在$\left(-\infty,-\frac{1}{5}\right)$上是凸的,在$\left(-\frac{1}{5},0\right)$和$(0,+\infty)$上是凹的,拐点为$\left(-\frac{1}{5},-\frac{6}{5\sqrt[3]{25}}\right)$.

说明 一般地,判断曲线 $y=f(x)$ 的凹凸性及拐点的步骤如下:

(1) 确定函数 $y=f(x)$ 的定义域;

(2) 求出函数的二阶导数 y'',解出二阶导数 y'' 等于 0 的点及二阶导数 y'' 不存在的点;

(3) 以上述所求点为端点,把定义域划分成若干个互不重叠的小区间,在每个小区间内确定 y'' 的符号,再根据定理 2.12 判断曲线的凹凸性,若函数的二阶导数在点 x_0 的左、右两侧符号改变,则$(x_0,f(x_0))$就是曲线 $y=f(x)$ 的拐点.

2.6.4　函数作图

在医药学的科学研究和实验中,解决一些实际问题经常需要快速准确地作出函数的图形,而利用导数知识就可以分析函数图形的主要特征:单调性、凹凸性、极值和拐点等.在知道了这些特征以后,只要描上少量关键性的点,便可以比较准确地作出函数的图形.函数 $y=f(x)$ 作图的一般步骤如下.

(1) 确定函数 $y=f(x)$ 的定义域,讨论函数的奇偶性、周期性和对称性;

(2) 求出 $f'(x)$ 及 $f''(x)$,讨论函数曲线的单调性、凹凸性、极值及拐点;

(3) 计算所有特殊点的函数值,考察曲线 $y=f(x)$ 与坐标轴相交的情况,求出交点坐标;

(4) 确定曲线 $y=f(x)$ 的渐近线(若有渐近线);

当$\lim\limits_{x\to a} f(x)=\infty$时，$x=a$是曲线$y=f(x)$的**垂直渐近线**，

当$\lim\limits_{x\to\infty} f(x)=b$时，$y=b$是曲线$y=f(x)$的**水平渐近线**；

(5) 根据以上讨论结果进行描点，用光滑的曲线联结这些点，画出函数$y=f(x)$的图形.

例 2.49 描绘函数$y=\dfrac{1}{\sqrt{2\pi}}e^{-\frac{1}{2}x^2}$的图形.

解 (1) 函数的定义域为$(-\infty,+\infty)$，且为偶函数，图形关于y轴对称，只需在$[0,+\infty)$上画出函数的图形(先作出第一象限内的图形)，由其对称性可画出函数在$(-\infty,0)$上的图形，即可得函数在$(-\infty,+\infty)$上的整个图形. 由于恒有$y>0$，因此函数曲线位于x轴上方.

(2) $y'=-\dfrac{1}{\sqrt{2\pi}}xe^{-\frac{1}{2}x^2}$，令$y'=0$，得驻点$x=0$，没有$y'$不存在的点；

$y''=\dfrac{1}{\sqrt{2\pi}}e^{-\frac{1}{2}x^2}(x^2-1)$，令$y''=0$，得$x=\pm1$，没有$y''$不存在的点.

(3) 当$x=0$时，$y=\dfrac{1}{\sqrt{2\pi}}$，即曲线与y轴的交点为$\left(0,\dfrac{1}{\sqrt{2\pi}}\right)$，而曲线与$x$轴不相交.

(4) $\lim\limits_{x\to\infty}\dfrac{1}{\sqrt{2\pi}}e^{-\frac{x^2}{2}}=0$，$y=0$是曲线的水平渐近线，无垂直渐近线.

(5) 在区间$[0,+\infty)$上列表讨论(见表 2-6).

表 2-6

x	0	(0,1)	1	$(1,+\infty)$
y'	0	−	−	−
y''	−	−	0	+
$y=\dfrac{1}{\sqrt{2\pi}}e^{-\frac{1}{2}x^2}$	极大值$\dfrac{1}{\sqrt{2\pi}}$	↘凸	拐点$\left(1,\dfrac{1}{\sqrt{2\pi e}}\right)$	↘凹

(6) 在区间$[0,+\infty)$上作图，并利用对称性得出函数在$(-\infty,+\infty)$上的图形，如图 2-10 所示.

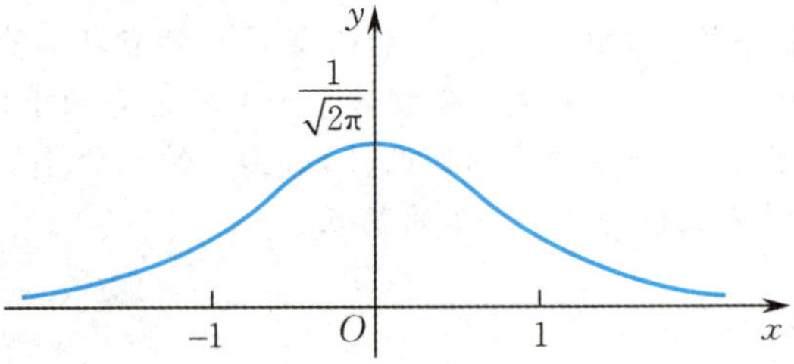

图 2-10

知识拓展

医学曲线反映的是医学过程的变化规律，医学曲线变化的各个特性相应地反映了此过程的各种医学性质，这些性质对研究、掌握和控制该医学过程有非常重要的意义. 医学曲线的性态分析从确定医学曲线的性态特征入手，揭示各性态特征所反映的医学性质，从而更完整地掌握其医学规律，并以此指导医学实践.

医学曲线的性态分析主要是进行曲线性态变化的判别及其医学性质和意义的讨论. 判别曲线的变化性态后，讨论各性态所反映的医学性质和意义是医学数据分析不可缺少的内容. 一般地，曲线的单调性反映医学过程的增减变化，增减变化的转折为极值，常反映变化的极端情形；曲线的凹凸性反映医学过程变化是在加速还是在减速进行，其转折点为拐点，常反映医学过程发生某种质的改变. 通过分析，不仅能掌握医学过程的变化规律，而且还有利于应用这些规律进行医学预测和控制.

习　题　2.6

1. 设函数 $f(x)=x^3$，则 $x=0$ 是函数的(　　).

A. 驻点与极值点　　B. 不是驻点与极值点

C. 极值点　　D. 驻点

2. 设函数 $f(x)$ 在点 x_0 处有 $f'(x_0)=0$，则 $f(x)$ 在点 x_0 处(　　).

A. 一定取得极大值　　B. 一定取得极小值

C. 一定不取得极值　　D. 极值情况不确定

3. 设函数 $f(x)$ 在点 x_0 处具有二阶导数，且 $f'(x_0)=0$，$f''(x_0)<0$，则 $f(x_0)$ 为函数的(　　).

A. 最小值　　B. 极小值

C. 最大值　　D. 极大值

4. 函数 $y=x+\sqrt{1-x}$ 的极大值为(　　).

A. $\frac{5}{4}$　　B. $\frac{1}{4}$

C. 1　　D. 不存在

5. 已知函数 $f(x)=a\sin x+\sin 2x$ 在点 $x=\frac{\pi}{6}$ 处取得极值，则 $a=$(　　).

A. $-\frac{\sqrt{3}}{2}$　　B. $-\frac{2\sqrt{3}}{3}$

C. $-\frac{\sqrt{3}}{3}$　　D. $-\sqrt{3}$

6. 求函数 $f(x)=2x^3-9x^2+12x-3$ 的单调区间与极值.

7. 求函数 $y=x^2\mathrm{e}^{-x}$ 的极值.

8. 用铁皮做成一个容积为 V_0 的有盖圆柱形容器，怎样做才能使所用铁皮最少？

9. 一工厂生产某产品 x 单位的总成本为 $C(x)=5x+200$，总收入为 $R(x)=15x-0.01x^2$. 问：生产多少单位该产品才能获得最大利润？最大利润为多少？

10. 求函数 $f(x)=x-2\arctan x$ 的极值，并讨论方程 $x-2\arctan x=0$ 的实根个数.

§2.7 MATLAB 实验

2.7.1 导数的几何意义

命令 diff 用于求函数的导数,其基本使用形式是:

```
diff(s)         %返回符号表达式 s 关于默认变量的一阶导数
diff(s,x)       %返回符号表达式 s 关于指定变量 x 的一阶导数
diff(s,x,n)     %返回符号表达式 s 关于指定变量 x 的 n 阶导数,其中 n 为正整数
```

命令 diff(s,x)只返回符号表达式 s 关于指定变量 x 的一阶导数,且将 s 中的其他字母看作常量.

实验 2.1 求函数 $g(x)=x^3-3x^2+x+1$ 的导数,并作出函数及其导数的图形.

输入:

```
syms x;
diff(x^3-3*x^2+x+1,x)
```

运行结果为

```
ans=
  3*x^2-6*x+1
```

再输入:

```
x=-1:0.1:3;
y1=x.^3-3*x.^2+x+1;
y2=3*x.^2-6*x+1;
plot(x,y1,'b',x,y2,'r')
```

执行后便得到 $g(x)=x^3-3x^2+x+1$ 和 $g'(x)=3x^2-6x+1$ 的图形,如图 2-11 所示.

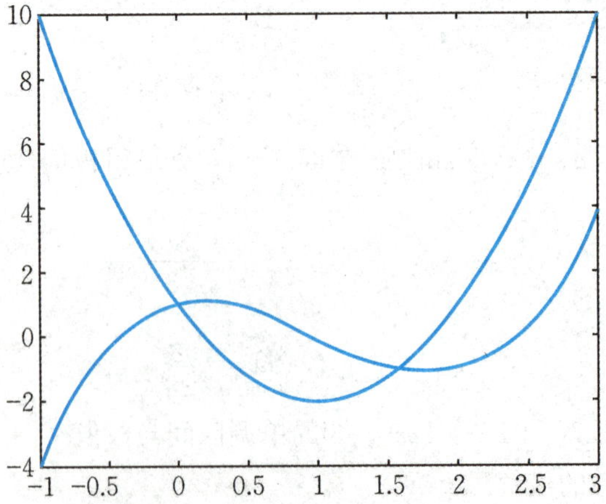

图 2-11

实验 2.2 作函数 $f(x)=2x^3+3x^2-12x+7$ 的图形及其在点 $x=-1$ 处的切线.

输入:

```
syms x;
hanshu=2*x^3+3*x^2-12*x+7;
daoshu=diff(hanshu,x);
x=-1;
hanshuzhi=eval(hanshu)
daoshuzhi=eval(daoshu)
```

运行结果为

```
hanshuzhi=
  20
daoshuzhi=
  -12
```

再输入：

```
x=-4:0.1:3;
y=2*x.^3+3*x.^2-12*x+7;
y1=20-12*(x+1);
plot(x,y,'b',x,y1,'r')
```

执行后便得到 $f(x)$ 的图形和它在点 $x=-1$ 处的切线，如图 2－12 所示.

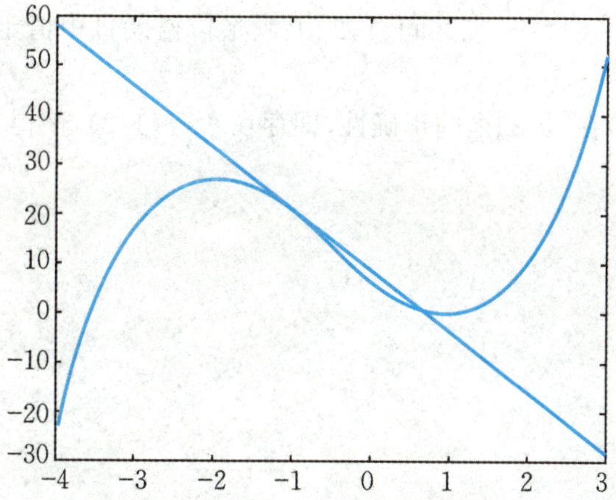

图 2－12

2.7.2 函数的高阶导数

实验 2.3 求函数 $y=x^n$ 的一阶导数和二阶导数.

输入：

```
syms x n;
diff(x^n,x,1)
diff(x^n,x,2)
```

运行结果为

```
ans=
  n*x^(n-1)
ans=
```

```
n*x^(n-2)*(n-1)
```

2.7.3 隐函数的导数

实验 2.4 求由方程 $2x^2-2xy+y^2+x+2y+1=0$ 所确定的隐函数的导数.

输入:

```
syms x y;
z=2*x^2-2*x*y+y^2+x+2*y+1;
daoshu=-diff(z,x)/diff(z,y)
```

运行结果为

```
daoshu=
  -(4*x-2*y+1)/(2*y-2*x+2)
```

说明 这里用到了 6.4.2 小节隐函数的求导法则.

2.7.4 拉格朗日中值定理

实验 2.5 函数 $f(x)=\frac{1}{x^4}$ 在区间[1,2]上满足拉格朗日中值定理的条件,验证拉格朗日中值定理对函数 $f(x)$ 在[1,2]上的正确性,即存在 $\xi\in(1,2)$,使得 $f(\xi)=\frac{f(2)-f(1)}{2-1}$.

输入:

```
syms x;
diff(1/x^4,x)
```

运行结果为

```
ans=
  -4/x^5
```

再输入:

```
f=inline(-4/x^5-(1/16-1));
c=fzero(f,[1,2])
```

运行结果为

```
c=
  1.3367
```

此即 ξ 在(1,2)内的实数解.

2.7.5 函数的单调区间

实验 2.6 求函数 $y=x^3-2x+1$ 的单调区间.

输入:

```
syms x;
```

```
diff(x^3-2*x+1,x)
```

运行结果为

```
ans=
 3*x^2-2
```

再输入：

```
x=-4:0.1:4;
y1=x.^3-2*x+1;
y2=3*x.^2-2;
plot(x,y1,'k-',x,y2,'b*')
```

运行结果如图 2-13 所示，其中的“*”线是导数的图形，观察函数的单调性与导数的正负性之间的关系.

再输入：

```
c=roots([3,0,-2])
```

运行结果为

```
c=
   0.8165
  -0.8165
```

运行结果为导数的两个零点. 因为导数连续，在它的两个零点之间，导数保持相同的符号，所以只需在每个小区间上取一点计算导数值，即可判定导数在该区间内的正负性，从而得到函数的单调性.

再输入：

```
x=-1;
daoshuzhi=eval('3*x^2-2')
x=0;
daoshuzhi=eval('3*x^2-2')
x=1;
daoshuzhi=eval('3*x^2-2')
```

运行结果为

```
daoshuzhi=
  1
daoshuzhi=
  -2
daoshuzhi=
  1
```

以上结果说明，导数在区间$(-\infty,-0.8165)$，$(-0.8165,0.8165)$，$(0.8165,+\infty)$上分别取+，-和+，因此函数在区间$(-\infty,-0.8165)$和$(0.8165,+\infty)$上单调增加，在区间$(-0.8165,0.8165)$内单调减少.

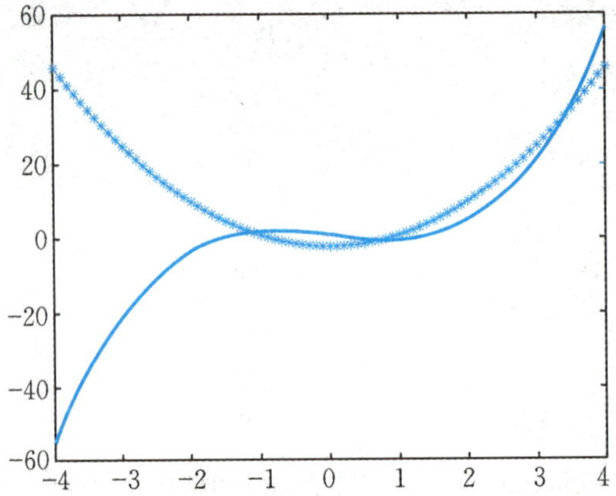

图 2 - 13

2.7.6 函数的极值

实验 2.7 求函数 $y=\frac{x}{1+x^2}$ 的极值.

输入:

```
ezplot('x/(1+x.^2)',[-6,6])
```

运行结果如图 2 - 14 所示,观察它的两个极值.

再输入:

```
[xmin,ymin]=fminbnd('x/(1+x^2)',-6,6)
```

运行结果为

```
xmin=
  -1.0000
ymin=
  -0.5000
```

再输入:

```
[xmax,ymax]=fminbnd('-x/(1+x^2)',-6,6);
xmax=xmax,ymax=-ymax
```

运行结果为

```
xmax=
  1.0000
ymax=
  0.5000
```

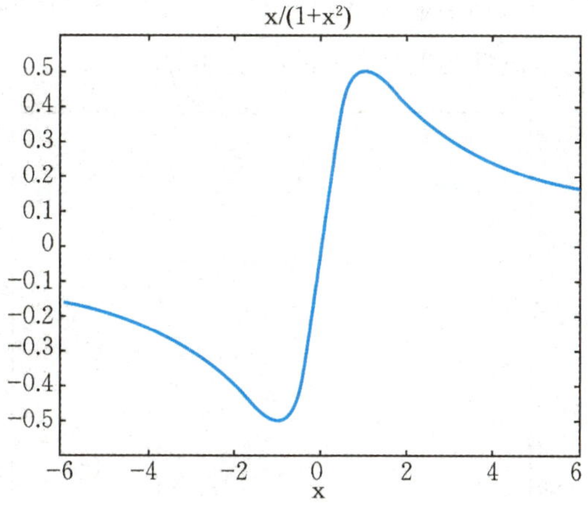

图 2－14

说明　命令 fminbnd 用于求一元函数的极小值，因此 $x=-1$ 是极小值点，极小值是 -0.5. 求函数极大值的命令为[xmax,ymax]=fminbnd('-y',a,b);xmax=xmax,ymax=-ymax,因此 $x=1$ 是极大值点，极大值是 0.5.

2.7.7　曲线的凹凸性及拐点

实验 2.8　判断曲线 $y=\dfrac{1}{1+2x^2}$ 的凹凸性及拐点.

输入：

```
syms x;
y=1/(1+2*x^2);
y1=diff(y,x)
y2=diff(y,x,2)
```

执行后得函数 $y=\dfrac{1}{1+2x^2}$ 的一阶导数、二阶导数分别为

```
y1=
  -(4*x)/(2*x^2+1)^2
y2=
  (32*x^2)/(2*x^2+1)^3-4/(2*x^2+1)^2
```

再输入：

```
x=-3:0.1:3;
y=(1+2*x.^2).^(-1);
y1=-4*x.*((1+2*x.^2).^2).^(-1);
y2=32*(x.^2).*((1+2*x.^2).^3).^(-1)-4*((1+2*x.^2).^2).^(-1);
y3=zeros(1,length(x));
plot(x,y,'b-',x,y1,'g*',x,y2,'r:',x,y3)
```

运行结果如图 2－15 所示，其中虚线是函数的二阶导数的图形，而“ * ”线是函数的一阶导数的图形. 观察二阶导数的正负性与曲线的凹凸性之间的关系.

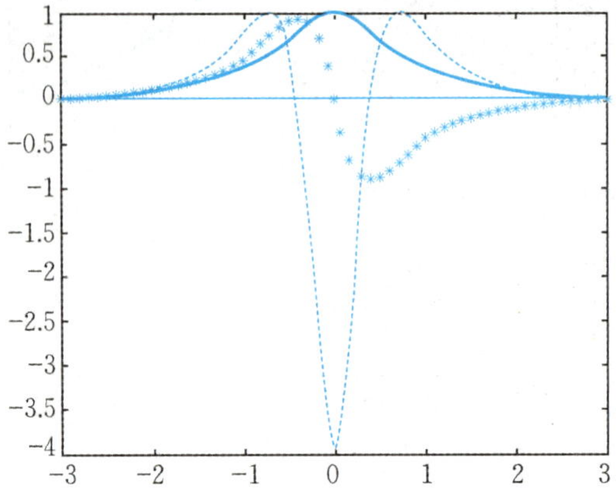

图 2－15

输入：

```
f=inline('32*(x.^2).*((1+2*x.^2).^3).^(-1)-4*((1+2*x.^2).^2).^(-1)');
c1=fzero(f,[-3,0])
c2=fzero(f,[0,3])
```

得到二阶导数的零点为

```
c1=
  -0.4082
c2=
  0.4082
```

用实验 2.6 中类似的方法可知，在区间$(-\infty,-0.408\,2)$和$(0.408\,2,+\infty)$上，二阶导数大于 0，曲线是凹的；在区间$(-0.408\,2,0.408\,2)$内，二阶导数小于 0，曲线是凸的.

再输入：

```
x=-0.4082;
zhi=eval('1/(1+2*x^2)')
x=0.4082;
zhi=eval('1/(1+2*x^2)')
```

运行结果为

```
zhi=
  0.7500
zhi=
  0.7500
```

这说明，函数在点 $x=-0.408\,2$ 和 $x=0.408\,2$ 处的函数值都是 0.75，因此两个拐点分别是$(-0.408\,2,0.75)$和$(0.408\,2,0.75)$.

总习题二

一、基础题

1. 已知函数 $f(x)=\sqrt{x}$,求 $f'(2)$ 和 $f'(4)$.

2. 设下列极限均存在,其中等式成立的有哪些?

(1) $\lim\limits_{x\to 0}\dfrac{f(x)-f(0)}{x-0}=f'(0)$;　(2) $\lim\limits_{h\to 0}\dfrac{f(a+2h)-f(a)}{h}=f'(a)$;

(3) $\lim\limits_{\Delta x\to 0}\dfrac{f(x_0)-f(x_0-\Delta x)}{\Delta x}=f'(x_0)$;　(4) $\lim\limits_{\Delta x\to 0}\dfrac{f(x_0+\Delta x)-f(x_0-\Delta x)}{2\Delta x}=f'(x_0)$.

3. 已知函数 $f(x)=\begin{cases}x^2, & x\geqslant 0,\\ -x, & x<0,\end{cases}$ 求 $f'_+(0)$,$f'_-(0)$,并由此判断 $f'(0)$ 是否存在.

4. 函数 $y=|x-1|$ 在点 $x=1$ 处是否连续?是否可导?

5. 求曲线 $y=\sin x$ 在点 $\left(\dfrac{\pi}{4},\dfrac{\sqrt{2}}{2}\right)$ 处的切线方程和法线方程.

6. 曲线 $y=x^2$ 上哪一点处的切线与直线 $y=4x-1$ 平行?并求过这一点的切线方程.

7. 已知一物体的运动规律为 $s=t^3$,求该物体在 $t=t_0$ 时刻的瞬时速度.

8. 求下列函数的导数:

(1) $y=\sqrt[3]{x^8}$;　(2) $y=\sqrt{\sqrt{\sqrt{x}}}$;

(3) $y=\dfrac{x^2\cdot\sqrt[3]{x^2}}{\sqrt{x^5}}$;　(4) $y=(1+\sqrt{x})\left(\dfrac{1}{\sqrt{x}}-1\right)$;

(5) $y=x\tan x+\sin\dfrac{\pi}{3}$;　(6) $y=\sqrt{x}(\cot x+1)$;

(7) $y=x\ln x-x$;　(8) $y=5x^3-2^x+3e^x$;

(9) $y=\dfrac{2\csc x}{1+x^2}$;　(10) $y=\dfrac{1+e^x}{1-e^x}$;

(11) $y=\dfrac{x}{4^x}$;　(12) $y=\dfrac{x^2}{x^2+1}-\dfrac{3\arcsin x}{x}$.

9. 求下列函数在给定点处的导数:

(1) $f(x)=e^x\cos x$,求 $f'\left(\dfrac{\pi}{2}\right)$ 和 $f'(\pi)$;

(2) $f(x)=\dfrac{1-\sqrt{x}}{1+\sqrt{x}}$,求 $f'(4)$;

(3) $f(x)=\dfrac{3}{5-x}+\dfrac{x^2}{5}$,求 $f'(0)$ 和 $f'(2)$.

10. 求下列函数的导数:

(1) $y=(3x+5)^4$;　(2) $y=\tan x^2$;

(3) $y=\sqrt{x+\sqrt{x}}$;　(4) $y=e^{-\frac{x}{2}}\cos 3x$;

(5) $y=\ln\ln(x-1)$；　(6) $y=\arccos\sqrt{1-3x}$；

(7) $y=\log_a(x^2+x+1)$；　(8) $y=\sqrt{1+e^x}$；

(9) $y=\sin\ln(3-x)$；　(10) $y=\ln\sin\sqrt{x^2+1}$；

(11) $y=\arctan\sqrt{x^2-1}-\dfrac{\ln x}{\sqrt{x^2-1}}$；　(12) $y=e^{\arctan\sqrt{x}}$；

(13) $y=2^{-(4x-1)}$；　(14) $y=x+\ln^2(x+e^{3+2x})$；

(15) $y=\dfrac{\arcsin x}{\sqrt{1-x^2}}$；　(16) $y=e^x\sqrt{1-e^{2x}}+\arcsin e^x$；

(17) $y=\sec^2\dfrac{x}{2}-\csc^2\dfrac{x}{2}$；　(18) $y=\sin^2 x\cdot\sin x^2$.

11. 设函数 $f(x)$ 可导，求下列函数的导数$\dfrac{dy}{dx}$：

(1) $y=f(x^2)$；　(2) $y=f(\sin^2 x)+f(2\cos^2 x)$.

12. 求由下列方程所确定的隐函数的导数$\dfrac{dy}{dx}$：

(1) $y=1-xe^y$；　(2) $y^2-2xy+8=0$；

(3) $xy=e^{x+y}$；　(4) $x=y\ln xy$；

(5) $e^{xy}+y\ln x=\cos 2x$；　(6) $\ln\sqrt{x^2+y^2}=\arctan\dfrac{y}{x}$.

13. 用对数求导法求下列函数的导数：

(1) $y=(1+x^2)^{\sin x}$；　(2) $y=(\ln x)^x$；

(3) $y=\left(\dfrac{x}{1+x}\right)^x$；　(4) $y=\dfrac{\sqrt{x+2}(3-x)^4}{(x+1)^5}$；

(5) $y=\sqrt[5]{\dfrac{x-5}{\sqrt[5]{x^2+2}}}$；　(6) $y=\sqrt{\dfrac{x(x-5)^2}{(x^2+1)^3}}$.

14. 求下列函数的二阶导数：

(1) $y=2x^2+\ln x$；　(2) $y=\arccos\sin x$；

(3) $y=e^{-x^2}$；　(4) $y=e^{at}\sin wt$；

(5) $y=x^4\ln x$；　(6) $y=a^{3x}$；

(7) $\begin{cases}x=t-\sin t,\\ y=1-\cos t.\end{cases}$

15. 求下列函数的 n 阶导数：

(1) $y=xe^x$；　(2) $y=\ln(1+x)$.

16. 求下列函数的微分：

(1) $y=\dfrac{m+n}{\sqrt{x}}$　(m,n 为常数)；　(2) $y=(x^2+4x+1)(x^2-\sqrt{x})$；

(3) $y=2\ln^2 x+x$；　(4) $y=\dfrac{x^3-1}{x^3+1}$；

(5) $y=\arcsin(2x^2-1)$；　(6) $y=\ln\tan\left(\dfrac{\pi}{2}+\dfrac{x}{2}\right)$.

17. 已知函数 $y=x^3-x$，求当 $x_0=2$，Δx 分别为 1，0.1 时的 Δy，dy.

18. 利用微分计算下列数的近似值：

(1) $\sqrt[3]{1.02}$；　(2) $\sin 31°$；

(3) $\arctan 1.05$；　　(4) $\lg 11$.

19. 一块肌肉沿逆作用力方向而收缩，当力 F 增大时，肌肉的收缩速度 v 减小，可用下式描述：

$$(F+a)(v+b)=c \quad (a,b,c\ 为常数).$$

求力 F 发生一个微小改变 ΔF 时，对肌肉收缩速度 v 估计有多大影响？

20. 求由下列参数方程所确定的函数的导数(或指定点处的导数)：

(1) $\begin{cases} x=1-t^2, \\ y=t-t^3; \end{cases}$　　(2) $\begin{cases} x=\ln(1+t^2), \\ y=t-\arctan t; \end{cases}$

(3) $\begin{cases} x=e^t\sin t, \\ y=e^t\cos t, \end{cases} \quad t=\dfrac{\pi}{4}$；　　(4) $\begin{cases} x=\dfrac{3at}{1+t^2}, \\ y=\dfrac{3at^2}{1+t^2}, \end{cases} \quad t=2.$

21. 求曲线 $\begin{cases} x=2e^t, \\ y=e^{-t} \end{cases}$ 在 $t=0$ 对应点处的切线方程.

22. 验证以下函数在给定区间上是否满足拉格朗日中值定理的条件，若满足，求出 ξ 的值：

(1) $f(x)=x-x^3$，在区间 $[-2,1]$ 上；

(2) $f(x)=\ln x$，在区间 $[1,2]$ 上.

23. 证明恒等式：

$$\arctan x+\operatorname{arccot} x=\frac{\pi}{2} \quad (-\infty<x<+\infty).$$

24. 利用拉格朗日中值定理证明以下不等式：

(1) $|\sin x-\sin y|\leqslant|x-y|$；　　(2) $|\arctan x-\arctan y|\leqslant|x-y|$.

25. 利用洛必达法则求下列极限：

(1) $\lim\limits_{x\to 0}\dfrac{\ln(1+x)}{x}$；　　(2) $\lim\limits_{x\to 0}\dfrac{e^x-x-1}{x^2}$；

(3) $\lim\limits_{x\to 0}\dfrac{e^x-e^{-x}}{x}$；　　(4) $\lim\limits_{x\to 1}\dfrac{x^3-2x^2+1}{x^3-x^2}$；

(5) $\lim\limits_{x\to 0^+}x^{\sin x}$；　　(6) $\lim\limits_{x\to \frac{\pi}{2}}\dfrac{\ln\sin x}{(\pi-2x)^2}$；

(7) $\lim\limits_{x\to 0}\left(\dfrac{1}{x}-\dfrac{1}{e^x-1}\right)$；　　(8) $\lim\limits_{x\to +\infty}x\left(e^{\frac{1}{x}}-1\right)$；

(9) $\lim\limits_{x\to 1}\left(\dfrac{2}{x^2-1}-\dfrac{1}{x-1}\right)$；　　(10) $\lim\limits_{x\to 0}x\cot x$.

26. 讨论下列函数的单调性：

(1) $y=2x^3-6x^2-18x-7$；　　(2) $y=x-e^x$；

(3) $y=2x+\dfrac{1}{x}$；　　(4) $y=x-\ln(1+x^2)$；

(5) $y=\dfrac{x^2}{x-1}$.

27. 证明：当 $x\geqslant 5$ 时，有下面的不等式成立：

$$2^x>x^2.$$

28. 证明：当 $x>0$ 时，有下面的不等式成立：

$$1+\frac{x}{2}>\sqrt{1+x}.$$

29. 求下列函数的极值：

(1) $f(x)=2x^3-3x^2$;　　(2) $f(x)=x^2+\frac{16}{x}$;

(3) $f(x)=\sin x+\cos x\ (0\leqslant x\leqslant 2\pi)$;(4) $f(x)=x+\sqrt{1-x}$.

30. 试问 a 为何值时,函数 $f(x)=a\sin x+\frac{1}{3}\sin 3x$ 在点 $x=\frac{\pi}{3}$ 处取得极值?它是极大值还是极小值?并求出此极值.

31. 求下列函数的最大值和最小值:

(1) $f(x)=x+2\sqrt{x}\quad(0\leqslant x\leqslant 4)$;　　(2) $f(x)=\frac{1}{3}x^3-2x^2+5\quad(-2\leqslant x\leqslant 2)$.

32. 水中氢离子浓度和氢氧离子浓度的乘积为10^{-10}.问:应有怎样的氢离子浓度,才能使得氢离子浓度与氢氧离子浓度的和为最小?

33. 一物体为直圆柱形,其上端为半球形,若此物体的体积等于 V. 问:该物体的尺寸如何才有最小的表面积?

34. 已知口服一定剂量的某药后,血药浓度 c 与时间 t 的关系为

$$c(t)=40(\mathrm{e}^{-0.2t}-\mathrm{e}^{-2.3t}).$$

求最高血药浓度及达到最高血药浓度所需的时间,并画出 $c-t$ 曲线.

35. 已知 $f(x)$ 是可微函数,求 $\mathrm{d}y$:

(1) $y=f(\sin^2x)+f(\cos^2x)$;　　(2) $y=f(\mathrm{e}^x)\mathrm{e}^{f(x)}$.

36. 判断下列曲线的凹凸性及拐点:

(1) $y=x^3-3x+2$;　　(2) $y=x^{\frac{1}{3}}$;

(3) $y=\ln(x^2+1)$;　　(4) $y=x\mathrm{e}^{-x}$.

37. 求曲线 $y=\frac{x^2}{x^2-x-2}$ 的渐近线.

38. 描绘下列函数的图形:

(1) $y=\mathrm{e}^{-x^2}$;　　(2) $y=2x^3-3x^2$;

(3) $y=x^3-6x^2+9x+5$.

39. 用命令 diff 求函数 $y=\sin\sqrt{x}$ 的三阶导数.

40. 用命令 diff 求函数 $y=\arcsin\sqrt{\frac{1-x}{1+x}}$ 在点 $x=\frac{1}{2}$ 处的导数.

二、提高题

1. 设函数 $f(x)=(\mathrm{e}^x-1)(\mathrm{e}^{2x}-2)\cdots(\mathrm{e}^{nx}-n)$,其中 n 为正整数,试求 $f'(0)$.

2. 试求曲线 $y=x^2+2\ln x$ 在其拐点处的切线方程.

3. 已知函数 $f(x)=\frac{1}{1+x^2}$,试求 $f'''(0)$.

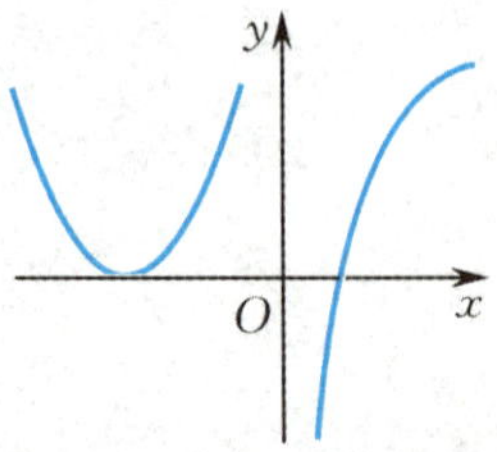

图 2-16

4. 已知函数 $f(x)$ 在点 $x=0$ 处可导,且 $f(0)=0$,试求 $\lim\limits_{x\to 0}\frac{x^2f(x)-2f(x^3)}{x^3}$.

5. 设函数 $f(x)$ 在 $(-\infty,+\infty)$ 上连续,其二阶导数 $f''(x)$ 的图形如图 2-16 所示,试求曲线 $y=f(x)$ 的拐点个数.

6. 设函数 $f(x)$ 具有二阶导数,$g(x)=f(0)(1-x)+f(1)x$,试判断在区间 $[0,1]$ 上当 $f''(x)\geqslant 0$ 时,$f(x)$ 与 $g(x)$ 的大小关系.

7. 设函数 $f(x)$,$g(x)$ 具有二阶导数,且 $g''(x)<0$. 若 $g(x_0)=a$ 是 $g(x)$ 的极值,试求 $f[g(x)]$ 在点 x_0 处取得极大值的充分条件.

8. 设函数 $f(x)=x+a\ln(1+x)+bx\sin x$，$g(x)=kx^3$. 若当 $x\to 0$ 时，$f(x)$ 与 $g(x)$ 是等价无穷小，求 a,b,k 的值.

测　试　二

一、选择题(共 10 小题，每小题 2 分，共 20 分)

1. 设函数 $f(x)=\begin{cases}2x\sin x, & x\neq 0,\\ 0, & x=0,\end{cases}$ 则 $f(x)$ 在点 $x=0$ 处(　　).

A. 无定义　　B. 不连续

C. 可导　　D. 连续但不可导

2. 设函数 $f(x)=\ln\sin x$，则 $f'(x)=$(　　).

A. $\dfrac{1}{\sin x}$　　B. $-\cot x$

C. $\tan x$　　D. $\cot x$

3. 设函数 $f(x-1)=x^2-1$，则 $f'(x)=$(　　).

A. $2x+2$　　B. $2x+1$

C. $2x-1$　　D. $2x$

4. 函数 $f(x)$ 在点 x_0 处可导是 $f(x)$ 在点 x_0 处连续的(　　).

A. 充分条件　　B. 必要条件

C. 充要条件　　D. 无关条件

5. 函数 $f(x)$ 在点 x_0 处可导是 $f(x)$ 在点 x_0 处可微的(　　).

A. 充分条件　　B. 必要条件

C. 充要条件　　D. 无关条件

6. 若函数 $f(x)$ 在 (a,b) 内满足 $f'(x)<0$ 且 $f''(x)>0$，则在此区间内 $f(x)$(　　).

A. 单调增加且图形是凹的　　B. 单调减少且图形是凸的

C. 单调减少且图形是凹的　　D. 单调增加且图形是凸的

7. 设函数 $f(x)$ 在点 x_0 处可导，且曲线 $y=f(x)$ 在点 $(x_0,f(x_0))$ 处的切线平行于 x 轴，则 $f'(x_0)$(　　).

A. 小于 0　　B. 大于 0

C. 等于 0　　D. 不存在

8. 若函数 $f(u)$ 可导，且 $y=f(\ln^2 x)$，则 $\dfrac{\mathrm{d}y}{\mathrm{d}x}=$(　　).

A. $f'(\ln^2 x)$　　B. $2\ln x f'(\ln^2 x)$

C. $\dfrac{2\ln x}{x}[f(\ln^2 x)]'$　　D. $\dfrac{2\ln x}{x}f'(\ln^2 x)$

9. 设函数 $y=\ln(1+x)$，则 $y^{(5)}=$(　　).

A. $\dfrac{4!}{(1+x)^5}$　　B. $-\dfrac{4!}{(1+x)^5}$

C. $\dfrac{5!}{(1+x)^5}$　　D. $-\dfrac{5!}{(1+x)^5}$

10. 若 $\lim\limits_{x\to 0}\dfrac{a\tan x+b(1-\cos x)}{c\ln(1-2x)}=1$，其中 $c\neq 0$，则下列结论中正确的是(　　).

A. $b = 2c$　　　　B. $b = -2c$

C. $a = 2c$　　　　D. $a = -2c$

二、填空题(共 10 空,每空 2 分,共 20 分)

1. 函数 $y = e^x + 1$ 在点 $x = 0$ 处的导数为__________.
2. 函数 $f(x) = 2x^2 - 2x$ 在点 $x = 3$ 处的导数为__________,相应的切线方程为__________.
3. 曲线 $y = \dfrac{4+x}{4-x}$ 在点(2,3)处的法线的斜率为__________.
4. 设函数 $f(x) = x(x-1)(x-2)(x-3)(x-4)$,则 $f'(0) =$ __________.
5. 设函数 $y = \ln\ln x$,则 $dy =$ __________.
6. 已知函数 $y = \sin x + e^x + \ln 3$,则 $y'' =$ __________.
7. 曲线 $y = x^3 - 3x + 1$ 的驻点是__________,拐点是__________.
8. 当 $x \to 0$ 时,$(1+ax^2)^{\frac{1}{2}} - 1$ 与 $1 - \cos x$ 为等价无穷小,则 $a =$ __________.

三、计算题(共 6 小题,每小题 7 分,共 42 分)

1. 设函数 $y = (4x+1)^5$,求 y'.
2. 设函数 $y = a^{3x} + \sin 2x$,求 y''.
3. 已知函数 $y = f(x)$ 由方程 $e^y = x^2 y + e^x$ 所确定,求 y'.
4. 已知函数 $y = \sqrt{x^2+1} + \arcsin 4x$,求 dy.
5. 求极限 $\lim\limits_{x\to 0}\dfrac{e^x + e^{-x} - 2}{1 - \cos x}$.
6. 求极限 $\lim\limits_{x\to +\infty}(x + e^{-x})^{\frac{1}{x}}$.

四、应用题(共 2 小题,每小题 9 分,共 18 分)

1. 判断曲线 $y = x^3 - 5x^2 + 3x + 5$ 的凹凸性及拐点.
2. 在某化学反应中,反应速度 v 与反应物浓度 x 的关系为

$$v = kx(x_0 - x),$$

其中 x_0 是反应开始时反应物的浓度,k 是反应速度常数. 问:反应物浓度 x 为何值时,反应速度 v 达到最大值?

习题详解

第三章

不定积分

学习要求：

1. 掌握原函数与不定积分的概念、不定积分的性质与基本积分公式.

2. 熟悉第一类换元法（凑微分法）、第二类换元法与分部积分法.

3. 了解不定积分的几何意义、有理函数的不定积分与积分表的使用.

课程思政案例

本章将讨论一元函数积分学中的一个重要部分——不定积分，即寻求一个可导函数，使得它的导数等于已知函数. 这里我们主要研究不定积分的概念、性质及常用的积分方法，从而为后续章节的学习奠定理论基础.

案例3-1

为了揭示药物在机体内的吸收、分布、代谢和排泄过程的规律性，通常要找到或建立血药浓度与时间的函数关系. 假定药物以恒定的速率 K_0 静脉滴注，同时药物消除的速率为 $K(t)=K_0(1-e^{-kt})$（常数 $k>0,K_0>0$）. 设 $x=x(t)$ 表示 t 时刻机体内的药量. 问：如何建立机体内药量 x 与时间 t 的函数关系？

分析 进行恒速静脉注射时，药物在进入机体内的同时也在消除，导数 $x'(t)$ 表示机体内药量 $x(t)$ 的变化速率，其应等于静脉滴注的速率减去消除速率，即 $x'(t)=K_0-K(t)$. 问题就转化为已知 $x'(t)$，求解 $x(t)$.

§3.1 不定积分的概念与性质

3.1.1 原函数与不定积分

1. 不定积分的概念

定义 3.1 设 $f(x)$ 是定义在某区间内的函数. 若存在函数 $F(x)$，使得对于该区间内的任意一点 x，都有

$$F'(x)=f(x) \quad 或 \quad dF(x)=f(x)dx$$

成立，则称 $F(x)$ 是 $f(x)$ 在该区间内的一个**原函数**.

例如，因 $(\sin x)'=\cos x$，故 $\sin x$ 是 $\cos x$ 的一个原函数；又因为 $(\sin x\pm1)'=\cos x$，所以 $\sin x\pm1$ 也是 $\cos x$ 的原函数.

由此可见，原函数并不唯一.

对于函数 $f(x)$ 的任意两个原函数 $F(x)$ 和 $G(x)$，有 $F'(x)=G'(x)=f(x)$，因此 $[F(x)-G(x)]'=F'(x)-G'(x)\equiv0$. 于是由拉格朗日中值定理的推论，即导数恒为 0 的函数必定是一个常数 C，可知

$$F(x)-G(x)=C.$$

这说明，函数 $f(x)$ 的任意两个原函数之间只相差一个常数，故 $f(x)$ 的所有原函数可表示为一个原函数 $F(x)$ 与一个任意常数 C 之和，即 $F(x)+C$.

定义 3.2 设 $F(x)$ 是函数 $f(x)$ 的一个原函数，称 $f(x)$ 的所有原函数 $F(x)+C$ 为 $f(x)$ 的**不定积分**，记作 $\int f(x)dx$，即

$$\int f(x)dx=F(x)+C \quad (C\text{ 为任意常数}), \tag{3-1}$$

其中记号"$\int$"称为**积分号**，$f(x)$ 称为**被积函数**，$f(x)dx$ 称为**被积表达式**，x 称为**积分变量**，C 称为**积分常数**.

由定义 3.2 可知，求已知函数 $f(x)$ 的不定积分，只要求出它的一个原函数 $F(x)$，则

$F(x)+C$ 就是函数 $f(x)$ 的不定积分.

因此,在案例 3-1 中,机体内药量 x 与时间 t 的函数关系可用不定积分来表示,即

$$x(t)=\int x'(t)\,dt=\int[K_0-K(t)]\,dt=\int[K_0-K_0(1-e^{-kt})]\,dt$$
$$=\int K_0e^{-kt}\,dt,$$

并且学习了后面的积分方法后,我们可以求得

$$x(t)=\int K_0e^{-kt}\,dt=-\frac{K_0}{k}e^{-kt}+C.$$

例 3.1 求 $\int x^2\,dx$.

解 因为 $\left(\frac{1}{3}x^3\right)'=x^2$,所以 $\frac{1}{3}x^3$ 为 x^2 的一个原函数,于是

$$\int x^2\,dx=\frac{1}{3}x^3+C.$$

例 3.2 求 $\int \sec^2 x\,dx$.

解 因为 $(\tan x)'=\sec^2 x$,所以 $\tan x$ 为 $\sec^2 x$ 的一个原函数,于是

$$\int \sec^2 x\,dx=\tan x+C.$$

2. 不定积分的几何意义

通常把函数 $f(x)$ 的一个原函数 $F(x)$ 的图形 $y=F(x)$ 叫作 $f(x)$ 的一条**积分曲线**. 若将 $y=F(x)$ 沿 y 轴上、下平移 C 个单位(C 是任意常数),就可以得到不同的积分曲线 $y=F(x)+C$,故不定积分 $\int f(x)\,dx=F(x)+C$ 在几何上表示为一族积分曲线. 因为 $F'(x)=f(x)$,所以在积分曲线族上横坐标相同的点处的切线是彼此平行的,如图 3-1 所示.

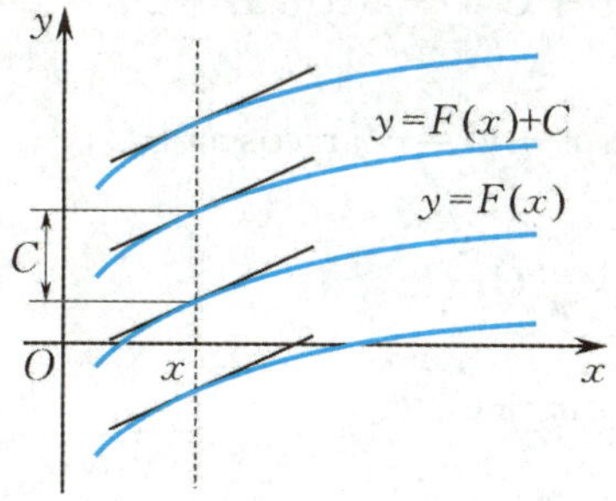

图 3-1

例 3.3 设一曲线过点(1,2),且其上任意一点 (x,y) 处的切线斜率为 $2x$,求该曲线的方程.

解 设所求曲线的方程为 $y=F(x)$,由题意可知

$$F'(x)=2x,$$

即 $F(x)$ 是 $2x$ 的一个原函数. 因为 $(x^2)'=2x$,所以 $2x$ 的全部原函数为

$$\int 2x\,dx=x^2+C,$$

从而所求曲线是 $y=x^2+C$ 中的一条. 因该曲线过点(1,2),将 $x=1,y=2$ 代入,得 $C=1$,故所求曲线的方程为

$$y=x^2+1.$$

3.1.2 基本积分公式

由不定积分的定义可知,不定积分的运算是微分运算的逆运算. 下面介绍不定积分的基本积分公式:

(1) $\int k\,dx=kx+C$ (k 为任意常数);

(2) $\int x^\alpha dx=\frac{x^{\alpha+1}}{\alpha+1}+C$ (α 为任意常数,$\alpha\neq-1$);

(3) $\int \frac{1}{x}dx=\ln|x|+C$;

(4) $\int a^x dx=\frac{a^x}{\ln a}+C$ ($a>0,a\neq1$);

(5) $\int e^x dx=e^x+C$;

(6) $\int \cos x\,dx=\sin x+C$;

(7) $\int \sin x\,dx=-\cos x+C$;

(8) $\int \sec^2 x\,dx=\tan x+C$;

(9) $\int \csc^2 x\,dx=-\cot x+C$;

(10) $\int \frac{1}{1+x^2}dx=\arctan x+C=-\operatorname{arccot} x+C$;

(11) $\int \frac{1}{\sqrt{1-x^2}}dx=\arcsin x+C=-\arccos x+C$;

(12) $\int \sec x\tan x\,dx=\sec x+C$;

(13) $\int \csc x\cot x\,dx=-\csc x+C$.

对公式(3) $\int \frac{1}{x}dx=\ln|x|+C$ 做如下说明:

当 $x>0$ 时,因为 $(\ln x)'=\frac{1}{x}$,所以 $\ln x$ 是 $\frac{1}{x}$ 的一个原函数,可得

$$\int \frac{1}{x}dx=\ln x+C;$$

当 $x<0$ 时,因为 $[\ln(-x)]'=\frac{1}{-x}\cdot(-x)'=\frac{1}{-x}\cdot(-1)=\frac{1}{x}$,所以 $\ln(-x)$ 是 $\frac{1}{x}$ 的一个原函数,可得

$$\int \frac{1}{x}dx = \ln(-x) + C.$$

合并以上两个式子，即得

$$\int \frac{1}{x}dx = \ln|x| + C.$$

3.1.3　不定积分的性质

根据不定积分的定义，可得不定积分的下列性质.

性质 1　$\left[\int f(x)dx\right]' = f(x)$　或　$d\left[\int f(x)dx\right] = f(x)dx$.

性质 2　$\int f'(x)dx = f(x) + C$　或　$\int df(x) = f(x) + C$.

性质 3　$\int kf(x)dx = k\int f(x)dx$　($k \neq 0$ 为常数).

性质 4　$\int [f(x) \pm g(x)]dx = \int f(x)dx \pm \int g(x)dx$.

说明　性质 4 可推广到被积函数是有限个函数的代数和的情形，即有限个函数代数和的不定积分等于它们不定积分的代数和.

利用不定积分的基本积分公式和性质可求一些简单函数的不定积分.

例 3.4　求$\int \left(\frac{2}{x^3} + \frac{1}{\sqrt{x}} - 3^x\right)dx$.

解　$\int \left(\frac{2}{x^3} + \frac{1}{\sqrt{x}} - 3^x\right)dx = \int \frac{2}{x^3}dx + \int \frac{1}{\sqrt{x}}dx - \int 3^x dx = 2\int x^{-3}dx + \int x^{-\frac{1}{2}}dx - \int 3^x dx$

$$= \frac{2}{-3+1}x^{-3+1} + \frac{1}{-\frac{1}{2}+1}x^{-\frac{1}{2}+1} - \frac{3^x}{\ln 3} + C$$

$$= -\frac{1}{x^2} + 2\sqrt{x} - \frac{3^x}{\ln 3} + C.$$

例 3.5　求$\int \sin^2 \frac{x}{2}dx$.

解　$\int \sin^2 \frac{x}{2}dx = \int \frac{1-\cos x}{2}dx = \frac{1}{2}\int dx - \frac{1}{2}\int \cos x\,dx = \frac{1}{2}x - \frac{1}{2}\sin x + C.$

例 3.6　求$\int \frac{(\sqrt{x}-1)(x+1)}{x^2\sqrt{x}}dx$.

解　$\int \frac{(\sqrt{x}-1)(x+1)}{x^2\sqrt{x}}dx = \int \frac{x\sqrt{x} - x + \sqrt{x} - 1}{x^2\sqrt{x}}dx$

$$= \int \frac{1}{x}dx - \int \frac{1}{x\sqrt{x}}dx + \int \frac{1}{x^2}dx - \int \frac{1}{x^2\sqrt{x}}dx$$

$$= \ln x + \frac{2}{\sqrt{x}} - \frac{1}{x} + \frac{2}{3x\sqrt{x}} + C.$$

例 3.7 求$\int\frac{1+x+x^2}{x(1+x^2)}\mathrm{d}x$.

解 $$\int\frac{1+x+x^2}{x(1+x^2)}\mathrm{d}x=\int\frac{x+(1+x^2)}{x(1+x^2)}\mathrm{d}x=\int\left(\frac{1}{1+x^2}+\frac{1}{x}\right)\mathrm{d}x$$
$$=\int\frac{1}{1+x^2}\mathrm{d}x+\int\frac{1}{x}\mathrm{d}x=\arctan x+\ln|x|+C.$$

说明 求不定积分时,需注意以下几点:

(1) 分项求不定积分时,最后结果中只需写一个任意常数.

(2) 若所求不定积分是基本积分公式中没有的类型,需要把被积函数进行适当的恒等变形,再利用基本积分公式和不定积分的性质计算.

(3) 通过求不定积分结果的导数是否等于被积函数,可检验不定积分计算的正确性.

以上例题都是直接利用不定积分的定义、性质和基本积分公式进行计算的,或者先对被积函数进行适当的恒等变形,再利用运算性质与基本积分公式求不定积分,这种求不定积分的方法通常称为**直接积分法**.

习 题 3.1

1. 已知$F'(x)=f(x)$,则下列式子中错误的是(　　).

A. $\int\mathrm{d}F(x)=F(x)+C$　　B. $\int f(x)\mathrm{d}x=F(x)+C$

C. $\int F'(x)\mathrm{d}x=F(x)+C$　　D. $\int f'(x)\mathrm{d}x=F(x)+C$

2. 如果$F(x)$,$G(x)$都是函数$f(x)$的原函数,那么必有(　　).

A. $F(x)=G(x)+C$　　B. $F(x)=CG(x)$

C. $F(x)=G(x)$　　D. $F(x)=\frac{1}{C}G(x)$

3. 如果$\int\mathrm{d}f(x)=\int\mathrm{d}g(x)$,那么下列式子中正确的是(　　).

A. $f(x)=g(x)$　　B. $f(x)=g(x)+C$

C. $f(x)=g'(x)$　　D. $f'(x)=g(x)$

4. 设$\int a^x\mathrm{d}x=\int\mathrm{d}f(x)$,则$f(x)=$(　　).

A. $\frac{\ln a}{a^x}+C$　　B. $\frac{a^x}{\ln a}+C$

C. $a^x\ln a+C$　　D. 以上都不对

5. 若函数$f(x)$的一个原函数是$\sin x$,则$\int f'(x)\mathrm{d}x=$(　　).

A. $\sin x+C$　　B. $\cos x+C$

C. $-\sin x+C$　　D. $-\cos x+C$

6. 一阶导数$\left(\int 3^x \cos x\,\mathrm{d}x\right)'=$__________.

7. 不定积分$\int \mathrm{d}(\operatorname{arccot} x)=$__________.

8. 已知$f'(x)=\dfrac{1}{1+x^2}$，且$f(1)=\dfrac{\pi}{2}$，则$f(x)=$__________.

9. 求下列不定积分：

(1) $\int (x^2+3)\,\mathrm{d}x$；　　(2) $\int x^2\sqrt{x}\,\mathrm{d}x$；

(3) $\int \left(\mathrm{e}^x+\dfrac{1}{x}-\dfrac{2}{x^2}\right)\mathrm{d}x$；　　(4) $\int \dfrac{x^3-27}{x-3}\mathrm{d}x$.

§3.2　换元积分法

前面介绍了利用直接积分法求不定积分，但遇到类似于$\int \sin^2 x\cos x\,\mathrm{d}x$，$\int \dfrac{1}{1+\sqrt{x}}\mathrm{d}x$ 等不定积分的求解时，直接积分法就解决不了. 因此，有必要引进其他方法和技巧. 本节将介绍换元积分法，它的基本思想是把所求不定积分通过适当的变量代换，化为与某一基本积分公式相同的形式，从而求出积分结果. 一般而言，换元积分法分为两类：第一类换元法和第二类换元法.

3.2.1　第一类换元法(凑微分法)

引例　求$\int \sin^2 x\cos x\,\mathrm{d}x$.

分析　这个不定积分显然不能直接利用基本积分公式来求，现在把它改写为

$$\int \sin^2 x\cos x\,\mathrm{d}x=\int \sin^2 x(\sin x)'\mathrm{d}x=\int \sin^2 x\,\mathrm{d}(\sin x).$$

若引进一个新变量进行代换，设$u=\sin x$，代入上式，有

$$\int \sin^2 x\cos x\,\mathrm{d}x=\int \sin^2 x\,\mathrm{d}(\sin x)=\int u^2\mathrm{d}u,$$

这样就把所求不定积分化为与基本积分公式(2)相同的形式，即得

$$\int \sin^2 x\cos x\,\mathrm{d}x=\int u^2\mathrm{d}u=\frac{1}{3}u^3+C.$$

再把$u=\sin x$回代，得到

$$\int \sin^2 x\cos x\,\mathrm{d}x=\frac{1}{3}u^3+C=\frac{1}{3}\sin^3 x+C.$$

此引例表明，原来以x为积分变量的不定积分不易求出，引入一个新的变量u，把它化成以u为积分变量的不定积分，使得换元后的不定积分能够应用基本积分公式求出，再把u用原来的积分变量回代，即得所求结果，这种方法称为**第一类换元法**. 第一类换元法实质上是把被积表达式中的一部分凑成某个已知函数的微分形式，以便用基本积分公式求出结果. 因此，第一类换元法又称为**凑微分法**，其步骤可表示为

$$\int f(x)\mathrm{d}x \xlongequal{\text{凑微分}} \int g[\varphi(x)]\varphi'(x)\mathrm{d}x = \int g[\varphi(x)]\mathrm{d}\varphi(x)$$

$$\xlongequal{\text{令 }\varphi(x)=u} \int g(u)\mathrm{d}u = G(u)+C \quad [G'(u)=g(u)]$$

$$\xlongequal{u=\varphi(x)} G[\varphi(x)]+C.$$

例 3.8 求$\int (2x+6)^3\mathrm{d}x$.

解 $\int (2x+6)^3\mathrm{d}x = \int (2x+6)^3 \cdot \frac{1}{2}(2x+6)'\mathrm{d}x$

$$= \frac{1}{2}\int (2x+6)^3\mathrm{d}(2x+6).$$

令 $2x+6=u$,则

$$\int (2x+6)^3\mathrm{d}x = \frac{1}{2}\int u^3\mathrm{d}u = \frac{1}{2}\cdot\frac{1}{4}u^4+C = \frac{1}{8}(2x+6)^4+C.$$

当然,在熟悉了换元过程之后,为了方便起见,中间变量可以不写出来.

例 3.9 求$\int \frac{1}{x\ln x}\mathrm{d}x$.

解 $\int \frac{1}{x\ln x}\mathrm{d}x = \int \frac{1}{\ln x}(\ln x)'\mathrm{d}x = \int \frac{1}{\ln x}\mathrm{d}(\ln x) = \ln|\ln x|+C.$

例 3.10 求$\int \tan x\mathrm{d}x$.

解 $\int \tan x\mathrm{d}x = \int \frac{\sin x}{\cos x}\mathrm{d}x = \int \frac{1}{\cos x}(-\cos x)'\mathrm{d}x$

$$= -\int \frac{1}{\cos x}\mathrm{d}(\cos x) = -\ln|\cos x|+C.$$

同理,可得

$$\int \cot x\mathrm{d}x = \ln|\sin x|+C.$$

由以上例题可以看出,用第一类换元法求不定积分的关键在于选择一个适当的函数 $\varphi(x)$ 作为新的积分变量 u,当 $\varphi(x)=u$ 时,被积函数可写成 $\varphi(x)$ 的函数 $g[\varphi(x)]$ 与 $\varphi'(x)$ 的乘积,使 $\varphi'(x)$ 与 $\mathrm{d}x$ 凑成 $\mathrm{d}\varphi(x)$,即

$$\varphi'(x)\mathrm{d}x = \mathrm{d}\varphi(x).$$

例 3.11 求$\int \frac{1}{a^2+x^2}\mathrm{d}x \quad (a\neq 0)$.

解 $\int \frac{1}{a^2+x^2}\mathrm{d}x = \int \frac{1}{a^2}\cdot\frac{1}{1+\left(\frac{x}{a}\right)^2}\mathrm{d}x = \frac{1}{a}\int \frac{1}{1+\left(\frac{x}{a}\right)^2}\mathrm{d}\left(\frac{x}{a}\right) = \frac{1}{a}\arctan\frac{x}{a}+C.$

同理,可得

$$\int \frac{1}{\sqrt{a^2-x^2}}\mathrm{d}x = \arcsin\frac{x}{a}+C.$$

例 3.12 求$\int \frac{1}{x^2-a^2}\mathrm{d}x \quad (a\neq 0)$.

解　因为

$$\frac{1}{x^2-a^2}=\frac{1}{(x-a)(x+a)}=\frac{1}{2a}\left(\frac{1}{x-a}-\frac{1}{x+a}\right),$$

所以

$$\int\frac{1}{x^2-a^2}\mathrm{d}x=\frac{1}{2a}\int\left(\frac{1}{x-a}-\frac{1}{x+a}\right)\mathrm{d}x=\frac{1}{2a}\left[\int\frac{1}{x-a}\mathrm{d}(x-a)-\int\frac{1}{x+a}\mathrm{d}(x+a)\right]$$

$$=\frac{1}{2a}(\ln|x-a|-\ln|x+a|)+C$$

$$=\frac{1}{2a}\ln\left|\frac{x-a}{x+a}\right|+C.$$

例 3.13　求$\int\csc x\,\mathrm{d}x$.

解一　$\int\csc x\,\mathrm{d}x=\int\frac{1}{\sin x}\mathrm{d}x=\int\frac{1}{2\sin\frac{x}{2}\cos\frac{x}{2}}\mathrm{d}x=\int\frac{1}{\tan\frac{x}{2}\cos^2\frac{x}{2}}\mathrm{d}\left(\frac{x}{2}\right)$

$$=\int\frac{1}{\tan\frac{x}{2}}\cdot\sec^2\frac{x}{2}\mathrm{d}\left(\frac{x}{2}\right)=\int\frac{1}{\tan\frac{x}{2}}\mathrm{d}\left(\tan\frac{x}{2}\right)$$

$$=\ln\left|\tan\frac{x}{2}\right|+C.$$

此外,因为

$$\tan\frac{x}{2}=\frac{\sin\frac{x}{2}}{\cos\frac{x}{2}}=\frac{\sin\frac{x}{2}\cdot2\sin\frac{x}{2}}{\cos\frac{x}{2}\cdot2\sin\frac{x}{2}}=\frac{2\sin^2\frac{x}{2}}{\sin x}=\frac{1-\cos x}{\sin x}=\csc x-\cot x,$$

所以该不定积分还可写为

$$\int\csc x\,\mathrm{d}x=\ln|\csc x-\cot x|+C.$$

解二　$\int\csc x\,\mathrm{d}x=\int\frac{\csc x(\csc x-\cot x)}{\csc x-\cot x}\mathrm{d}x=\int\frac{\csc^2x-\csc x\cot x}{\csc x-\cot x}\mathrm{d}x$

$$=\int\frac{1}{\csc x-\cot x}\mathrm{d}(\csc x-\cot x)=\ln|\csc x-\cot x|+C.$$

同理,可得

$$\int\sec x\,\mathrm{d}x=\int\frac{\sec x(\sec x+\tan x)}{\sec x+\tan x}\mathrm{d}x=\int\frac{\sec^2x+\sec x\tan x}{\sec x+\tan x}\mathrm{d}x$$

$$=\int\frac{1}{\sec x+\tan x}\mathrm{d}(\sec x+\tan x)=\ln|\sec x+\tan x|+C.$$

例 3.14　求$\int\cos3x\cos2x\,\mathrm{d}x$.

解　$\int\cos3x\cos2x\,\mathrm{d}x=\frac{1}{2}\int(\cos x+\cos5x)\mathrm{d}x=\frac{1}{2}\int\cos x\,\mathrm{d}x+\frac{1}{2}\cdot\frac{1}{5}\int\cos5x\,\mathrm{d}(5x)$

$$=\frac{1}{2}\sin x+\frac{1}{10}\sin 5x+C.$$

例 3.14 应用了三角函数积化和差公式中的一个,这些公式分别为

$$\sin\alpha\cos\beta=\frac{1}{2}[\sin(\alpha+\beta)+\sin(\alpha-\beta)],$$

$$\cos\alpha\sin\beta=\frac{1}{2}[\sin(\alpha+\beta)-\sin(\alpha-\beta)],$$

$$\cos\alpha\cos\beta=\frac{1}{2}[\cos(\alpha+\beta)+\cos(\alpha-\beta)],$$

$$\sin\alpha\sin\beta=-\frac{1}{2}[\cos(\alpha+\beta)-\cos(\alpha-\beta)].$$

由以上例题可以看出,用第一类换元法求不定积分时,凑微分是一个重要的步骤. 下面介绍几个常见的凑微分形式:

(1) $\mathrm{d}x=\frac{1}{a}\mathrm{d}(ax+b)$;　　(2) $x^{\alpha}\mathrm{d}x=\frac{1}{\alpha+1}\mathrm{d}(x^{\alpha+1})\quad(\alpha\neq-1)$;

(3) $\frac{1}{x}\mathrm{d}x=\mathrm{d}(\ln x)$;　　(4) $\frac{1}{\sqrt{x}}\mathrm{d}x=2\mathrm{d}(\sqrt{x})$;

(5) $\frac{1}{x^2}\mathrm{d}x=-\mathrm{d}\left(\frac{1}{x}\right)$;

(6) $\frac{1}{1+x^2}\mathrm{d}x=\mathrm{d}(\arctan x)=-\mathrm{d}(\operatorname{arccot}x)$;

(7) $\frac{1}{\sqrt{1-x^2}}\mathrm{d}x=\mathrm{d}(\arcsin x)=-\mathrm{d}(\arccos x)$;

(8) $\mathrm{e}^x\mathrm{d}x=\mathrm{d}(\mathrm{e}^x)$;　　(9) $\sin x\mathrm{d}x=-\mathrm{d}(\cos x)$;

(10) $\cos x\mathrm{d}x=\mathrm{d}(\sin x)$.

3.2.2　第二类换元法

前面介绍的第一类换元法是通过变量代换 $u=\varphi(x)$,将不定积分$\int f[\varphi(x)]\varphi'(x)\mathrm{d}x$ 化为不定积分$\int f(u)\mathrm{d}u$ 的形式. 而第二类换元法是通过变量代换 $x=\psi(t)$[函数 $\psi(t)$ 单调、可导],将不定积分$\int f(x)\mathrm{d}x$ 化为不定积分$\int f[\psi(t)]\mathrm{d}\psi(t)$,即$\int f[\psi(t)]\psi'(t)\mathrm{d}t$ 的形式. 换元公式可表示为

$$\int f(x)\mathrm{d}x\xlongequal{x=\psi(t)}\int f[\psi(t)]\psi'(t)\mathrm{d}t=F(t)+C$$

$$\xlongequal{t=\psi^{-1}(x)}F[\psi^{-1}(x)]+C,$$

其中 $F(t)$ 是 $f[\psi(t)]\psi'(t)$ 的一个原函数,$t=\psi^{-1}(x)$ 是 $x=\psi(t)$ 的反函数.

例 3.15 求$\int\frac{1}{1+\sqrt{x}}\mathrm{d}x$.

解一　为了消去根式，令 $t=\sqrt{x}$，即 $x=t^2(t>0)$，则 $dx=2t\,dt$，于是

$$\int\frac{1}{1+\sqrt{x}}dx=\int\frac{2t}{1+t}dt=2\int\frac{t}{1+t}dt=2\int\frac{t+1-1}{1+t}dt=2\int\left(1-\frac{1}{1+t}\right)dt$$

$$=2\int dt-2\int\frac{1}{1+t}d(1+t)=2t-2\ln(1+t)+C$$

$$=2\sqrt{x}-2\ln(1+\sqrt{x})+C.$$

该解法采用了代换 $t=\sqrt{x}$，这样的代换称为**根式代换**.

解二　令 $t=1+\sqrt{x}$，即 $x=(t-1)^2(t>1)$，则 $dx=2(t-1)\,dt$，于是

$$\int\frac{1}{1+\sqrt{x}}dx=\int\frac{1}{t}\cdot 2(t-1)\,dt=2\int\frac{t-1}{t}dt=2\int\left(1-\frac{1}{t}\right)dt$$

$$=2t-2\ln t+C_1=2(1+\sqrt{x})-2\ln(1+\sqrt{x})+C_1$$

$$=2\sqrt{x}-2\ln(1+\sqrt{x})+C\quad(C=C_1+2).$$

例 3.16　求 $\int\sqrt{3^2-x^2}\,dx$.

解　令 $x=3\sin t\left(-\frac{\pi}{2}\leqslant t\leqslant\frac{\pi}{2}\right)$，则 $dx=3\cos t\,dt$，于是

$$\int\sqrt{3^2-x^2}\,dx=\int\sqrt{3^2-3^2\sin^2 t}\cdot 3\cos t\,dt=9\int\cos^2 t\,dt$$

$$=9\int\frac{1+\cos 2t}{2}dt=\frac{9}{2}\left(t+\frac{\sin 2t}{2}\right)+C.$$

由 $x=3\sin t$，得 $\sin t=\frac{x}{3}$，$t=\arcsin\frac{x}{3}$，于是

$$\cos t=\sqrt{1-\sin^2 t}=\sqrt{1-\left(\frac{x}{3}\right)^2}=\frac{1}{3}\sqrt{9-x^2},$$

$$\sin 2t=2\sin t\cos t=2\cdot\frac{x}{3}\cdot\frac{1}{3}\sqrt{9-x^2}=\frac{2x}{9}\sqrt{9-x^2},$$

因此

$$\int\sqrt{3^2-x^2}\,dx=\frac{9}{2}\arcsin\frac{x}{3}+\frac{x}{2}\sqrt{9-x^2}+C.$$

说明　(1) 例 3.16 中 t 的取值范围保证了反函数的存在.

(2) 例 3.16 中变量代换也可令 $x=3\cos t(0\leqslant t\leqslant\pi)$.

(3) 为了便于把积分结果回代成原变量，这里介绍一种"辅助三角形"法. 在例 3.16 中，以 t 为锐角作一个直角三角形，根据 $\sin t=\frac{x}{3}$ 和勾股定理，标明三角形各边的边长(见图 3-2)，则直接可求得

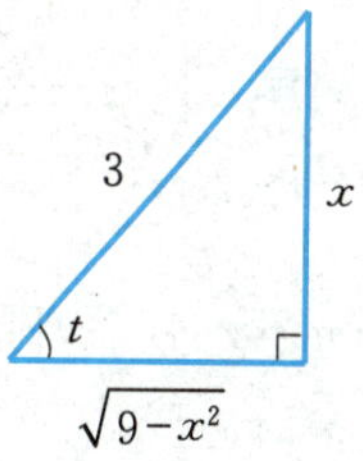

图 3-2

$$\cos t=\frac{1}{3}\sqrt{9-x^2},\quad \sin 2t=2\sin t\cos t=2\cdot\frac{x}{3}\cdot\frac{1}{3}\sqrt{9-x^2}=\frac{2x}{9}\sqrt{9-x^2}.$$

利用图 3-2 中的关系还可以求得 $\tan t=\frac{x}{\sqrt{9-x^2}}$ 等其他三角函数的值.

例 3.17 求$\int \frac{1}{\sqrt{x^2+a^2}}\mathrm{d}x \quad (a>0)$.

解 令 $x=a\tan t\left(-\frac{\pi}{2}<t<\frac{\pi}{2}\right)$，则 $\mathrm{d}x=a\sec^2 t\mathrm{d}t$，于是

$$\int \frac{1}{\sqrt{x^2+a^2}}\mathrm{d}x=\int \frac{a\sec^2 t}{\sqrt{a^2\tan^2 t+a^2}}\mathrm{d}t=\int \frac{a\sec^2 t}{a\sec t}\mathrm{d}t$$

$$=\int \sec t\mathrm{d}t=\ln|\sec t+\tan t|+C_1.$$

由 $x=a\tan t$，得

$$\tan t=\frac{x}{a},\quad \sec t=\sqrt{1+\left(\frac{x}{a}\right)^2}=\frac{1}{a}\sqrt{x^2+a^2},$$

于是

$$\int \frac{1}{\sqrt{x^2+a^2}}\mathrm{d}x=\ln\left|\frac{x}{a}+\frac{1}{a}\sqrt{x^2+a^2}\right|+C_1=\ln|x+\sqrt{x^2+a^2}|+C,$$

其中 $C=C_1-\ln a$.

类似地，令 $x=a\sec t\left(0<t<\frac{\pi}{2}\right)$，可得

$$\int \frac{1}{\sqrt{x^2-a^2}}\mathrm{d}x=\ln|x+\sqrt{x^2-a^2}|+C.$$

例 3.16 和例 3.17 中采用的代换称为三角代换. 若被积函数含有如下形式的根式，可做相应的三角代换去掉根式：

(1) $\sqrt{a^2-x^2}$，可做三角代换 $x=a\sin t$(或 $x=a\cos t$)；

(2) $\sqrt{x^2+a^2}$，可做三角代换 $x=a\tan t$(或 $x=a\cot t$)；

(3) $\sqrt{x^2-a^2}$，可做三角代换 $x=a\sec t$(或 $x=a\csc t$).

例 3.18 求$\int \frac{1}{\sqrt{1+x+x^2}}\mathrm{d}x$.

解 $$\int \frac{1}{\sqrt{1+x+x^2}}\mathrm{d}x=\int \frac{1}{\sqrt{\left(x+\frac{1}{2}\right)^2+\frac{3}{4}}}\mathrm{d}x.$$

令 $u=x+\frac{1}{2}$，利用例 3.17 的结果可得

$$\int \frac{1}{\sqrt{1+x+x^2}}\mathrm{d}x=\int \frac{1}{\sqrt{u^2+\left(\frac{\sqrt{3}}{2}\right)^2}}\mathrm{d}u=\ln\left|u+\sqrt{u^2+\frac{3}{4}}\right|+C$$

$$=\ln\left|x+\frac{1}{2}+\sqrt{1+x+x^2}\right|+C.$$

例 3.19 求$\int \frac{1}{x^2\sqrt{1+x^2}}\mathrm{d}x$.

解　此题可用三角代换来求解，亦可令 $x=\frac{1}{t}$，则 $\mathrm{d}x=-\frac{1}{t^2}\mathrm{d}t$. 于是，当 $x>0$ 时，

$$\int\frac{1}{x^2\sqrt{1+x^2}}\mathrm{d}x=\int\frac{-\frac{1}{t^2}}{\frac{1}{t^2}\sqrt{1+\left(\frac{1}{t}\right)^2}}\mathrm{d}t=-\int\frac{t}{\sqrt{t^2+1}}\mathrm{d}t=-\sqrt{t^2+1}+C$$

$$=-\sqrt{\frac{1}{x^2}+1}+C=-\frac{\sqrt{1+x^2}}{x}+C;$$

当 $x<0$ 时，类似 $x>0$ 的情况，可得相同的结果，因此

$$\int\frac{1}{x^2\sqrt{1+x^2}}\mathrm{d}x=-\frac{\sqrt{1+x^2}}{x}+C.$$

例 3.19 中采用的代换 $x=\frac{1}{t}$ 称为**倒代换**，利用它常可消去被积函数分母中的变量因子 x.

前面 3.1.2 小节介绍了一些常用的基本积分公式，下面再补充几个常用的积分公式：

(14) $\int\tan x\,\mathrm{d}x=-\ln|\cos x|+C$；

(15) $\int\cot x\,\mathrm{d}x=\ln|\sin x|+C$；

(16) $\int\sec x\,\mathrm{d}x=\ln|\sec x+\tan x|+C$；

(17) $\int\csc x\,\mathrm{d}x=\ln|\csc x-\cot x|+C$；

(18) $\int\frac{1}{x^2+a^2}\mathrm{d}x=\frac{1}{a}\arctan\frac{x}{a}+C\quad(a\neq0)$；

(19) $\int\frac{1}{x^2-a^2}\mathrm{d}x=\frac{1}{2a}\ln\left|\frac{x-a}{x+a}\right|+C\quad(a\neq0)$；

(20) $\int\frac{1}{\sqrt{a^2-x^2}}\mathrm{d}x=\arcsin\frac{x}{a}+C\quad(a>0)$；

(21) $\int\sqrt{a^2-x^2}\,\mathrm{d}x=\frac{a^2}{2}\arcsin\frac{x}{a}+\frac{x}{2}\sqrt{a^2-x^2}+C\quad(a>0)$；

(22) $\int\frac{1}{\sqrt{x^2\pm a^2}}\mathrm{d}x=\ln|x+\sqrt{x^2\pm a^2}|+C\quad(a>0)$.

例 3.20　求 $\int\frac{1}{x^2+2x+3}\mathrm{d}x$.

解　$\int\frac{1}{x^2+2x+3}\mathrm{d}x=\int\frac{1}{(x+1)^2+(\sqrt{2})^2}\mathrm{d}(x+1)$.

利用常用积分公式(18) 便得

$$\int\frac{1}{x^2+2x+3}\mathrm{d}x=\frac{1}{\sqrt{2}}\arctan\frac{x+1}{\sqrt{2}}+C.$$

习 题 3.2

1. $\int \frac{1}{\sqrt{x(2-x)}}dx =$( ).

A. $\arcsin(x-1)+C$
B. $-\arcsin(x-1)+C$
C. $2\arcsin(x-1)+C$
D. $-2\arcsin(x-1)+C$

2. $\int \frac{1}{\sqrt{2x}}dx =$( ).

A. $\sqrt{x+C}$
B. $\sqrt{2x}+C$
C. $\frac{1}{\sqrt{2x}}+C$
D. $2\sqrt{x}+C$

3. $\int f'(2x)dx =$( ).

A. $\frac{1}{2}f(x)+C$
B. $\frac{1}{2}f(2x)+C$
C. $2f(x)+C$
D. $2f(2x)+C$

4. 设 $F'(x)=f(x)$,则$\int f(ax-b)dx =$( )$(a>0)$.

A. $\frac{1}{a}F(ax-b)+C$
B. $-\frac{1}{a}F(ax-b)+C$
C. $aF(ax-b)+C$
D. $-aF(ax-b)+C$

5. 设函数 $f(x)=k\tan 2x$ 的一个原函数是$\frac{2}{3}\ln\cos 2x$,则常数 $k=$( ).

A. $-\frac{2}{3}$
B. $\frac{2}{3}$
C. $-\frac{4}{3}$
D. $\frac{4}{3}$

6. 求下列不定积分:

(1) $\int \cos 3x\,dx$;
(2) $\int e^{-2x}dx$;
(3) $\int \frac{3x}{1+x^2}dx$;
(4) $\int (1-2x)^{20}dx$;
(5) $\int \frac{e^{2\arctan x}}{1+x^2}dx$;
(6) $\int \frac{\sqrt{1-\ln x}}{x}dx$.

§3.3　分部积分法

换元积分法应用广泛且灵活，但还不能解决所有求不定积分的问题，如求不定积分 $\int x\sin x\,\mathrm{d}x$，$\int x\mathrm{e}^x\,\mathrm{d}x$，$\int \ln x\,\mathrm{d}x$，$\int \arctan x\,\mathrm{d}x$ 等，需要进一步引入新的计算方法——分部积分法.

设函数 $u=u(x)$，$v=v(x)$ 具有连续导数，由两个函数乘积的微分公式，有

$$\mathrm{d}(uv)=u\,\mathrm{d}v+v\,\mathrm{d}u,$$

移项，得

$$u\,\mathrm{d}v=\mathrm{d}(uv)-v\,\mathrm{d}u,$$

两边积分，得

$$\int u\,\mathrm{d}v=uv-\int v\,\mathrm{d}u. \tag{3-2}$$

(3-2) 式称为**分部积分公式**. 若 $\int u\,\mathrm{d}v$ 不易求出，而 $\int v\,\mathrm{d}u$ 容易求出，这个公式就起到了化难为易的作用.

运用分部积分公式求不定积分 $\int f(x)\,\mathrm{d}x$ 时，首先要把被积函数恰当地分成两个因子，一个作为 u，另一个与 $\mathrm{d}x$ 结合凑为 $\mathrm{d}v$；然后代入公式(3-2)，即可求得不定积分.

下面通过一些典型例题，说明分部积分公式的运用.

例 3.21　求 $\int x\sin x\,\mathrm{d}x$.

解　设 $u=x$，$\mathrm{d}v=\sin x\,\mathrm{d}x=\mathrm{d}(-\cos x)$，则有

$$\int x\sin x\,\mathrm{d}x=\int x\,\mathrm{d}(-\cos x).$$

代入分部积分公式，得

$$\int x\,\mathrm{d}(-\cos x)=x(-\cos x)-\int(-\cos x)\,\mathrm{d}x=-x\cos x+\sin x+C,$$

因此

$$\int x\sin x\,\mathrm{d}x=-x\cos x+\sin x+C.$$

在例 3.21 中，若设 $u=\sin x$，$\mathrm{d}v=x\,\mathrm{d}x=\mathrm{d}\left(\dfrac{x^2}{2}\right)$，那么

$$\int x\sin x\,\mathrm{d}x=\int \sin x\,\mathrm{d}\left(\frac{x^2}{2}\right)=\frac{x^2}{2}\sin x-\int\frac{x^2}{2}\cos x\,\mathrm{d}x.$$

显然，上式右端的不定积分比原不定积分更复杂. 由此可见，应用分部积分公式时，恰当地选取 u 和 $\mathrm{d}v$ 是一个关键. 一般要考虑以下两点：

(1) v 要容易求得；

(2) $\int v\,\mathrm{d}u$ 要比原不定积分 $\int u\,\mathrm{d}v$ 容易算出.

例 3.22 求$\int x\mathrm{e}^x\mathrm{d}x$.

解 设$u=x$,$\mathrm{d}v=\mathrm{e}^x\mathrm{d}x=\mathrm{d}(\mathrm{e}^x)$,则

$$\int x\mathrm{e}^x\mathrm{d}x=\int x\mathrm{d}(\mathrm{e}^x)=x\mathrm{e}^x-\int\mathrm{e}^x\mathrm{d}x=x\mathrm{e}^x-\mathrm{e}^x+C.$$

分部积分的方法熟练以后,u,$\mathrm{d}v$ 的选取过程可以不必再写出,只需把所求不定积分$\int f(x)\mathrm{d}x$ 变形为$\int u(x)\mathrm{d}v(x)$,直接应用分部积分公式计算即可.

例 3.23 求$\int x\ln x\mathrm{d}x$.

解 $$\int x\ln x\mathrm{d}x=\int\ln x\mathrm{d}\left(\frac{x^2}{2}\right)=\frac{x^2}{2}\ln x-\int\frac{x^2}{2}\mathrm{d}(\ln x)=\frac{x^2}{2}\ln x-\int\frac{x^2}{2}\cdot\frac{1}{x}\mathrm{d}x$$

$$=\frac{x^2}{2}\ln x-\frac{x^2}{4}+C.$$

例 3.24 求$\int\mathrm{e}^x\cos x\mathrm{d}x$.

解 $$\int\mathrm{e}^x\cos x\mathrm{d}x=\int\mathrm{e}^x\mathrm{d}(\sin x)=\mathrm{e}^x\sin x-\int\sin x\mathrm{d}(\mathrm{e}^x)=\mathrm{e}^x\sin x-\int\mathrm{e}^x\sin x\mathrm{d}x$$

$$=\mathrm{e}^x\sin x+\int\mathrm{e}^x\mathrm{d}(\cos x)$$ (继续分部积分,u 的选择与第一次保持一致)

$$=\mathrm{e}^x\sin x+\mathrm{e}^x\cos x-\int\cos x\mathrm{d}(\mathrm{e}^x)$$

$$=\mathrm{e}^x\sin x+\mathrm{e}^x\cos x-\int\mathrm{e}^x\cos x\mathrm{d}x,$$

上式右端出现了所求不定积分$\int\mathrm{e}^x\cos x\mathrm{d}x$,移项并化简,得

$$\int\mathrm{e}^x\cos x\mathrm{d}x=\frac{1}{2}\mathrm{e}^x(\sin x+\cos x)+C.$$

因上式右端已不包含积分项,所以必须加上任意常数C.

例 3.25 求$\int\arcsin x\mathrm{d}x$.

解 这个不定积分的被积函数只有一个函数,可把$\mathrm{d}x$ 看作$\mathrm{d}v$,利用分部积分公式,得

$$\int\arcsin x\mathrm{d}x=x\arcsin x-\int x\mathrm{d}(\arcsin x)=x\arcsin x-\int\frac{x}{\sqrt{1-x^2}}\mathrm{d}x$$

$$=x\arcsin x+\frac{1}{2}\int\frac{1}{\sqrt{1-x^2}}\mathrm{d}(1-x^2)=x\arcsin x+\sqrt{1-x^2}+C.$$

例 3.26 求$\int\sec^3x\mathrm{d}x$.

解 $$\int\sec^3x\mathrm{d}x=\int\sec x\sec^2x\mathrm{d}x=\int\sec x\mathrm{d}(\tan x)$$

$$=\sec x\tan x-\int\tan^2x\sec x\mathrm{d}x$$

$$=\sec x\tan x-\int(\sec^2x-1)\sec x\mathrm{d}x$$

$$=\sec x\tan x-\int\sec^3 x\,\mathrm{d}x+\int\sec x\,\mathrm{d}x$$

$$=\sec x\tan x+\ln|\sec x+\tan x|-\int\sec^3 x\,\mathrm{d}x,$$

移项并化简，得

$$\int\sec^3 x\,\mathrm{d}x=\frac{1}{2}\sec x\tan x+\frac{1}{2}\ln|\sec x+\tan x|+C.$$

总结以上例题可以看出，分部积分法常用于被积函数是两类基本初等函数乘积的情形. u 和 $\mathrm{d}v$ 的选择除遵循前面所说的两点外，还应遵循以下原则：

(1) 形如 $\int x^n \mathrm{e}^{kx}\,\mathrm{d}x$，$\int x^n\sin kx\,\mathrm{d}x$，$\int x^n\cos kx\,\mathrm{d}x$（$n$ 为正整数）的不定积分，选取 $u=x^n$，剩余部分设为 $\mathrm{d}v$，即 $\mathrm{e}^{kx}\,\mathrm{d}x=\mathrm{d}v$，$\sin kx\,\mathrm{d}x=\mathrm{d}v$，$\cos kx\,\mathrm{d}x=\mathrm{d}v$.

(2) 形如 $\int x^n\ln x\,\mathrm{d}x$，$\int x^n\arcsin x\,\mathrm{d}x$，$\int x^n\arctan x\,\mathrm{d}x$ 的不定积分，选取 $\mathrm{d}v=x^n\,\mathrm{d}x$，剩余部分设为 u，即 $u=\ln x$，$u=\arcsin x$，$u=\arctan x$.

(3) 形如 $\int \mathrm{e}^{ax}\sin bx\,\mathrm{d}x$，$\int \mathrm{e}^{ax}\cos bx\,\mathrm{d}x$ 的不定积分，可随意选择 u 和 $\mathrm{d}v$. 这种情形若再次使用分部积分法，注意 u 和 $\mathrm{d}v$ 前、后两次的选择应保持一致.

前面分别介绍了直接积分法、换元积分法和分部积分法，但在很多不定积分的计算中，直接积分法、换元积分法和分部积分法是可以兼用的.

例 3.27 求 $\int \mathrm{e}^{\sqrt{x}}\,\mathrm{d}x$.

解 先做变量代换. 设 $\sqrt{x}=t$，则 $x=t^2$，$\mathrm{d}x=2t\,\mathrm{d}t$，于是

$$\int \mathrm{e}^{\sqrt{x}}\,\mathrm{d}x=2\int t\mathrm{e}^t\,\mathrm{d}t=2\int t\,\mathrm{d}(\mathrm{e}^t)=2\left(t\mathrm{e}^t-\int \mathrm{e}^t\,\mathrm{d}t\right)=2(t\mathrm{e}^t-\mathrm{e}^t)+C$$

$$=2\mathrm{e}^{\sqrt{x}}(\sqrt{x}-1)+C.$$

例 3.28 设函数 $f(x)$ 有一个原函数为 e^{-x^2}，求不定积分 $\int xf'(x)\,\mathrm{d}x$.

解 由分部积分公式，所求不定积分可写成

$$\int xf'(x)\,\mathrm{d}x=\int x\,\mathrm{d}f(x)=xf(x)-\int f(x)\,\mathrm{d}x.$$

因为 e^{-x^2} 是 $f(x)$ 的一个原函数，所以

$$\int f(x)\,\mathrm{d}x=\mathrm{e}^{-x^2}+C.$$

又因为 $f(x)=(\mathrm{e}^{-x^2})'=\mathrm{e}^{-x^2}\cdot(-2x)=-2x\mathrm{e}^{-x^2}$，所以

$$\int xf'(x)\,\mathrm{d}x=xf(x)-\int f(x)\,\mathrm{d}x=x\cdot(-2x\mathrm{e}^{-x^2})-\mathrm{e}^{-x^2}+C=-2x^2\mathrm{e}^{-x^2}-\mathrm{e}^{-x^2}+C.$$

习 题 3.3

1. 简述不定积分的第一类换元法与分部积分法的异同点.

2. $\int xf''(x)\,dx=(\quad)$.

A. $xf'(x)-f(x)+C$　　B. $xf'(x)-f'(x)+C$

C. $xf'(x)+f'(x)+C$　　D. 以上都不对

3. 设 e^{-x} 是函数 $f(x)$ 的一个原函数,则 $\int xf(x)\,dx=(\quad)$.

A. $e^{-x}(1+x)+C$　　B. $e^{-x}(1-x)+C$

C. $e^{-x}(x-1)+C$　　D. $-e^{-x}(1+x)+C$

4. 如果 $\int f(x)\,dx=F(x)+C$,那么 $\int e^{-x}f(e^{-x})\,dx=(\quad)$.

A. $F(e^{x})+C$　　B. $-F(e^{-x})+C$

C. $F(e^{-x})+C$　　D. $\dfrac{F(e^{-x})}{x}+C$

5. $\int \dfrac{\ln x}{x^2}dx=(\quad)$.

A. $\dfrac{1}{x}(\ln x+1)+C$　　B. $\dfrac{1}{x}(\ln x-1)+C$

C. $-\dfrac{1}{x}(\ln x+1)+C$　　D. $-\dfrac{1}{x}(\ln x-1)+C$

6. 求下列不定积分:

(1) $\int x\sin 3x\,dx$;　　(2) $\int (x+1)\ln x\,dx$;

(3) $\int \arctan x\,dx$.

§ 3.4　有理函数的不定积分简介

在求不定积分的计算过程中,除了上面介绍的几种形式之外,还会遇到有理函数和三角函数有理式的不定积分,本节简单介绍一下如何求它们的不定积分.

设 $P(x)$ 和 $Q(x)$ 是两个多项式,称形如 $\dfrac{P(x)}{Q(x)}[Q(x)\neq 0]$ 的函数为**有理函数**. 例如,

$$\frac{4x}{x^2+1},\quad \frac{x^2+2x-1}{x-5},\quad \frac{x^3-2x+1}{x^3+x^2-1}$$

都是有理函数. 若分子 $P(x)$ 的次数小于分母 $Q(x)$ 的次数,则称其为**真分式**;若分子 $P(x)$ 的次数大于或等于分母 $Q(x)$ 的次数,则称其为**假分式**. 假分式总可以利用多项式的除法化成一个多项式与真分式的和. 例如,

$$\frac{x^2+2x-1}{x-5}=x+7+\frac{34}{x-5}.$$

显然,多项式的不定积分很容易求出,因此有理函数的不定积分问题可归结为真分式的不定积分问题.

真分式一般都可以通过待定系数法或赋值法,化为部分分式之和,而部分分式的不定积分

可由前面常见的积分公式求得.真分式分解成部分分式之和的具体方法如下：

(1) 若分母的因式中含有因子 $(x-a)^n\ (n\geqslant 1)$，则由该因子所分解出的部分分式为

$$\frac{A_1}{x-a}+\frac{A_2}{(x-a)^2}+\cdots+\frac{A_n}{(x-a)^n},$$

其中 $A_1,A_2,\cdots,A_n$ 均为待定系数.

(2) 若分母的因式中含有因子 $(x^2+px+q)^t\ (p^2-4q<0,t\geqslant 1)$，则由该因子所分解出的部分分式为

$$\frac{A_1x+B_1}{x^2+px+q}+\frac{A_2x+B_2}{(x^2+px+q)^2}+\cdots+\frac{A_tx+B_t}{(x^2+px+q)^t},$$

其中 $A_1,A_2,\cdots,A_t$ 和 $B_1,B_2,\cdots,B_t$ 均为待定系数.

下面通过几个例子来说明具体的解法.

例 3.29　求 $\displaystyle\int\frac{x+3}{x^2-5x+6}\mathrm{d}x$.

解　被积函数是真分式，先将其分母因式分解：

$$x^2-5x+6=(x-2)(x-3),$$

因而所给真分式可分解成下列部分分式之和：

$$\frac{x+3}{(x-2)(x-3)}=\frac{A}{x-2}+\frac{B}{x-3},$$

其中 A,B 为待定系数.为了确定这些待定系数，将上式两边约去分母，得

$$x+3=A(x-3)+B(x-2),$$

即

$$x+3=(A+B)x-(3A+2B).$$

这是一个恒等式，比较两边同次幂的系数，得

$$\begin{cases}A+B=1,\\-(3A+2B)=3,\end{cases}$$

解得 $A=-5,B=6$，从而

$$\frac{x+3}{(x-2)(x-3)}=\frac{-5}{x-2}+\frac{6}{x-3}.$$

因此

$$\begin{aligned}\int\frac{x+3}{x^2-5x+6}\mathrm{d}x&=\int\left(\frac{-5}{x-2}+\frac{6}{x-3}\right)\mathrm{d}x=-5\int\frac{1}{x-2}\mathrm{d}(x-2)+6\int\frac{1}{x-3}\mathrm{d}(x-3)\\&=-5\ln|x-2|+6\ln|x-3|+C=\ln\frac{(x-3)^6}{|x-2|^5}+C.\end{aligned}$$

待定系数 A,B 也可以用下述方法确定：因为

$$x+3=A(x-3)+B(x-2)$$

是恒等式，x 取任何值都成立，所以可将特殊的 x 值代入，从而求出待定系数 A,B，这种方法称为**赋值法**.例如在上式中，令 $x=2$，得 $A=-5$；令 $x=3$，得 $B=6$.

例 3.30　求 $\displaystyle\int\frac{x^3-x^2-x+3}{x^2-1}\mathrm{d}x$.

解　被积函数是一个假分式，首先用多项式的除法把它化成一个多项式与真分式的和：

$$\frac{x^3-x^2-x+3}{x^2-1}=x-1+\frac{2}{x^2-1}=x-1+\frac{1}{x-1}-\frac{1}{x+1}.$$

于是

$$\begin{aligned}\int\frac{x^3-x^2-x+3}{x^2-1}\mathrm{d}x&=\int\left(x-1+\frac{1}{x-1}-\frac{1}{x+1}\right)\mathrm{d}x\\&=\int x\,\mathrm{d}x-\int\mathrm{d}x+\int\frac{1}{x-1}\mathrm{d}(x-1)-\int\frac{1}{x+1}\mathrm{d}(x+1)\\&=\frac{1}{2}x^2-x+\ln|x-1|-\ln|x+1|+C\\&=\frac{1}{2}x^2-x+\ln\left|\frac{x-1}{x+1}\right|+C.\end{aligned}$$

例 3.31 求$\int\frac{x-5}{x^3-3x^2+4}\mathrm{d}x$.

解 因为

$$x^3-3x^2+4=(x+1)(x-2)^2,$$

所以被积函数可以分解成如下部分分式之和:

$$\frac{x-5}{(x+1)(x-2)^2}=\frac{A}{x+1}+\frac{B}{x-2}+\frac{C}{(x-2)^2},$$

其中 A,B,C 为待定系数.将上式两边约去分母,得

$$x-5=A(x-2)^2+B(x+1)(x-2)+C(x+1).$$

利用赋值法求 A,B,C.令 $x=-1$,得 $A=-\frac{2}{3}$;令 $x=2$,得 $C=-1$;令 $x=0$,得 $B=\frac{2}{3}$,于是

$$\frac{x-5}{(x+1)(x-2)^2}=\frac{-2}{3(x+1)}+\frac{2}{3(x-2)}-\frac{1}{(x-2)^2}.$$

因此

$$\begin{aligned}\int\frac{x-5}{x^3-3x^2+4}\mathrm{d}x&=\int\frac{-2}{3(x+1)}\mathrm{d}x+\int\frac{2}{3(x-2)}\mathrm{d}x-\int\frac{1}{(x-2)^2}\mathrm{d}x\\&=-\frac{2}{3}\ln|x+1|+\frac{2}{3}\ln|x-2|+\frac{1}{x-2}+C.\end{aligned}$$

例 3.32 求$\int\frac{1}{1+\cos x}\mathrm{d}x$.

解 这是一个比较简单的三角函数有理式的不定积分.一般地,三角函数有理式的不定积分总可以利用代换 $\tan\frac{x}{2}=t$ 化为变量 t 的有理函数的不定积分,在该代换(称为**万能代换**)之下,有

$$x=2\arctan t,\quad \mathrm{d}x=\frac{2}{1+t^2}\mathrm{d}t,$$

$$\sin x=2\sin\frac{x}{2}\cos\frac{x}{2}=\frac{2\tan\frac{x}{2}}{\sec^2\frac{x}{2}}=\frac{2\tan\frac{x}{2}}{1+\tan^2\frac{x}{2}}=\frac{2t}{1+t^2},$$

$$\cos x=\cos^2\frac{x}{2}-\sin^2\frac{x}{2}=\frac{1-\tan^2\dfrac{x}{2}}{1+\tan^2\dfrac{x}{2}}=\frac{1-t^2}{1+t^2}.$$

于是

$$\int\frac{1}{1+\cos x}\mathrm{d}x=\int\frac{\dfrac{2}{1+t^2}}{1+\dfrac{1-t^2}{1+t^2}}\mathrm{d}t=\int\mathrm{d}t=t+C=\tan\frac{x}{2}+C.$$

有些三角函数有理式的不定积分，利用三角公式和凑微分法就可以解决.

例 3.33 求$\int\sin^2 x\cos^2 x\,\mathrm{d}x$.

解
$$\begin{aligned}\int\sin^2 x\cos^2 x\,\mathrm{d}x&=\int\frac{1-\cos 2x}{2}\cdot\frac{1+\cos 2x}{2}\mathrm{d}x=\frac{1}{4}\int(1-\cos^2 2x)\mathrm{d}x\\&=\frac{1}{4}\int\mathrm{d}x-\frac{1}{4}\int\frac{1+\cos 4x}{2}\mathrm{d}x=\frac{1}{4}\int\mathrm{d}x-\frac{1}{8}\int\mathrm{d}x-\frac{1}{8}\int\cos 4x\,\mathrm{d}x\\&=\frac{1}{8}x-\frac{1}{32}\sin 4x+C.\end{aligned}$$

习 题 3.4

求下列不定积分：

(1) $\int\frac{x-1}{x^2-2x-3}\mathrm{d}x$；

(2) $\int\frac{1}{x(x^2+1)}\mathrm{d}x$；

(3) $\int\frac{x}{x^3-1}\mathrm{d}x$；

(4) $\int\frac{2}{(x-1)(x-2)(x-3)}\mathrm{d}x$；

(5) $\int\frac{2x^2+2}{(x+1)(x-1)^2}\mathrm{d}x$；

(6) $\int\frac{x^5}{x^2-1}\mathrm{d}x$.

§3.5 积分表的使用

为了方便使用，将常用的积分结果作为公式汇集成表，这种表称为**积分表**. 积分表是按照被积函数的类型排列的. 求不定积分时，可根据被积函数的类型直接或经过简单变形后查表得到结果. 积分表中没有列出的不定积分，还可通过数学软件 MATLAB 计算.

本书附录 Ⅰ 为简单的积分表，以供查阅. 下面举例说明积分表的使用方法.

例 3.34 求$\int\frac{1-x}{x^2+9x^3}\mathrm{d}x$.

解 因被积函数

$$\frac{1-x}{x^2+9x^3}=\frac{1}{x^2+9x^3}-\frac{x}{x^2+9x^3}=\frac{1}{x^2(1+9x)}-\frac{1}{x(1+9x)},$$

故

$$\int\frac{1-x}{x^2+9x^3}\mathrm{d}x=\int\frac{1}{x^2(1+9x)}\mathrm{d}x-\int\frac{1}{x(1+9x)}\mathrm{d}x.$$

上式右端第一个不定积分利用积分表中公式 6,此时 $a=9,b=1$;第二个不定积分利用积分表中公式 5,此时 $a=9,b=1$,于是得到

$$\begin{aligned}\int\frac{1-x}{x^2+9x^3}\mathrm{d}x&=-\frac{1}{x}+9\ln\left|\frac{1+9x}{x}\right|+\ln\left|\frac{1+9x}{x}\right|+C\\&=-\frac{1}{x}+10\ln\left|\frac{1+9x}{x}\right|+C.\end{aligned}$$

例 3.35 求 $\int\frac{1}{x^2\sqrt{4x^2+9}}\mathrm{d}x$.

解 此不定积分不能在积分表中直接查到相应的公式,需要先将被积函数化成表中所能找到的类型. 为此,设 $2x=u$,则 $\sqrt{4x^2+9}=\sqrt{u^2+3^2}$,$x=\frac{u}{2}$,$\mathrm{d}x=\frac{1}{2}\mathrm{d}u$,于是

$$\int\frac{1}{x^2\sqrt{4x^2+9}}\mathrm{d}x=\int\frac{\frac{1}{2}}{\frac{u^2}{4}\sqrt{u^2+3^2}}\mathrm{d}u=2\int\frac{1}{u^2\sqrt{u^2+3^2}}\mathrm{d}u.$$

被积函数含有 $\sqrt{u^2+a^2}$,在积分表中查到公式 38,此时 $a=3$,于是

$$\begin{aligned}\int\frac{1}{x^2\sqrt{4x^2+9}}\mathrm{d}x&=2\int\frac{1}{u^2\sqrt{u^2+3^2}}\mathrm{d}u=-\frac{2\sqrt{u^2+3^2}}{3^2u}+C\\&=-\frac{2\sqrt{4x^2+9}}{18x}+C=-\frac{\sqrt{4x^2+9}}{9x}+C.\end{aligned}$$

在积分表中还有许多递推公式,当 n 较大时,就要反复使用这一公式.

例 3.36 求 $\int\sin^5x\,\mathrm{d}x$.

解 利用积分表中公式 95,即得

$$\begin{aligned}\int\sin^5x\,\mathrm{d}x&=-\frac{\sin^4x\cos x}{5}+\frac{4}{5}\int\sin^3x\,\mathrm{d}x\quad(\text{继续用公式 }95)\\&=-\frac{\sin^4x\cos x}{5}+\frac{4}{5}\left(-\frac{\sin^2x\cos x}{3}+\frac{2}{3}\int\sin x\,\mathrm{d}x\right)\\&=-\frac{\sin^4x\cos x}{5}-\frac{4}{15}\sin^2x\cos x-\frac{8}{15}\cos x+C.\end{aligned}$$

最后,还要特别指出的是,对初等函数来说,在其定义区间内它们的原函数一定存在,但原函数却不一定是初等函数. 例如,$\int\sqrt{x}\sin x\,\mathrm{d}x$,$\int\frac{1}{\sqrt{1+x^4}}\mathrm{d}x$,$\int\frac{\mathrm{e}^x}{x}\mathrm{d}x$,$\int\frac{\sin x}{x}\mathrm{d}x$,$\int\frac{1}{\ln x}\mathrm{d}x$,$\int\mathrm{e}^{-x^2}\mathrm{d}x$ 等,这类不定积分称为"积不出"的不定积分. 也就是说,仅用本章所介绍的积分方法求不出它们的原函数.

习 题 3.5

利用积分表求下列不定积分:

(1) $\int \frac{1}{\sqrt{4x^2-9}}\mathrm{d}x$;

(2) $\int \frac{1}{x^2+2x+5}\mathrm{d}x$;

(3) $\int \cos^6 x\,\mathrm{d}x$.

§3.6 MATLAB 实验

命令 int 可以用于求不定积分,其基本使用形式是:

```
int(s)          %返回符号表达式 s 的不定积分,默认变量为 t
int(s,x)        %返回符号表达式 s 关于指定变量 x 的不定积分
```

实验 3.1 求 $\int e^{2x}\sin 3x\,\mathrm{d}x$.

输入:

```
syms x y;
y=exp(2*x)*sin(3*x);
f=int(y,x)
```

运行结果为

```
f=
  -(exp(2*x)*(3*cos(3*x)-2*sin(3*x)))/13
```

命令 int 和 diff 是一对互逆运算,读者可以进行检验.必须指出的是,在初等函数范围内,不定积分有时是不存在的.例如,$\frac{\sin x}{x}$,$\frac{1}{\ln x}$,e^{-x^2},$\frac{e^x}{x}$ 均为初等函数,而$\int \frac{\sin x}{x}\mathrm{d}x$,$\int \frac{1}{\ln x}\mathrm{d}x$,$\int e^{-x^2}\mathrm{d}x$,$\int \frac{e^x}{x}\mathrm{d}x$ 却不能用初等函数表示出来.

例如,输入:

```
int(sin(x)/x,x)
```

运行结果为

```
ans=
  sinint(x)
```

该结果是一个非初等函数 sinint(x),称为正弦积分函数,在使用命令 int 求不定积分时,读者应注意到这种情况.

实验 3.2 求 $\int \frac{1+\sin x}{1+\cos x}e^x\,\mathrm{d}x$.

输入：

```
syms f x;
f=(1+sin(x))*exp(x)/(1+cos(x));
int(f)
```

运行结果为

```
ans=
  exp(x)*tan(x/2)
```

实验 3.3 求 $\int \frac{at+b}{4t^2-7t+25}dt$.

输入：

```
syms f a b t;
f=(a*t+b)/(4*t^2-7*t+25);
int(f,t)
```

运行结果为

```
ans=
  (a*log(4*t^2-7*t+25))/8-(39^(1/2)*atan(((7*39^(1/2)*(7*a+8*b))/936
  -(39^(1/2)*t*(7*a+8*b))/117)/((7*a)/8+b))*(7*a+8*b))/468
```

说明 int(f,t)表示函数 f 关于变量 t 的不定积分. 当所求不定积分中有多个变量时，一般要指明是对哪个变量求不定积分.

总习题三

一、基础题

1. 求下列不定积分：

(1) $\int\left(7x+\frac{3}{x}+\frac{1}{x^2}\right)dx$；　　(2) $\int 3^x e^x dx$；

(3) $\int \frac{\sqrt{x}-2\sqrt[3]{x^2}+1}{\sqrt[4]{x}}dx$；　　(4) $\int 4^{x+\frac{1}{2}}dx$；

(5) $\int\left(\frac{2}{\sqrt{1-x^2}}+\frac{3}{1+x^2}\right)dx$；　　(6) $\int \tan^2 x\,dx$；

(7) $\int \frac{1}{1+\cos 2x}dx$；　　(8) $\int \frac{\cos 2x}{\cos^2 x\sin^2 x}dx$.

2. 用换元积分法求下列不定积分：

(1) $\int e^{5x}dx$；　　(2) $\int \sqrt{1+2x}\,dx$；

(3) $\int \frac{3x}{(x^2+1)^2}dx$；

(4) $\int e^x \sin e^x dx$；

(5) $\int \cos^3 x dx$；

(6) $\int \frac{\cos x}{2+\sin x}dx$；

(7) $\int \frac{e^x}{1+e^{2x}}dx$；

(8) $\int \frac{1}{x\ln x \ln\ln x}dx$；

(9) $\int \frac{(\arctan x)^2}{1+x^2}dx$；

(10) $\int \frac{\ln\tan x}{\sin x\cos x}dx$；

(11) $\int \frac{1}{\sqrt{4-x^2}\arcsin\frac{x}{2}}dx$；

(12) $\int \sin 5x \sin 6x dx$；

(13) $\int \cos x \cos\frac{x}{2}dx$；

(14) $\int \frac{1}{4-x^2}dx$；

(15) $\int \frac{1}{1+\sqrt{2x}}dx$；

(16) $\int \sqrt{1-4x^2}dx$；

(17) $\int \frac{1}{\sqrt{x-x^2}}dx$；

(18) $\int \sqrt{3-2x-x^2}dx$；

(19) $\int \frac{1}{x^2+2x+5}dx$；

(20) $\int \frac{e^x-e^{-x}}{e^x+e^{-x}}dx$.

3. 用分部积分法求下列不定积分：

(1) $\int x^2\ln x dx$；

(2) $\int \log_a x dx$；

(3) $\int \arccos\frac{x}{2}dx$；

(4) $\int x e^{2x}dx$；

(5) $\int \ln(x^2+1)dx$；

(6) $\int e^{2x}\cos 3x dx$；

(7) $\int \ln^2 x dx$；

(8) $\int e^{\sqrt{x+1}}dx$；

(9) $\int \frac{\ln\cos x}{\cos^2 x}dx$；

(10) $\int \frac{\sin 3x}{e^x}dx$；

(11) $\int \frac{\ln x}{\sqrt{x}}dx$；

(12) $\int x^5\sin x^2 dx$；

(13) $\int x e^{x^2}(1+x^2)dx$；

(14) $\int \frac{xe^x}{(1+x)^2}dx$；

(15) $\int \sqrt{1-x^2}dx$；

(16) $\int (x^2+5x+6)\sin 2x dx$.

4. 求下列有理函数的不定积分：

(1) $\int \frac{1}{2+2x+x^2}dx$；

(2) $\int \frac{4x+2}{x^2+x+1}dx$；

(3) $\int \frac{1}{x(x^2+1)}dx$；

(4) $\int \frac{1}{(x+1)(x+2)^2}dx$；

(5) $\int \frac{x^3}{3+x}dx$；

(6) $\int \frac{x}{(1+x)(1+x^2)}dx$.

5. 利用积分表求下列不定积分:

(1) $\int \frac{1}{\sqrt{9x^2+25}}\mathrm{d}x$;　(2) $\int \cos^5 x\,\mathrm{d}x$;

(3) $\int \mathrm{e}^{-x}\sin 2x\,\mathrm{d}x$;　(4) $\int \frac{2+3x}{x^2(1-x)}\mathrm{d}x$;

(5) $\int \sin 2x\cos 7x\,\mathrm{d}x$;　(6) $\int x^2\mathrm{e}^{3x}\,\mathrm{d}x$.

6. 用命令 int 求下列不定积分:

(1) $\int x\sqrt{3x^2+4}\,\mathrm{d}x$;　(2) $\int \frac{\cos x}{\sin x(1+\sin x)^2}\mathrm{d}x$.

二、提高题

1. 求下列不定积分:

(1) $\int \frac{\sqrt{1+2\arctan x}}{1+x^2}\mathrm{d}x$;　(2) $\int \frac{\cot x}{\sqrt{\sin x}}\mathrm{d}x$;

(3) $\int \frac{1}{(\arcsin x)^2\sqrt{1-x^2}}\mathrm{d}x$;　(4) $\int x(1+x^2)^{100}\mathrm{d}x$.

2. 求下列不定积分:

(1) $\int \sqrt{(x^2+x)\mathrm{e}^x}\,(x^2+3x+1)\mathrm{e}^x\,\mathrm{d}x$;　(2) $\int (x\ln x)^{\frac{3}{2}}(\ln x+1)\mathrm{d}x$;

(3) $\int \mathrm{e}^{\mathrm{e}^x\cos x}(\cos x-\sin x)\mathrm{e}^x\,\mathrm{d}x$;　(4) $\int \frac{\arctan\frac{1}{x}}{1+x^2}\mathrm{d}x$;

(5) $\int \frac{\sqrt{\ln(x+\sqrt{1+x^2})+5}}{\sqrt{1+x^2}}\mathrm{d}x$;　(6) $\int \frac{\sin 2x}{\sqrt{a^2\cos^2 x+b^2\sin^2 x}}\mathrm{d}x\quad(b\neq a)$.

3. 求下列不定积分:

(1) $\int \frac{x}{(x^2+1)\sqrt{1-x^2}}\mathrm{d}x$;　(2) $\int \frac{1}{1+\sqrt{1-x^2}}\mathrm{d}x$;

(3) $\int \frac{1}{x(x^7+2)}\mathrm{d}x$;　(4) $\int \frac{1}{(1+x+x^2)^{\frac{3}{2}}}\mathrm{d}x$;

(5) $\int \frac{2^x}{1+2^x+4^x}\mathrm{d}x$;　(6) $\int \frac{1}{1+\mathrm{e}^{\frac{x}{2}}+\mathrm{e}^{\frac{x}{3}}+\mathrm{e}^{\frac{x}{6}}}\mathrm{d}x$.

4. 求下列不定积分:

(1) $\int \frac{x\cos x}{\sin^3 x}\mathrm{d}x$;　(2) $\int (x^3+2x+5)\cos 2x\,\mathrm{d}x$.

5. 求下列不定积分:

(1) $\int \frac{x^{11}}{x^8+3x^4+2}\mathrm{d}x$;　(2) $\int \frac{x^{2n-1}}{x^n+1}\mathrm{d}x$;

(3) $\int \sqrt{1+\sin x}\,\mathrm{d}x$;　(4) $\int \frac{x+\sin x}{1+\cos x}\mathrm{d}x$;

(5) $\int \frac{\arccos x}{\sqrt{(1-x^2)^3}}\mathrm{d}x$.

测　试　三

一、选择题(共 10 小题,每小题 3 分,共 30 分)

1. 下列等式中成立的是(　　).

A. $d\int f(x)dx = f(x)$

B. $\frac{d}{dx}\int f(x)dx = f(x)dx$

C. $\frac{d}{dx}\int f(x)dx = f(x)+C$

D. $d\int f(x)dx = f(x)dx$

2. 设 $f(x)$ 是可导函数,则 $\left[\int f(x)dx\right]' =$(　　).

A. $f(x)$

B. $f(x)+C$

C. $f'(x)$

D. $f'(x)+C$

3. $\int\left(\frac{1}{\sin^2 x}+1\right)d(\sin x) =$(　　).

A. $-\cot x + x + C$

B. $-\cot x + \sin x + C$

C. $-\frac{1}{\sin x}+\sin x + C$

D. $-\frac{1}{\sin x}+x+C$

4. 若 $\int f(x)dx = F(x)+C$,则 $\int \sin x f(\cos x)dx =$(　　).

A. $F(\sin x)+C$

B. $-F(\sin x)+C$

C. $F(\cos x)+C$

D. $-F(\cos x)+C$

5. 若 $\int f(x)e^{-\frac{1}{x}}dx = e^{-\frac{1}{x}}+C$,则 $f(x) =$(　　).

A. $-\frac{1}{x}$

B. $-\frac{1}{x^2}$

C. $\frac{1}{x}$

D. $\frac{1}{x^2}$

6. 设 $F(x)$ 是函数 $f(x)$ 的一个原函数,则 $\int e^{-x}f(e^{-x})dx =$(　　).

A. $F(e^{-x})+C$

B. $-F(e^{-x})+C$

C. $F(e^{x})+C$

D. $-F(e^{x})+C$

7. 在区间 (a,b) 内,如果 $f'(x)=g'(x)$,则下列等式中一定成立的是(　　).

A. $f(x)=g(x)$

B. $f(x)=g(x)+1$

C. $\left[\int f(x)dx\right]' = \left[\int g(x)dx\right]'$

D. $\int f'(x)dx = \int g'(x)dx$

8. 设 $\int f(x)dx = 2\cos\frac{x}{2}+C$,则 $f(x) =$(　　).

A. $\sin\frac{x}{2}$

B. $-\sin\frac{x}{2}$

C. $2\sin\frac{x}{2}$

D. $-2\sin\frac{x}{2}$

9. 若 $\int f(x)dx = \frac{3}{4}\ln\sin 4x + C$,则 $f(x) =$(　　).

A. $\cot 4x$ B. $-\cot 4x$

C. $3\cos 4x$ D. $3\cot 4x$

10. 下列凑微分式中正确的是( ).

A. $\sin 2x\,dx = d(\sin^2 x)$ B. $\frac{1}{\sqrt{x}}dx = d(\sqrt{x})$

C. $\ln|x|\,dx = d\left(\frac{1}{x}\right)$ D. $\arctan x\,dx = d\left(\frac{1}{1+x^2}\right)$

二、填空题(共 10 小题,每小题 3 分,共 30 分)

1. 若$\int f(x)dx = xe^x + C$,则 $f(x) =$ ________.

2. 如果 e^{-x} 是函数 $f(x)$ 的一个原函数,则$\int f(x)dx =$ ________.

3. 若$\int f(x)dx = 2\tan\frac{x}{2} + C$,则 $f(x) =$ ________.

4. 设函数 $f(x) = \frac{1}{x}$,则$\int f'(x)dx =$ ________.

5. $\int f(x)df(x) =$ ________.

6. $\int \sin x\cos x\,dx =$ ________.

7. 设函数 $f(x) = e^{-x}$,则$\int \frac{f'(\ln x)}{x}dx =$ ________.

8. 已知$\int f(x)dx = x^2e^{2x} + C$,则 $f(x) =$ ________.

9. $\int x\ln(1+x^2)dx =$ ________.

10. 若$\int f(x)dx = \arcsin 2x + C$,则 $f(x) =$ ________.

三、计算题(共 8 小题,每小题 5 分,共 40 分)

求下列不定积分:

(1) $\int \cos^2\frac{x}{2}dx$; (2) $\int 2^x e^x dx$;

(3) $\int \sin x\cos^2 x\,dx$; (4) $\int e^x\cos e^x dx$;

(5) $\int \frac{1}{2+\sqrt{x-1}}dx$; (6) $\int x^2(2-x)^{10}dx$;

(7) $\int x^2e^x dx$; (8) $\int x\cos x\,dx$.

习题详解

第四章

定积分及其应用

学习要求：

1. 掌握定积分的概念、性质、牛顿-莱布尼茨(Newton-Leibniz)公式，以及定积分的计算(换元积分法与分部积分法)、定积分在几何学上的应用.

2. 熟悉定积分的几何意义、积分上限函数及其导数、不定积分与定积分的关系，以及广义积分的概念与计算.

3. 了解微元法，以及定积分在物理学上的应用与定积分在医学上的应用.

课程思政案例

不定积分和定积分是两个不同的概念，但它们之间却有着紧密的联系. 定积分也是积分学中的一个重要组成部分，自然科学及医药学等领域里的众多问题都可归结为定积分的问题. 本章将从几何问题与物理问题出发引出定积分的概念，然后讨论其性质、计算及应用.

案例4-1

病人服用药物后，首先通过机体组织吸收到血液系统，然后由血液系统带到人体各部位而发生效应. 但并非全部口服药物都能被有效吸收，为了测量血液系统中有效药物的总量，就必须使用标准的临床方法监测尿液中药物排出的总量 D. 标准的药物排出速率为

$$v(t)=t\mathrm{e}^{-kt}\quad(k>0),$$

其中 k 称为消除常数. 讨论药物通过人体后排出的总量.

分析 如果药物排出的速率是 $v(t)$，则通过本章的学习知道，在时间间隔 $[0,T]$ 内，药物通过人体后排出的总量可由定积分求解，即 $D=\int_0^T v(t)\mathrm{d}t$. 这里时间上限 T 表示该时刻后，药物量减少到不能测出. 理论上的时间上限 T 应为 $+\infty$，但事实上 T 为某一有限值.

§4.1 定积分的基本知识

4.1.1 定积分问题举例

1. 曲边梯形的面积

设函数 $y=f(x)$ 在区间 $[a,b]$ 上连续，且 $f(x)\geqslant 0$，则称由曲线 $y=f(x)$，直线 $x=a$，$x=b$ 及 x 轴所围成的平面图形为在 $[a,b]$ 上以 $y=f(x)$ 为曲边的**曲边梯形**，如图 4-1 所示.

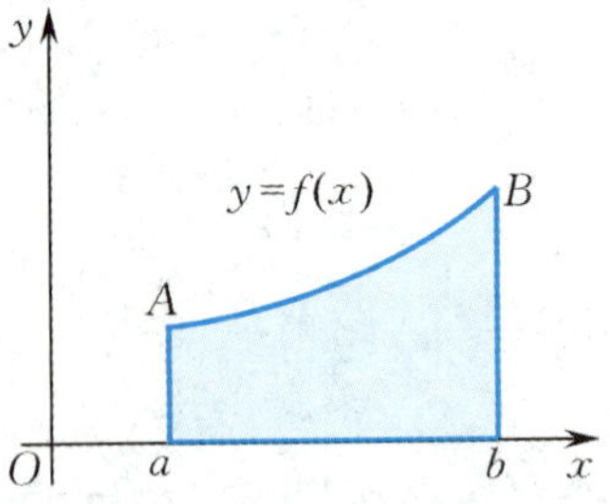

图 4-1

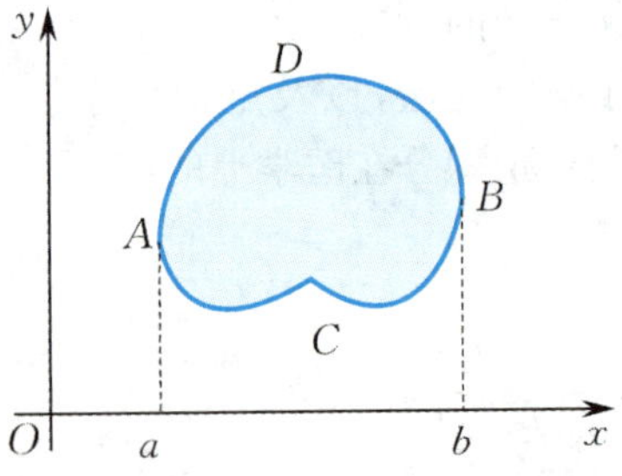

图 4-2

显然，由任何曲线所围成的平面图形的面积均可以看成若干曲边梯形面积的代数和，因此计算任意平面图形的面积，实际上可归结为计算曲边梯形的面积，再求其代数和. 如图 4-2 所示，封闭曲线 $ADBCA$ 所围成的平面图形的面积可以写成

$$S_{ADBCA}=S_{AabBDA}-S_{AabBCA}.$$

现在讨论曲边梯形面积的计算方法.

如图 4-3 所示，因曲边梯形有一条边为曲线，故不能简单地像计算矩形面积一样用底与高的乘积来求曲边梯形的面积. 然而，因为曲边梯形的“高”$f(x)$ 在区间 $[a,b]$ 上是连续变化的，所以可把 $[a,b]$ 任意分成 n 个小区间，相应地作出 n 个小曲边梯形. 如果分点很多，使得 $f(x)$ 在每一个小区间上都变化不大时，可以将其近似地看作不变. 这样，每一个小曲边梯形的面积

便可以近似地用小矩形的面积来代替. 把这些小矩形的面积加起来，就得到整个曲边梯形面积 A 的近似值. 显然，把区间 $[a,b]$ 分割得越细，所得面积的近似程度就越高. 因此，可以把曲边梯形的面积定义为当区间 $[a,b]$ 无限细分时，小矩形面积和的极限.

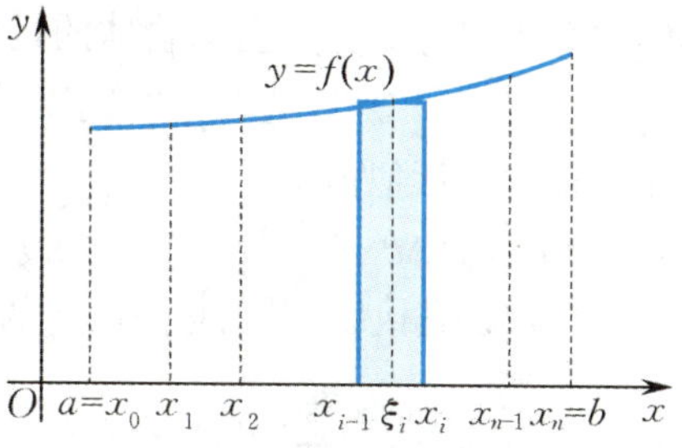

动画视频

图 4-3

可将上述解决问题的思路归纳为以下四个步骤.

(1) **分割**：将曲边梯形分成 n 个小曲边梯形. 为此，在区间 $[a,b]$ 内任意插入 $n-1$ 个分点

$$a=x_0<x_1<x_2<\cdots<x_{i-1}<x_i<\cdots<x_n=b,$$

分别对应于小区间 $[x_{i-1},x_i]$ $(i=1,2,\cdots,n)$，每个小区间上形成一个小曲边梯形.

(2) **近似代替**：这些小曲边梯形的面积 ΔA_i 可以用小矩形的面积作为近似值，即

$$\Delta A_i\approx f(\xi_i)\Delta x_i\quad (x_{i-1}\leqslant\xi_i\leqslant x_i,\ i=1,2,\cdots,n),$$

其中 ξ_i 是 $[x_{i-1},x_i]$ 上的任意一点，$\Delta x_i=x_i-x_{i-1}$.

(3) **求和**：将 n 个小矩形的面积相加，得到曲边梯形面积 A 的近似值，即

$$A=\sum_{i=1}^{n}\Delta A_i\approx\sum_{i=1}^{n}f(\xi_i)\Delta x_i.$$

(4) **取极限**：当分点越密时，每个小区间的长度 Δx_i 无限缩小，这个近似值就越接近于所求面积的精确值. 记 $\lambda=\max\limits_{1\leqslant i\leqslant n}\{\Delta x_i\}$，表示所有小区间长度的最大值，则当 $\lambda\to 0$ 时，有

$$A=\lim_{\lambda\to 0}\sum_{i=1}^{n}f(\xi_i)\Delta x_i.$$

若上述极限存在，则该极限值就是所求曲边梯形的面积.

2. 变速直线运动的路程

设有一物体做变速直线运动，已知其速度为 $v=v(t)$，它是时间 t 的连续函数，$t\in[a,b]$. 下面我们讨论如何计算该物体在 $[a,b]$ 这段时间内所经过的路程 s.

已知匀速直线运动路程的计算公式为

$$\text{路程}=\text{速度}\times\text{时间}.$$

对于变速直线运动的路程，虽然不能直接应用上述公式计算，但是由于速度函数是连续的，即在很短的一段时间内，速度的变化不大，可近似看作匀速运动，因此可用类似上一个例子的方法来求路程，同样有以下四个步骤.

(1) **分割**：用分点

$$a=t_0<t_1<t_2<\cdots<t_{i-1}<t_i<\cdots<t_n=b$$

把时间区间 $[a,b]$ 任意分成 n 个小时间段

$$[t_0,t_1],\ [t_1,t_2],\ \cdots,\ [t_{n-1},t_n].$$

各小时间段间隔为

$$\Delta t_i = t_i - t_{i-1} \quad (i=1,2,\cdots,n),$$

与之相应的路程为 $\Delta s_i (i=1,2,\cdots,n)$.

(2) 近似代替:因为在每个小时间段 $[t_{i-1},t_i]$ 上,该物体的运动可近似看作匀速运动,所以在 $[t_{i-1},t_i]$ 上任取一时刻 $x_i (t_{i-1} \leqslant x_i \leqslant t_i)$,以此时刻的速度 $v(x_i)$ 近似代替该小时间段上各个时刻的速度,这样就得到路程 Δs_i 的近似值,即

$$\Delta s_i \approx v(x_i)\Delta t_i \quad (i=1,2,\cdots,n).$$

(3) 求和:把各小时间段路程的近似值相加,得到总路程 s 的近似值,即

$$s = \sum_{i=1}^{n} \Delta s_i \approx \sum_{i=1}^{n} v(x_i)\Delta t_i.$$

(4) 取极限:对上述和式取极限,就可以得到总路程 s 的精确值,即

$$s = \lim_{\lambda \to 0} \sum_{i=1}^{n} v(x_i)\Delta t_i,$$

其中 $\lambda = \max\limits_{1 \leqslant i \leqslant n} \{\Delta t_i\}$,即 λ 表示各小时间段间隔的最大值. 若上述极限存在,则此极限值就是该物体在 $[a,b]$ 这段时间内所经过的路程.

4.1.2 定积分的定义及几何意义

1. 定积分的定义

上述两个实例,一个讨论的是几何问题,另一个讨论的是物理问题,这些问题中所求量的计算都是通过"分割、近似代替、求和、取极限"这四步完成的,且最后所求量都归结为一种具有特定结构的和式的极限. 抛开这些问题的具体意义,概括它们在数量关系上共同的本质和特性,便得到定积分的概念.

定义 4.1 设函数 $f(x)$ 在区间 $[a,b]$ 上有定义. 用分点

$$a = x_0 < x_1 < x_2 < \cdots < x_{i-1} < x_i < \cdots < x_n = b$$

将区间 $[a,b]$ 分成 n 个小区间 $[x_{i-1},x_i]$,第 i 个小区间的长度为

$$\Delta x_i = x_i - x_{i-1} \quad (i=1,2,\cdots,n).$$

在小区间 $[x_{i-1},x_i]$ 上任取一点 $\xi_i (x_{i-1} \leqslant \xi_i \leqslant x_i)$,求出对应的函数值 $f(\xi_i)$,做乘积 $f(\xi_i)\Delta x_i (i=1,2,\cdots,n)$,再求和

$$\sum_{i=1}^{n} f(\xi_i)\Delta x_i.$$

记 $\lambda = \max\limits_{1 \leqslant i \leqslant n} \{\Delta x_i\}$,如果不论小区间如何划分及点 ξ_i 如何选取,极限

$$\lim_{\lambda \to 0} \sum_{i=1}^{n} f(\xi_i)\Delta x_i$$

都存在,则称此极限值为函数 $f(x)$ 在区间 $[a,b]$ 上的定积分,记作 $\int_a^b f(x)\mathrm{d}x$,即

$$\int_a^b f(x)\mathrm{d}x = \lim_{\lambda \to 0} \sum_{i=1}^{n} f(\xi_i)\Delta x_i, \tag{4-1}$$

其中 $f(x)$ 称为被积函数,$f(x)\mathrm{d}x$ 称为被积表达式,x 称为积分变量,a 和 b 分别称为积分下

限和积分上限，区间$[a,b]$称为积分区间，和式$\sum_{i=1}^{n} f(\xi_i)\Delta x_i$称为黎曼和.

当函数$f(x)$在区间$[a,b]$上的定积分存在时，称$f(x)$在区间$[a,b]$上可积；否则，称$f(x)$在区间$[a,b]$上不可积.

说明　(1) 定积分表示一个确定的数，它的值仅与被积函数$f(x)$和积分区间$[a,b]$有关，而与积分变量的记法无关，即

$$\int_a^b f(x)\mathrm{d}x=\int_a^b f(t)\mathrm{d}t=\int_a^b f(u)\mathrm{d}u.$$

(2) 当定积分的积分上、下限相等，即$a=b$时，定积分的值等于0，即

$$\int_a^a f(x)\mathrm{d}x=0.$$

微课视频

(3) 当交换定积分的积分上、下限时，定积分改变符号，即

$$\int_a^b f(x)\mathrm{d}x=-\int_b^a f(x)\mathrm{d}x.$$

定积分的定义表明，只有当和式的极限存在时，函数$f(x)$在$[a,b]$上才可积. 那么什么样的函数是可积的？对此我们不做深入讨论，只给出结论：闭区间上的连续函数和闭区间上只有有限个间断点的有界函数必可积.

2. 定积分的几何意义

(1) 在区间$[a,b]$上，如果$f(x)\geqslant 0$，则$\int_a^b f(x)\mathrm{d}x\geqslant 0$，此时$\int_a^b f(x)\mathrm{d}x$表示由曲线$y=f(x)$，直线$x=a$，$x=b$及$x$轴所围成的曲边梯形的面积$A$，即

$$\int_a^b f(x)\mathrm{d}x=A.$$

(2) 在区间$[a,b]$上，如果$f(x)\leqslant 0$，则$\int_a^b f(x)\mathrm{d}x\leqslant 0$，此时$\int_a^b f(x)\mathrm{d}x$表示由曲线$y=f(x)$，直线$x=a$，$x=b$及$x$轴所围成的曲边梯形的面积$A$的相反数，即

$$\int_a^b f(x)\mathrm{d}x=-A.$$

(3) 如果函数$f(x)$在区间$[a,b]$上有正有负，则$\int_a^b f(x)\mathrm{d}x$表示由曲线$y=f(x)$，直线$x=a$，$x=b$及x轴所围成的平面图形位于x轴上方的面积(取正)与位于x轴下方的面积(取负)的代数和(见图 4-4).

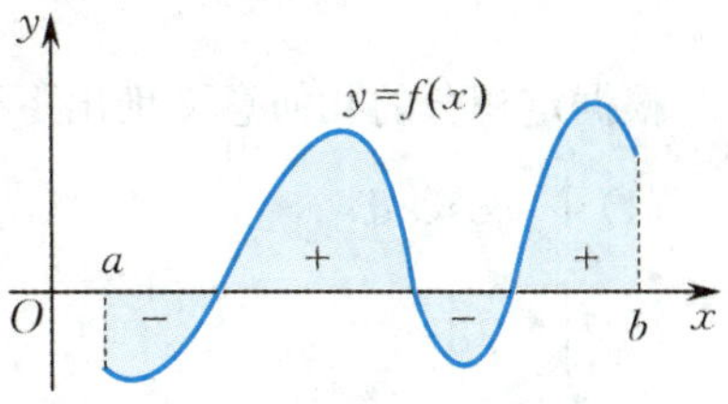

图 4-4

例 4.1　根据定积分的定义计算定积分$\int_0^1 x^2\mathrm{d}x$.

解　因为函数$f(x)=x^2$在闭区间$[0,1]$上连续，所以它在$[0,1]$上可积. 由于定积分的值与区间$[0,1]$的分法及点ξ_i的取法无关，因此为了便于计算，用分点$x_i=\frac{i}{n}(i=0,1,2,\cdots,n)$把区间$[0,1]$分为$n$等份，即每个小区间的长度均等于

$$\Delta x_i=\frac{1}{n}\quad(i=1,2,\cdots,n),$$

并取$\xi_i=x_i(i=1,2,\cdots,n)$，则有

$$\sum_{i=1}^{n} f(\xi_i)\Delta x_i = \sum_{i=1}^{n} \xi_i^2 \Delta x_i = \sum_{i=1}^{n}\left(\frac{i}{n}\right)^2 \frac{1}{n} = \frac{1}{n^3}\sum_{i=1}^{n} i^2$$

$$= \frac{1}{n^3}\cdot\frac{1}{6}n(n+1)(2n+1)$$

$$= \frac{1}{6}\left(1+\frac{1}{n}\right)\left(2+\frac{1}{n}\right).$$

令 $n\to\infty$,对上式取极限,由定积分的定义得

$$\int_0^1 x^2\mathrm{d}x = \lim_{n\to\infty}\sum_{i=1}^{n} f(\xi_i)\Delta x_i = \lim_{n\to\infty}\frac{1}{6}\left(1+\frac{1}{n}\right)\left(2+\frac{1}{n}\right) = \frac{1}{3}.$$

例 4.2 利用定积分的几何意义,说明 $\int_0^{2\pi}\sin x\,\mathrm{d}x = 0$.

解 由正弦函数 $\sin x$ 在 $[0,2\pi]$ 上的图形(见图 4-5)可知,在 x 轴上方的面积与在 x 轴下方的面积,就大小而言是相等的.因此,由定积分的几何意义可得

$$\int_0^{2\pi}\sin x\,\mathrm{d}x = 0.$$

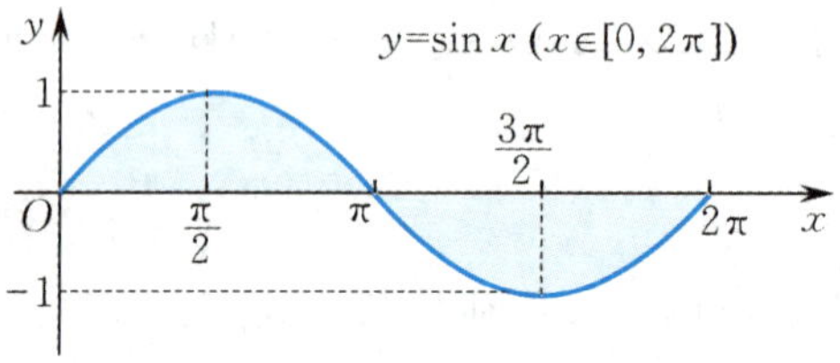

图 4-5

习 题 4.1

根据定积分的几何意义推出下列定积分的值:

(1) $\int_0^{2\pi}\cos x\,\mathrm{d}x$;

(2) $\int_{-1}^{1}|x|\,\mathrm{d}x$;

(3) $\int_{-2}^{2}x\,\mathrm{d}x$;

(4) $\int_{-1}^{1}\sqrt{1-x^2}\,\mathrm{d}x$.

§ 4.2 定积分的性质

由定积分的定义及极限的运算法则,可得下列定积分的性质(假定所讨论的定积分均存在).

性质 1 被积函数的常数因子可以提到积分号外面,即

$$\int_a^b kf(x)\mathrm{d}x = k\int_a^b f(x)\mathrm{d}x \quad (k\ 为常数).$$

证 由定积分的定义可知

$$\int_a^b kf(x)\mathrm{d}x=\lim_{\lambda\to 0}\sum_{i=1}^{n} kf(\xi_i)\Delta x_i=k\lim_{\lambda\to 0}\sum_{i=1}^{n} f(\xi_i)\Delta x_i=k\int_a^b f(x)\mathrm{d}x.$$

性质 2 函数代数和的定积分等于各函数定积分的代数和，即

$$\int_a^b[f(x)\pm g(x)]\mathrm{d}x=\int_a^b f(x)\mathrm{d}x\pm\int_a^b g(x)\mathrm{d}x.$$

证 由定积分的定义可知

$$\begin{aligned}\int_a^b[f(x)\pm g(x)]\mathrm{d}x&=\lim_{\lambda\to 0}\sum_{i=1}^{n}[f(\xi_i)\pm g(\xi_i)]\Delta x_i\\&=\lim_{\lambda\to 0}\sum_{i=1}^{n} f(\xi_i)\Delta x_i\pm\lim_{\lambda\to 0}\sum_{i=1}^{n} g(\xi_i)\Delta x_i\\&=\int_a^b f(x)\mathrm{d}x\pm\int_a^b g(x)\mathrm{d}x.\end{aligned}$$

性质 2 可推广到有限个函数的情形. 例如，

$$\int_a^b\left[\sum_{i=1}^{n} f_i(x)\right]\mathrm{d}x=\sum_{i=1}^{n}\int_a^b f_i(x)\mathrm{d}x.$$

性质 3 如果在区间 $[a,b]$ 上，被积函数 $f(x)\equiv 1$，则有

$$\int_a^b f(x)\mathrm{d}x=\int_a^b \mathrm{d}x=b-a.$$

性质 4 如果把积分区间$[a,b]$分成两个区间$[a,c]$和$[c,b]$，则

$$\int_a^b f(x)\mathrm{d}x=\int_a^c f(x)\mathrm{d}x+\int_c^b f(x)\mathrm{d}x.$$

性质 4 同样可以由极限的运算法则及定积分的定义证明，该性质称为**定积分对积分区间具有可加性**，如图 4－6 所示.

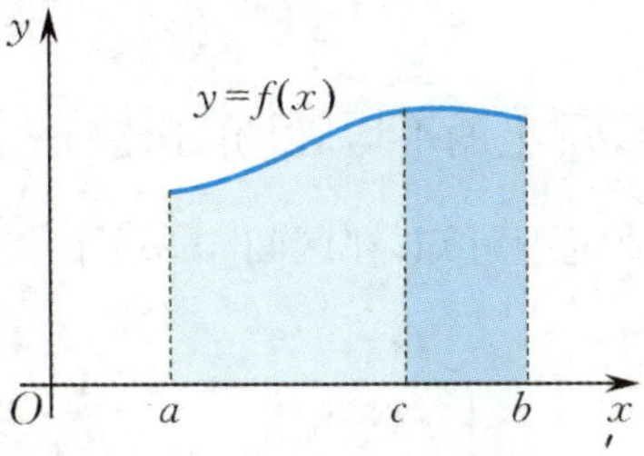

图 4－6

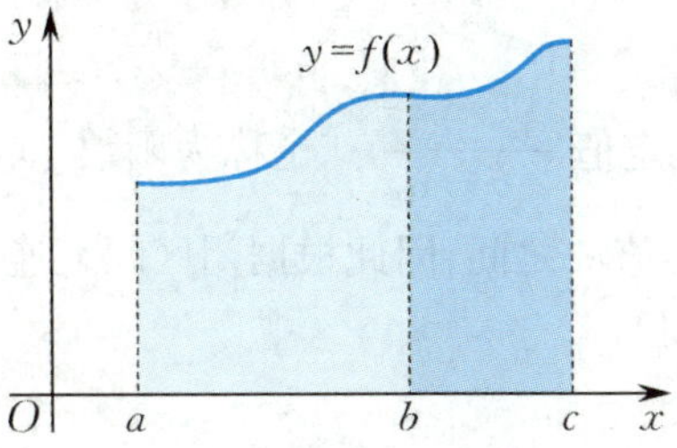

图 4－7

说明 实际上，无论 a,b,c 的相对位置如何，上述性质仍成立. 如图 4－7 所示，设 $a<b<c$，由于

$$\int_a^c f(x)\mathrm{d}x=\int_a^b f(x)\mathrm{d}x+\int_b^c f(x)\mathrm{d}x,$$

因此

$$\int_a^b f(x)\mathrm{d}x=\int_a^c f(x)\mathrm{d}x-\int_b^c f(x)\mathrm{d}x=\int_a^c f(x)\mathrm{d}x+\int_c^b f(x)\mathrm{d}x.$$

性质 5 如果在区间$[a,b]$上，恒有 $f(x)\leqslant g(x)$，则

$$\int_a^b f(x)\mathrm{d}x\leqslant\int_a^b g(x)\mathrm{d}x.$$

推论 1 当 $a<b$ 时，总有

$$\left|\int_a^b f(x)\mathrm{d}x\right| \leqslant \int_a^b |f(x)|\mathrm{d}x.$$

此推论由定积分的几何意义即可说明.

性质 6 设在区间$[a,b]$上,函数 $f(x)$ 连续,其最大值和最小值分别是 M 和 m,则

$$m(b-a) \leqslant \int_a^b f(x)\mathrm{d}x \leqslant M(b-a).$$

证 因为 $m \leqslant f(x) \leqslant M$,所以由性质 5 得

$$\int_a^b m\mathrm{d}x \leqslant \int_a^b f(x)\mathrm{d}x \leqslant \int_a^b M\mathrm{d}x.$$

于是由性质 1 和性质 3 得

$$m(b-a) \leqslant \int_a^b f(x)\mathrm{d}x \leqslant M(b-a).$$

性质 7 (**积分中值定理**) 如果函数 $f(x)$ 在区间$[a,b]$上连续,则在区间$[a,b]$上至少存在一点 ξ,使得

$$\int_a^b f(x)\mathrm{d}x = f(\xi)(b-a) \quad (a \leqslant \xi \leqslant b).$$

证 因为函数 $f(x)$ 在区间$[a,b]$上连续,所以 $f(x)$ 在区间$[a,b]$上有最大值 M 和最小值 m,由性质 6 得

$$m(b-a) \leqslant \int_a^b f(x)\mathrm{d}x \leqslant M(b-a).$$

上式两边均除以 $b-a$,得

$$m \leqslant \frac{\int_a^b f(x)\mathrm{d}x}{b-a} \leqslant M.$$

由于定值 $\dfrac{\int_a^b f(x)\mathrm{d}x}{b-a}$[也称为函数 $f(x)$ 在区间$[a,b]$上的平均值]介于 $f(x)$ 的最大值 M 和最小值 m 之间,因此根据闭区间上连续函数的介值定理可知,在区间$[a,b]$上至少存在一点 ξ,使得

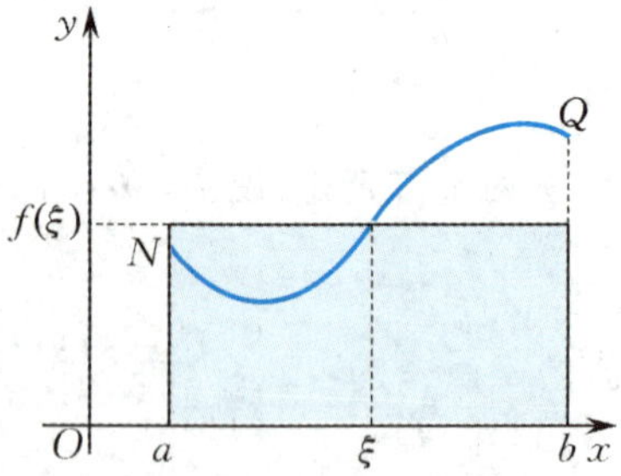

图 4-8

$$f(\xi) = \frac{\int_a^b f(x)\mathrm{d}x}{b-a},$$

即

$$\int_a^b f(x)\mathrm{d}x = f(\xi)(b-a) \quad (a \leqslant \xi \leqslant b).$$

说明 积分中值定理的几何意义是在区间$[a,b]$上总可以找到一点 ξ,使得曲边梯形 $NabQ$ 的面积等于同一底边$[a,b]$,而高为 $f(\xi)$ 的一个矩形的面积,如图 4-8 所示.

例 4.3 比较定积分 $\int_3^4 \ln^2 x\,\mathrm{d}x$ 和 $\int_3^4 \ln x\,\mathrm{d}x$ 的大小.

解 因为当 $x \in [3,4]$ 时,总有 $\ln^2 x > \ln x$,所以

$$\int_3^4 \ln^2 x\,\mathrm{d}x > \int_3^4 \ln x\,\mathrm{d}x.$$

例 4.4 估计定积分$\int_0^1 e^{-x^2}dx$的范围.

解 因为当 $x\in[0,1]$ 时，总有

$$\frac{1}{e}\leqslant e^{-x^2}\leqslant 1,$$

于是得

$$\int_0^1\frac{1}{e}dx\leqslant\int_0^1 e^{-x^2}dx\leqslant\int_0^1 1dx,$$

即

$$\frac{1}{e}\leqslant\int_0^1 e^{-x^2}dx\leqslant 1.$$

习　题　4.2

1. 根据定积分的性质，比较下列定积分的大小：

(1) $\int_1^2 x^2dx$ 与 $\int_1^2 x^3dx$；　　(2) $\int_1^2\ln x\,dx$ 与 $\int_1^2\ln^2x\,dx$；

(3) $\int_0^{\frac{\pi}{2}}x\,dx$ 与 $\int_0^{\frac{\pi}{2}}\sin x\,dx$.

2. 估计下列定积分的范围：

(1) $\int_{-2}^1(x^2+1)dx$；　　(2) $\int_1^2 e^x dx$；

(3) $\int_0^1 e^{-\frac{x^2}{2}}dx$.

3. 设 $\int_a^b f(x)dx=k$，则 $-\int_b^a f(x)dx=$__________.

4. 已知 $\int_0^{\frac{\pi}{2}}f(x)dx=1$，则连续函数 $f(x)$ 在区间 $\left[0,\frac{\pi}{2}\right]$ 上的平均值为__________.

§4.3　微积分基本定理

直接按定义计算定积分，不仅计算复杂，而且难度较大. 因此，需要寻求计算定积分的简便而有效的方法.

4.3.1　积分上限函数及其导数

设函数 $f(x)$ 在区间$[a,b]$上连续，则它在$[a,b]$的任意一个子区间$[a,x]$上都是可积的，从而对于区间$[a,b]$上的每个值 x，积分$\int_a^x f(u)du$ 都有一个确定的值与之对应. 因此，积

分$\int_a^x f(u)\mathrm{d}u$是以积分上限x为自变量的函数,记为$\Phi(x)$,即

$$\Phi(x)=\int_a^x f(u)\mathrm{d}u \quad (a\leqslant x\leqslant b),$$

称此函数为**积分上限函数**. 如图 4-9 所示,当$f(x)\geqslant 0$时,函数$\Phi(x)=\int_a^x f(u)\mathrm{d}u$表示图 4-9 中阴影部分的面积.

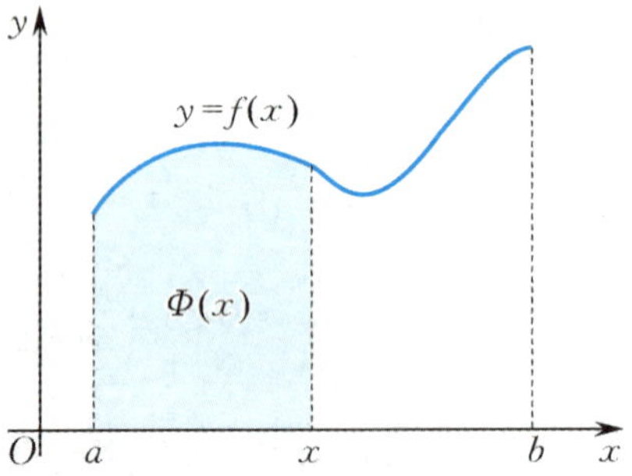

图 4-9

关于积分上限函数$\Phi(x)$,有如下定理.

定理 4.1 **如果函数$f(x)$在区间$[a,b]$上连续,则积分上限函数$\Phi(x)=\int_a^x f(u)\mathrm{d}u$在区间$[a,b]$上可导,且**

$$\Phi'(x)=\frac{\mathrm{d}}{\mathrm{d}x}\int_a^x f(u)\mathrm{d}u=f(x). \tag{4-2}$$

证 设x有一个增量Δx(假设$\Delta x>0$),则函数$\Phi(x)$也有相应的增量

$$\Delta\Phi(x)=\Phi(x+\Delta x)-\Phi(x)=\int_a^{x+\Delta x} f(u)\mathrm{d}u-\int_a^x f(u)\mathrm{d}u=\int_x^{x+\Delta x} f(u)\mathrm{d}u.$$

在区间$[x,x+\Delta x]$上应用积分中值定理,在x与$x+\Delta x$之间至少存在一点ξ,使得

$$\Delta\Phi(x)=\int_x^{x+\Delta x} f(u)\mathrm{d}u=f(\xi)\Delta x,$$

于是

$$\frac{\Delta\Phi(x)}{\Delta x}=f(\xi) \quad (x\leqslant\xi\leqslant x+\Delta x).$$

当$\Delta x\to 0$时,$\xi\to x$. 由于$f(x)$在区间$[a,b]$上连续,因此根据导数的定义,有

$$\Phi'(x)=\lim_{\Delta x\to 0}\frac{\Delta\Phi(x)}{\Delta x}=\lim_{\Delta x\to 0} f(\xi)=\lim_{\xi\to x} f(\xi)=f(x),$$

即$\Phi(x)$在$[a,b]$上可导,且(4-2)式成立.

因为$\Phi'(x)=f(x)$,所以$\Phi(x)$是$f(x)$在区间$[a,b]$上的一个原函数. 由此可得以下推论.

推论 1 若函数$f(x)$在区间$[a,b]$上连续,则

$$\Phi(x)=\int_a^x f(u)\mathrm{d}u$$

是函数$f(x)$在区间$[a,b]$上的一个原函数.

由定理 4.1 可知,一切连续函数都存在原函数. 同时此定理还揭示了定积分与原函数之间

的内在联系，为利用原函数计算定积分奠定了基础.

例 4.5　求函数 $\Phi(x)=\int_0^x \sin u\,\mathrm{d}u$ 在点 $x=0, x=\frac{\pi}{2}$ 处的导数值.

解　由定理 4.1 得

$$\Phi'(x)=\sin x,$$

故有

$$\Phi'(0)=0,\quad \Phi'\left(\frac{\pi}{2}\right)=1.$$

例 4.6　设 $\Phi(x)=\int_{\sqrt{x}}^3 t^2\mathrm{d}t$，求 $\Phi'(x)$.

解　设 $u=\sqrt{x}$，由复合函数的求导法则和定理 4.1 得

$$\Phi'(x)=\left(-\int_3^{\sqrt{x}} t^2\mathrm{d}t\right)'=\left(-\int_3^u t^2\mathrm{d}t\right)'\cdot u'=-u^2\cdot\frac{1}{2\sqrt{x}}=-\frac{\sqrt{x}}{2}.$$

例 4.7　求极限 $\lim\limits_{x\to0}\frac{\int_0^x t^2\mathrm{d}t}{x^2}$.

解　此极限为 $\frac{0}{0}$ 型不定式，由洛必达法则和定理 4.1 得

$$\lim_{x\to0}\frac{\int_0^x t^2\mathrm{d}t}{x^2}=\lim_{x\to0}\frac{\left(\int_0^x t^2\mathrm{d}t\right)'}{(x^2)'}=\lim_{x\to0}\frac{x^2}{2x}=0.$$

4.3.2　牛顿-莱布尼茨公式

定理 4.2　设函数 $f(x)$ 在区间 $[a,b]$ 上连续. 若 $F(x)$ 是 $f(x)$ 在区间 $[a,b]$ 上的一个原函数，即 $F'(x)=f(x)$，则

$$\int_a^b f(x)\mathrm{d}x=F(b)-F(a). \tag{4-3}$$

证　已知 $F(x)$ 是函数 $f(x)$ 的一个原函数，由定理 4.1 的推论 1 可知，函数 $\Phi(x)=\int_a^x f(u)\mathrm{d}u$ 也是 $f(x)$ 的一个原函数，于是

$$F(x)=\Phi(x)+C=\int_a^x f(u)\mathrm{d}u+C\quad(C\text{ 为任意常数}).$$

若令 $x=a$，则由 $\int_a^a f(u)\mathrm{d}u=0$，得

$$C=F(a),$$

所以

$$F(x)=\int_a^x f(u)\mathrm{d}u+F(a).$$

拓展阅读

再令 $x=b$，得

$$F(b)=\int_a^b f(u)\mathrm{d}u+F(a),$$

因此

$$\int_a^b f(u)\mathrm{d}u = F(b) - F(a),$$

即

$$\int_a^b f(x)\mathrm{d}x = F(b) - F(a).$$

说明 为了方便起见,以后把 $F(b)-F(a)$ 记为 $F(x)\Big|_a^b$ 或 $\Big[F(x)\Big]_a^b$,则(4-3)式也可写为

$$\int_a^b f(x)\mathrm{d}x = F(x)\Big|_a^b = \Big[F(x)\Big]_a^b = F(b) - F(a).$$

公式(4-3)称为**牛顿-莱布尼茨公式**,也称为**微积分基本公式**.

牛顿-莱布尼茨公式进一步揭示了定积分与不定积分(原函数)之间的联系.计算定积分时,只需求出被积函数的一个原函数,再将积分上、下限分别代入原函数中做差即可.这就为定积分的计算提供了一个简捷又有效的方法.

例 4.8 计算 $\int_0^4 (3x+5)\mathrm{d}x$.

解 $\int_0^4 (3x+5)\mathrm{d}x = \left(3\cdot\frac{1}{2}x^2+5x\right)\Big|_0^4 = \frac{3}{2}\cdot 4^2 + 5\cdot 4 = 44.$

例 4.9 计算 $\int_{-2}^{-1} \frac{1}{x}\mathrm{d}x$.

解 $\int_{-2}^{-1} \frac{1}{x}\mathrm{d}x = \ln|x|\Big|_{-2}^{-1} = \ln|-1| - \ln|-2| = -\ln 2.$

例 4.10 计算 $\int_0^1 \frac{1}{1+x^2}\mathrm{d}x$.

解 $\int_0^1 \frac{1}{1+x^2}\mathrm{d}x = \arctan x\Big|_0^1 = \frac{\pi}{4}.$

例 4.11 计算 $\int_0^2 |1-x|\mathrm{d}x$.

解 被积函数中含有绝对值符号,计算时先要设法去掉绝对值符号,故

$$\begin{aligned}\int_0^2 |1-x|\mathrm{d}x &= \int_0^1 (1-x)\mathrm{d}x + \int_1^2 (x-1)\mathrm{d}x \\ &= \left(x-\frac{1}{2}x^2\right)\Big|_0^1 + \left(\frac{1}{2}x^2 - x\right)\Big|_1^2 = 1.\end{aligned}$$

例 4.12 经科学家研究可知,在 t 时刻(单位:h)细菌总数以每小时繁殖 2^t 百万个细菌的速率增长,求第一个小时内细菌数的总增长.

解 设 $F(t)$ 为 t 时刻的细菌总数(单位:百万个),细菌总数增长的速率为 $F'(t)=2^t$,所以第一个小时内细菌数的总增长为

$$\int_0^1 2^t\mathrm{d}t = \frac{2^t}{\ln 2}\Big|_0^1 = \frac{1}{\ln 2}\text{(百万个)}.$$

习　题　4.3

1. 设$\int_0^x f(t)\,dt = e^x - 1$，则$f(x)=$(　　).

A. e^x　　B. $e^x - 1$　　C. $e^x + 1$　　D. $-e^x$

2. 下列等式中正确的是(　　).

A. $d\int_a^x f(t)\,dt = f(x)$　　B. $\frac{d}{dx}\int_a^b f(t)\,dt = f(x)$

C. $\frac{d}{dx}\int_x^b f(t)\,dt = -f(x)$　　D. $\frac{d}{dx}\int_a^x f(t)\,dt = f'(x)$

3. 设$f(x)$为可导函数，则$\frac{d}{dx}\int_0^x f'(t)\,dt=$(　　).

A. $f(x)$　　B. $f'(x)$　　C. $f(x)+C$　　D. $f'(x)+C$

4. 设函数$\varphi(x)=\int_0^{x^4}\tan\sqrt{t}\,dt$，则$\varphi'(x)=$(　　).

A. $\tan x^2$　　B. $x^4\tan x^2$　　C. $4x^3\sec^2 x^2$　　D. $4x^3\tan x^2$

5. 设函数$f(x)=\int_0^x \ln(e+t^2)\,dt$，则$f'(0)=$(　　).

A. 0　　B. 1　　C. 2　　D. e

6. 设函数$f(x)=\int_0^x t^2(t-1)\,dt$，则$f(x)$的极小值点为(　　).

A. $x=0, x=1$　　B. $x=0$　　C. $x=1$　　D. $x=\frac{1}{2}$

7. 求下列极限：

(1) $\lim\limits_{x\to 1}\frac{\int_1^x \sin \pi t\,dt}{1+\cos \pi t}$；　　(2) $\lim\limits_{x\to +\infty}\frac{\int_0^x (\arctan t)^2\,dt}{\sqrt{x^2+1}}$.

8. 求下列函数的导数：

(1) $\int_1^x \sin 2t\,dt$；　　(2) $\int_{\sqrt{x}}^2 t^2\,dt$；

(3) $\int_{x^2}^{x^5}\sec t^2\,dt$.

§4.4　定积分的换元积分法与分部积分法

由牛顿-莱布尼茨公式可知，计算定积分的关键在于求被积函数的原函数. 在计算不定积分时，可利用换元积分法和分部积分法求原函数，下面探讨利用换元积分法和分部积分法来计算定积分.

4.4.1 定积分的换元积分法

定积分的换元积分法是以下述定理为依据的.

定理 4.3 设函数 $y=f(x)$ 在区间 $[a,b]$ 上连续,变量代换 $x=\varphi(t)$ 满足:

(1) $\varphi(\alpha)=a,\varphi(\beta)=b$,

(2) 在区间 $[\alpha,\beta]$(或 $[\beta,\alpha]$)上,函数 $\varphi(t)$ 单调且具有连续导数,

则有

$$\int_a^b f(x)\mathrm{d}x=\int_\alpha^\beta f[\varphi(t)]\varphi'(t)\mathrm{d}t. \tag{4-4}$$

证 设函数 $f(x)$ 的不定积分为

$$\int f(x)\mathrm{d}x=F(x)+C, \tag{4-5}$$

则

$$\int_a^b f(x)\mathrm{d}x=F(b)-F(a). \tag{4-6}$$

在(4-5)式中,令 $x=\varphi(t)$,则得

$$\int f[\varphi(t)]\varphi'(t)\mathrm{d}t=F[\varphi(t)]+C,$$

从而有

$$\int_\alpha^\beta f[\varphi(t)]\varphi'(t)\mathrm{d}t=F[\varphi(\beta)]-F[\varphi(\alpha)].$$

又已知 $\varphi(\alpha)=a,\varphi(\beta)=b$,故上式可写为

$$\int_\alpha^\beta f[\varphi(t)]\varphi'(t)\mathrm{d}t=F(b)-F(a). \tag{4-7}$$

因此,由(4-6)式和(4-7)式即可证得(4-4)式成立.

说明 应当注意定积分与不定积分的换元积分法的不同之处在于,定积分的换元积分法在换元后,积分上、下限也要做相应的变换,即换元必换限,且不必再还原为原变量.

例 4.13 计算 $\int_0^2 x\mathrm{e}^{x^2}\mathrm{d}x$.

解 令 $u=x^2$,则 $\mathrm{d}u=2x\mathrm{d}x,x\mathrm{d}x=\frac{1}{2}\mathrm{d}u$,且当 $x=0$ 时,$u=0$;当 $x=2$ 时,$u=4$. 于是

$$\int_0^2 x\mathrm{e}^{x^2}\mathrm{d}x=\int_0^4 \mathrm{e}^u\cdot\frac{1}{2}\mathrm{d}u=\frac{1}{2}\int_0^4 \mathrm{e}^u\mathrm{d}u=\frac{1}{2}\mathrm{e}^u\Big|_0^4=\frac{1}{2}(\mathrm{e}^4-1).$$

如果不写出新变量 u,那么定积分的积分上、下限就不需要改变,即可直接用凑微分法,得

$$\int_0^2 x\mathrm{e}^{x^2}\mathrm{d}x=\frac{1}{2}\int_0^2 \mathrm{e}^{x^2}\mathrm{d}(x^2)=\frac{1}{2}\mathrm{e}^{x^2}\Big|_0^2=\frac{1}{2}(\mathrm{e}^4-1).$$

例 4.14 计算 $\int_0^a x^2\sqrt{a^2-x^2}\mathrm{d}x\quad(a>0)$.

解 令 $x=a\sin u\left(-\frac{\pi}{2}\leqslant u\leqslant\frac{\pi}{2}\right)$,则 $\sin u=\frac{x}{a}$,$\mathrm{d}x=a\cos u\mathrm{d}u$,且当 $x=0$ 时,$u=0$;当 $x=a$ 时,$u=\frac{\pi}{2}$. 于是

$$\int_0^a x^2\sqrt{a^2-x^2}\,dx=\int_0^{\frac{\pi}{2}} a^2\sin^2 u\cdot\sqrt{a^2-a^2\sin^2 u}\cdot a\cos u\,du$$
$$=a^4\int_0^{\frac{\pi}{2}}\sin^2 u\cos^2 u\,du=\frac{a^4}{4}\int_0^{\frac{\pi}{2}}\sin^2 2u\,du$$
$$=\frac{a^4}{8}\int_0^{\frac{\pi}{2}}(1-\cos 4u)\,du=\frac{a^4}{8}\left(u-\frac{1}{4}\sin 4u\right)\Big|_0^{\frac{\pi}{2}}$$
$$=\frac{\pi}{16}a^4.$$

例 4.15 计算$\displaystyle\int_1^2\frac{1}{\sqrt{x}\,(1+\sqrt[3]{x})}dx$.

解 令 $x=u^6(u>0)$，则 $dx=6u^5du$，且当 $x=1$ 时，$u=1$；当 $x=2$ 时，$u=\sqrt[6]{2}$. 于是

$$\int_1^2\frac{1}{\sqrt{x}\,(1+\sqrt[3]{x})}dx=\int_1^{\sqrt[6]{2}}\frac{6u^5}{u^3(1+u^2)}du=6\int_1^{\sqrt[6]{2}}\frac{u^2}{1+u^2}du=6\int_1^{\sqrt[6]{2}}\left(1-\frac{1}{1+u^2}\right)du$$
$$=6(u-\arctan u)\Big|_1^{\sqrt[6]{2}}=6\left(\sqrt[6]{2}-\arctan\sqrt[6]{2}-1+\frac{\pi}{4}\right).$$

例 4.16 试证：若函数 $f(x)$ 在$[-a,a]$上连续，则

(1) 当 $f(x)$ 为偶函数时，$\displaystyle\int_{-a}^a f(x)dx=2\int_0^a f(x)dx$；

(2) 当 $f(x)$ 为奇函数时，$\displaystyle\int_{-a}^a f(x)dx=0$.

证 由定积分的性质，有

$$\int_{-a}^a f(x)dx=\int_{-a}^0 f(x)dx+\int_0^a f(x)dx.$$

对上述等式右端的第一项定积分$\displaystyle\int_{-a}^0 f(x)dx$ 做变量代换，令 $x=-u$，则有 $dx=-du$，且当 $x=0$ 时，$u=0$；当 $x=-a$ 时，$u=a$. 由于定积分与积分变量的记法无关，因此得

$$\int_{-a}^0 f(x)dx=\int_a^0 f(-u)(-du)=-\int_a^0 f(-u)du$$
$$=\int_0^a f(-u)du=\int_0^a f(-x)dx.$$

(1) 当 $f(x)$ 为偶函数时，有 $f(-x)=f(x)$，则

$$\int_{-a}^a f(x)dx=2\int_0^a f(x)dx.$$

(2) 当 $f(x)$ 为奇函数时，有 $f(-x)=-f(x)$，则

$$\int_{-a}^a f(x)dx=\int_{-a}^0 f(x)dx+\int_0^a f(x)dx=\int_0^a[-f(x)+f(x)]dx=0.$$

说明 上述关于奇、偶函数在对称区间上的定积分的结论，常可用来简化定积分的计算.

例 4.17 计算$\displaystyle\int_{-\frac{\pi}{4}}^{\frac{\pi}{4}}\frac{x+\sin x}{\cos^2 x}dx$.

解 因为$\dfrac{x+\sin x}{\cos^2 x}$ 为奇函数，所以由例 4.16 的结论可得$\displaystyle\int_{-\frac{\pi}{4}}^{\frac{\pi}{4}}\frac{x+\sin x}{\cos^2 x}dx=0$.

例 4.18 一头被注射了消炎药的小牛,血液中苯基丁氮酮的浓度 C(单位:μg/mL) 可表示为 $C(t)=42.03\mathrm{e}^{-0.0105t}$,其中 t 是注射消炎药之后的小时数,且 $0\leqslant t\leqslant 120$. 问:

(1) 已知这个模型对 $0\leqslant t\leqslant 120$ 是精确的,那么初始浓度是多少?

(2) 在 10 ~ 120 h 之间,小牛体内苯基丁氮酮的平均含量是多少?

解 (1) 初始浓度是 $C(0)$,即当 $t=0$ 时,

$$C(0)=42.03\mathrm{e}^{-0.0105\times 0}\ \mu\mathrm{g/mL}=42.03\ \mu\mathrm{g/mL}.$$

(2) 在 10 ~ 120 h 之间,小牛体内苯基丁氮酮的平均含量(单位:μg/mL) 为

$$\frac{1}{120-10}\int_{10}^{120}42.03\mathrm{e}^{-0.0105t}\,\mathrm{d}t.$$

令 $u=-0.0105t$,则当 $t=10$ 时,$u=-0.105$;当 $t=120$ 时,$u=-1.26$,且 $\mathrm{d}t=-\frac{1}{0.0105}\mathrm{d}u$. 于是

$$\begin{aligned}\frac{1}{120-10}\int_{10}^{120}42.03\mathrm{e}^{-0.0105t}\,\mathrm{d}t&=\frac{42.03}{110}\int_{-0.105}^{-1.26}\mathrm{e}^{u}\left(\frac{-1}{0.0105}\right)\mathrm{d}u\\&=-\frac{42.03}{110\times 0.0105}\int_{-0.105}^{-1.26}\mathrm{e}^{u}\,\mathrm{d}u\\&\approx-36.3896\mathrm{e}^{u}\Big|_{-0.105}^{-1.26}\\&\approx-36.3896\times(-0.61667)\\&\approx 22.44.\end{aligned}$$

因此,在 10 ~ 120 h 之间,小牛体内苯基丁氮酮的平均含量约为 22.44 μg/mL.

4.4.2 定积分的分部积分法

定理 4.4 设函数 $u=u(x)$,$v=v(x)$ 在区间 $[a,b]$ 上分别具有连续导数 u',v',则有

$$\int_a^b u\,\mathrm{d}v=uv\Big|_a^b-\int_a^b v\,\mathrm{d}u. \tag{4-8}$$

证 由两个函数乘积的导数公式,有

$$(uv)'=u'v+uv'.$$

对上式两边分别求在 $[a,b]$ 上的定积分,并移项,得

$$\int_a^b uv'\,\mathrm{d}x=uv\Big|_a^b-\int_a^b vu'\,\mathrm{d}x,$$

即(4-8) 式得证.

公式(4-8) 就是**定积分的分部积分公式**.

例 4.19 计算 $\int_0^1 x\mathrm{e}^{-x}\,\mathrm{d}x$.

解 令 $u=x$,$\mathrm{d}v=\mathrm{e}^{-x}\mathrm{d}x$,则 $\mathrm{d}u=\mathrm{d}x$,$v=-\mathrm{e}^{-x}$,于是

$$\int_0^1 x\mathrm{e}^{-x}\,\mathrm{d}x=-x\mathrm{e}^{-x}\Big|_0^1-\int_0^1(-\mathrm{e}^{-x})\,\mathrm{d}x=-\frac{1}{\mathrm{e}}+\int_0^1\mathrm{e}^{-x}\,\mathrm{d}x$$

$$=-\frac{1}{e}+(-e^{-x})\Big|_0^1=-\frac{1}{e}-\frac{1}{e}+1$$
$$=1-2e^{-1}.$$

例 4.20 计算$\int_1^2 x\ln x\,dx$.

解 令 $u=\ln x, dv=x\,dx$，则 $du=\frac{1}{x}dx, v=\frac{1}{2}x^2$，于是

$$\int_1^2 x\ln x\,dx=\frac{1}{2}\int_1^2\ln x\,d(x^2)=\frac{1}{2}x^2\ln x\Big|_1^2-\frac{1}{2}\int_1^2 x^2 d(\ln x)$$
$$=2\ln 2-\frac{1}{2}\int_1^2 x\,dx=2\ln 2-\frac{1}{4}x^2\Big|_1^2$$
$$=2\ln 2-\frac{3}{4}.$$

例 4.21 计算$\int_0^{\frac{\pi}{2}} e^x\sin x\,dx$.

解 令 $u=\sin x, dv=e^x dx$，则 $du=\cos x\,dx, v=e^x$，于是

$$\int_0^{\frac{\pi}{2}} e^x\sin x\,dx=e^x\sin x\Big|_0^{\frac{\pi}{2}}-\int_0^{\frac{\pi}{2}} e^x\cos x\,dx=e^{\frac{\pi}{2}}-\int_0^{\frac{\pi}{2}} e^x\cos x\,dx.$$

再次应用分部积分公式，得

$$\int_0^{\frac{\pi}{2}} e^x\sin x\,dx=e^{\frac{\pi}{2}}-\left[e^x\cos x\Big|_0^{\frac{\pi}{2}}-\int_0^{\frac{\pi}{2}} e^x(-\sin x)dx\right]$$
$$=e^{\frac{\pi}{2}}+1-\int_0^{\frac{\pi}{2}} e^x\sin x\,dx.$$

移项并合并，得

$$2\int_0^{\frac{\pi}{2}} e^x\sin x\,dx=e^{\frac{\pi}{2}}+1,$$

即

$$\int_0^{\frac{\pi}{2}} e^x\sin x\,dx=\frac{1}{2}(e^{\frac{\pi}{2}}+1).$$

例 4.22 计算$\int_{\frac{1}{e}}^{e}|\ln x|dx$.

解 因为

$$\int_{\frac{1}{e}}^{e}|\ln x|dx=\int_{\frac{1}{e}}^{1}(-\ln x)dx+\int_1^e\ln x\,dx=-\int_{\frac{1}{e}}^{1}\ln x\,dx+\int_1^e\ln x\,dx,$$

令 $u=\ln x, dv=dx$，则 $du=\frac{1}{x}dx, v=x$，所以

$$\int_{\frac{1}{e}}^{e}|\ln x|dx=-\int_{\frac{1}{e}}^{1}\ln x\,dx+\int_1^e\ln x\,dx$$
$$=-\left(x\ln x\Big|_{\frac{1}{e}}^{1}-\int_{\frac{1}{e}}^{1}\frac{1}{x}\cdot x\,dx\right)+\left(x\ln x\Big|_1^e-\int_1^e\frac{1}{x}\cdot x\,dx\right)$$
$$=(x-x\ln x)\Big|_{\frac{1}{e}}^{1}+(x\ln x-x)\Big|_1^e=2\left(1-\frac{1}{e}\right).$$

例 4.23 计算$\int_0^1 \sin\sqrt{x}\,dx$.

解 令$\sqrt{x}=t(t\geqslant 0)$,则$x=t^2$,$dx=2t\,dt$,且当$x=0$时,$t=0$;当$x=1$时,$t=1$.于是

$$\begin{aligned}\int_0^1 \sin\sqrt{x}\,dx &= \int_0^1 \sin t\cdot 2t\,dt = 2\int_0^1 t\sin t\,dt = -2\int_0^1 t\,d(\cos t)\\ &= -2\left(t\cos t\Big|_0^1 - \int_0^1 \cos t\,dt\right) = -2\left(\cos 1 - \sin t\Big|_0^1\right)\\ &= 2(\sin 1 - \cos 1).\end{aligned}$$

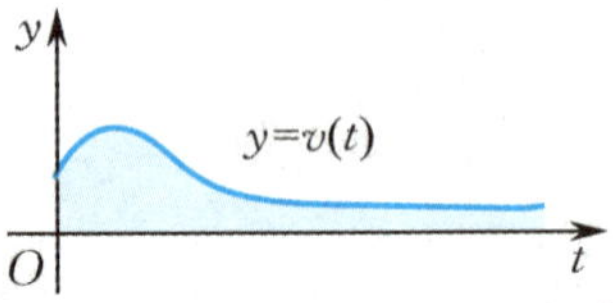

图 4-10

在案例 4-1 中,药物排出速率$v(t)=te^{-kt}$已知,则药物通过人体排出的总量可用时间坐标$t=0$到$t=T$之间的曲线$y=v(t)$下的面积来表示,如图 4-10 所示.相应地有排出的总量为

$$D=\int_0^T v(t)\,dt=\int_0^T te^{-kt}\,dt.$$

使用定积分的分部积分法有

$$D=\frac{-te^{-kt}}{k}\Big|_0^T+\int_0^T \frac{1}{k}e^{-kt}\,dt=\frac{1}{k^2}-\frac{e^{-kt}(1+kT)}{k^2}.$$

如果T很大,则$\frac{e^{-kt}(1+kT)}{k^2}$很小.例如,当$k=0.1$,而$T=100$时,则

$$\frac{e^{-kt}(1+kT)}{k^2}\Big|_{\substack{k=0.1\\T=100}}=\frac{e^{-10}(1+100\times 0.1)}{0.01}\approx 0.05.$$

又如,当$T=1\,000$,而$k=0.1$时,有

$$\frac{e^{-kt}(1+kT)}{k^2}\Big|_{\substack{k=0.1\\T=1\,000}}=\frac{e^{-100}(1+1\,000\times 0.1)}{0.01}\approx 3.76\times 10^{-40}.$$

若T的单位是 min,则$T=1\,000$ min 相当于对药物量做监测的时间是 16 h 40 min,可见当T很大时,排出的总量近似地表示为$D\approx\frac{1}{k^2}$.

习 题 4.4

计算下列定积分:

(1) $\int_{-1}^{\sqrt{3}}\frac{1}{1+x^2}dx$;

(2) $\int_0^1\sqrt{x}(1-x)\,dx$;

(3) $\int_0^{2\pi}|\sin x|\,dx$;

(4) $\int_{-\pi}^{\pi}\sin^2 x\,dx$;

(5) $\int_1^e\frac{\ln x}{2x}dx$;

(6) $\int_1^4\frac{1}{x+\sqrt{x}}dx$;

(7) $\int_0^4\sqrt{16-x^2}\,dx$.

§4.5　广义积分

定义定积分$\int_a^b f(x)\mathrm{d}x$时有以下两个条件:(1) 积分区间为有限区间;(2) 被积函数在积分区间上有界. 但许多实际问题中要求去掉这两条限制,因此有必要将定积分的概念加以推广,形成广义积分的概念,即讨论积分区间为无限区间或被积函数在积分区间上无界的情形,这就是本节介绍的两类广义积分. 广义积分也称为反常积分.

4.5.1　无限区间上的广义积分

定义 4.2　(1) 设函数$f(x)$在区间$[a,+\infty)$上连续. 若对于任意实数$b(b>a)$,极限$\lim\limits_{b\to+\infty}\int_a^b f(x)\mathrm{d}x$存在,则称此极限值为**函数$f(x)$在区间$[a,+\infty)$上的广义积分**,记作$\int_a^{+\infty} f(x)\mathrm{d}x$,即

$$\int_a^{+\infty} f(x)\mathrm{d}x=\lim_{b\to+\infty}\int_a^b f(x)\mathrm{d}x,$$

并称该广义积分**收敛**或**存在**;若上述极限不存在,则称该广义积分**发散**或**不存在**.

(2) 设函数$f(x)$在区间$(-\infty,b]$上连续. 若对于任意实数$a(a<b)$,极限$\lim\limits_{a\to-\infty}\int_a^b f(x)\mathrm{d}x$存在,则称此极限值为**函数$f(x)$在区间$(-\infty,b]$上的广义积分**,记作$\int_{-\infty}^b f(x)\mathrm{d}x$,即

$$\int_{-\infty}^b f(x)\mathrm{d}x=\lim_{a\to-\infty}\int_a^b f(x)\mathrm{d}x,$$

并称该广义积分**收敛**或**存在**;若上述极限不存在,则称该广义积分**发散**或**不存在**.

(3) 还可类似地定义如下形式的广义积分:

$$\int_{-\infty}^{+\infty} f(x)\mathrm{d}x=\lim_{a\to-\infty}\int_a^c f(x)\mathrm{d}x+\lim_{b\to+\infty}\int_c^b f(x)\mathrm{d}x,$$

其中c为$(-\infty,+\infty)$上的任一实数. 若两个广义积分$\int_{-\infty}^c f(x)\mathrm{d}x$和$\int_c^{+\infty} f(x)\mathrm{d}x$都存在,则称该广义积分**收敛**或**存在**;否则,称该广义积分**发散**或**不存在**.

说明　若函数$f(x)$在无限区间$(-\infty,+\infty)$上连续且有原函数$F(x)$,为了书写方便,可记

$$F(-\infty)=\lim_{x\to-\infty}F(x),\quad F(+\infty)=\lim_{x\to+\infty}F(x),$$

则定义 4.2 中的三个广义积分可分别表示如下:

$$\int_a^{+\infty} f(x)\mathrm{d}x=F(x)\Big|_a^{+\infty}=F(+\infty)-F(a);$$

$$\int_{-\infty}^b f(x)\mathrm{d}x=F(x)\Big|_{-\infty}^b=F(b)-F(-\infty);$$

$$\int_{-\infty}^{+\infty} f(x)\mathrm{d}x=F(x)\Big|_{-\infty}^{+\infty}=F(+\infty)-F(-\infty).$$

另外,关于定积分的大多数性质及所有计算方法,都可用于广义积分.

例 4.24 计算广义积分$\int_{-\infty}^{+\infty}\frac{1}{1+x^2}\mathrm{d}x$.

解 $$\begin{aligned}\int_{-\infty}^{+\infty}\frac{1}{1+x^2}\mathrm{d}x&=\int_{-\infty}^{0}\frac{1}{1+x^2}\mathrm{d}x+\int_{0}^{+\infty}\frac{1}{1+x^2}\mathrm{d}x\\&=\lim_{a\to-\infty}\int_{a}^{0}\frac{1}{1+x^2}\mathrm{d}x+\lim_{b\to+\infty}\int_{0}^{b}\frac{1}{1+x^2}\mathrm{d}x\\&=\lim_{a\to-\infty}\arctan x\Big|_a^0+\lim_{b\to+\infty}\arctan x\Big|_0^b\\&=-\lim_{a\to-\infty}\arctan a+\lim_{b\to+\infty}\arctan b\\&=-\left(-\frac{\pi}{2}\right)+\frac{\pi}{2}=\pi.\end{aligned}$$

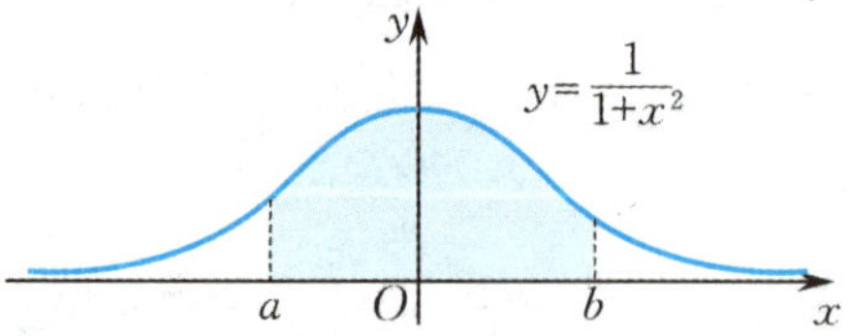

图 4-11

从几何图形(见图 4-11)看,此类广义积分收敛意味着底边无限长的曲边梯形有有限的面积. 虽然图 4-11 中的阴影部分向左、右无限延伸,但其面积却有极限 π,是位于曲线 $y=\frac{1}{1+x^2}$ 下方、x 轴上方的平面图形的面积.

例 4.25 问:当 a 取何值时,广义积分$\int_1^{+\infty}\frac{1}{x^a}\mathrm{d}x$ 收敛?取何值时发散?

解 若 $a\neq1$,则有

$$\int_1^{+\infty}\frac{1}{x^a}\mathrm{d}x=\lim_{b\to+\infty}\int_1^b\frac{1}{x^a}\mathrm{d}x=\lim_{b\to+\infty}\left(\frac{1}{1-a}x^{1-a}\Big|_1^b\right)=\lim_{b\to+\infty}\frac{1}{1-a}(b^{1-a}-1).$$

于是,当 $a>1$ 时,有

$$\int_1^{+\infty}\frac{1}{x^a}\mathrm{d}x=\lim_{b\to+\infty}\frac{1}{1-a}(b^{1-a}-1)=-\frac{1}{1-a}=\frac{1}{a-1};$$

当 $a<1$ 时,有

$$\int_1^{+\infty}\frac{1}{x^a}\mathrm{d}x=\lim_{b\to+\infty}\frac{1}{1-a}(b^{1-a}-1)=+\infty.$$

若 $a=1$,则有

$$\int_1^{+\infty}\frac{1}{x^a}\mathrm{d}x=\int_1^{+\infty}\frac{1}{x}\mathrm{d}x=\lim_{b\to+\infty}\left(\ln x\Big|_1^b\right)=+\infty.$$

综上所述,当 $a\leqslant1$ 时该广义积分发散;当 $a>1$ 时该广义积分收敛.

例 4.26 设静脉注射某药物,其血药浓度 C 与时间 t 的函数关系为

$$C(t)=C_0\mathrm{e}^{-kt},$$

其中 $k>0$ 是常数,C_0 是时间 $t=0$ 时的血药浓度. 试求 $C-t$ 曲线下的总面积 S(见图 4-12).

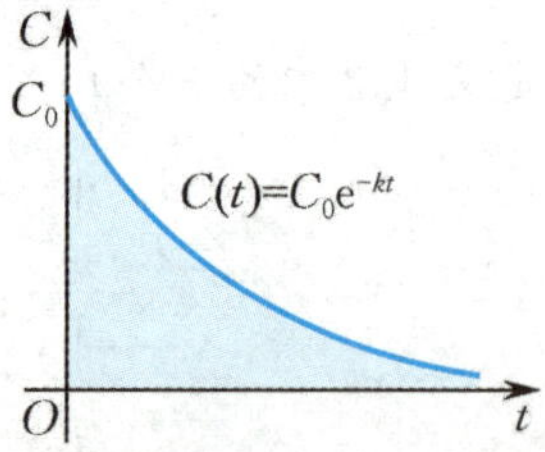

图 4-12

解 $$\begin{aligned}S&=\int_0^{+\infty}C_0\mathrm{e}^{-kt}\mathrm{d}t=C_0\int_0^{+\infty}\mathrm{e}^{-kt}\mathrm{d}t\\&=C_0\cdot\lim_{b\to+\infty}\left(-\frac{1}{k}\mathrm{e}^{-kt}\Big|_0^b\right)=\frac{C_0}{k}.\end{aligned}$$

4.5.2 无界函数的广义积分

定义 4.3 (1) 设函数 $f(x)$ 在 $(a,b]$ 上连续，$\lim\limits_{x\to a^+}f(x)=\infty$. 如果极限 $\lim\limits_{u\to a^+}\int_u^b f(x)\mathrm{d}x$ 存在，则称此极限值为函数 $f(x)$ 在 $(a,b]$ 上的广义积分，记作 $\int_a^b f(x)\mathrm{d}x$，即

$$\int_a^b f(x)\mathrm{d}x=\lim_{u\to a^+}\int_u^b f(x)\mathrm{d}x,$$

并称该广义积分收敛或存在；如果上述极限不存在，则称该广义积分发散或不存在.

(2) 如果函数 $f(x)$ 在 $[a,b)$ 上连续，$\lim\limits_{x\to b^-}f(x)=\infty$，则可定义函数 $f(x)$ 在 $[a,b)$ 上的广义积分

$$\int_a^b f(x)\mathrm{d}x=\lim_{t\to b^-}\int_a^t f(x)\mathrm{d}x.$$

(3) 如果区间 $[a,b]$ 上有一点 c 是函数 $f(x)$ 的无穷间断点，即

$$\lim_{x\to c}f(x)=\infty \quad (a<c<b),$$

则可类似地定义如下形式的广义积分：

$$\int_a^b f(x)\mathrm{d}x=\lim_{t\to c^-}\int_a^t f(x)\mathrm{d}x+\lim_{u\to c^+}\int_u^b f(x)\mathrm{d}x.$$

如果上述两个极限都存在，则称函数 $f(x)$ 在 $[a,b]$ 上的广义积分收敛或存在；否则，称该广义积分发散或不存在.

例 4.27 计算广义积分 $\int_0^a \frac{1}{\sqrt{a^2-x^2}}\mathrm{d}x \quad (a>0)$.

解 因为被积函数 $f(x)=\frac{1}{\sqrt{a^2-x^2}}$ 在 $[0,a)$ 上连续，且 $\lim\limits_{x\to a^-}f(x)=\infty$，所以

$$\int_0^a \frac{1}{\sqrt{a^2-x^2}}\mathrm{d}x=\lim_{t\to a^-}\int_0^t \frac{1}{\sqrt{a^2-x^2}}\mathrm{d}x=\lim_{t\to a^-}\left(\arcsin\frac{x}{a}\Big|_0^t\right)$$

$$=\lim_{t\to a^-}\left(\arcsin\frac{t}{a}-\arcsin\frac{0}{a}\right)=\frac{\pi}{2}.$$

例 4.28 计算广义积分 $\int_0^2 \frac{1}{x^2-4x+3}\mathrm{d}x$.

解 因为

$$\frac{1}{x^2-4x+3}=\frac{1}{(x-1)(x-3)}=\frac{1}{2}\left(\frac{1}{x-3}-\frac{1}{x-1}\right),$$

所以 $x=1$ 是被积函数在 $[0,2]$ 上的无穷间断点. 又因为

$$\int_0^1 \frac{1}{x^2-4x+3}\mathrm{d}x=\lim_{t\to 1^-}\int_0^t \frac{1}{2}\left(\frac{1}{x-3}-\frac{1}{x-1}\right)\mathrm{d}x$$

$$=\frac{1}{2}\lim_{t\to 1^-}\left[(\ln|x-3|-\ln|x-1|)\Big|_0^t\right]$$

$$=\frac{1}{2}\lim_{t\to 1^-}(\ln|t-3|-\ln|t-1|-\ln 3)=+\infty,$$

所以广义积分$\int_0^2 \frac{1}{x^2-4x+3}\mathrm{d}x$ 发散.

习　题　4.5

1. 讨论如下解法是否正确,并说明原因:

$$\int_{-1}^{2} \frac{1}{x}\mathrm{d}x = \ln|x| \Big|_{-1}^{2} = \ln 2 - \ln 1 = \ln 2.$$

2. 讨论下列广义积分是否收敛,若收敛,算出它的值:

(1) $\int_0^{+\infty} \mathrm{e}^{-2x}\mathrm{d}x$;　　(2) $\int_1^{+\infty} \frac{1}{x^4}\mathrm{d}x$;

(3) $\int_{\mathrm{e}}^{+\infty} \frac{\ln x}{x}\mathrm{d}x$;　　(4) $\int_0^1 \frac{\arcsin x}{\sqrt{1-x^2}}\mathrm{d}x$;

(5) $\int_0^1 \frac{x}{\sqrt{1-x^2}}\mathrm{d}x$.

§4.6　定积分的应用

定积分在科学技术等问题中有着广泛的应用.本节将应用定积分的理论和计算方法解决一些实际问题.对于这些实际问题,首先将它抽象成定积分的数学模式,再将所求量的对应积分区间加以分割,然后近似求和,最后取极限成定积分.这种思想方法叫作微元法.

实际上,利用微元法解决实际问题时,通常按如下步骤进行:

(1) 根据问题的实际情况,选取适当的积分变量(如 x),并确定它的变化区间$[a,b]$;

(2) 在区间$[a,b]$的任一子区间$[x,x+\mathrm{d}x]$上,找到相应部分量 ΔA 的近似表达式

$$\Delta A \approx f(x)\mathrm{d}x,$$

即可建立微元关系式

$$\mathrm{d}A = f(x)\mathrm{d}x;$$

(3) 对微元关系式在区间$[a,b]$上求定积分,即得所求量 A 的积分表达式

$$A = \int_a^b f(x)\mathrm{d}x.$$

说明　步骤(2)中微元关系式建立的前提条件是 $\Delta A - \mathrm{d}A = o(\Delta x)$,否则可能会引起错误的结论.但对于一些初等问题,这一事实往往较明显,因此常常省去验证这一步.这里,称 $\mathrm{d}A$ 为所求量 A 的**微元**或**元素**.

这种通过微元解决问题的方法称为**微元法**.下面运用微元法来讨论定积分在实际问题中的应用.

4.6.1　平面图形的面积

设一平面图形由曲线 $y=f(x)$，$y=g(x)[f(x)>g(x)]$ 和直线 $x=a$，$x=b(a<b)$ 所围成，计算该平面图形的面积 A（见图 4-13）.

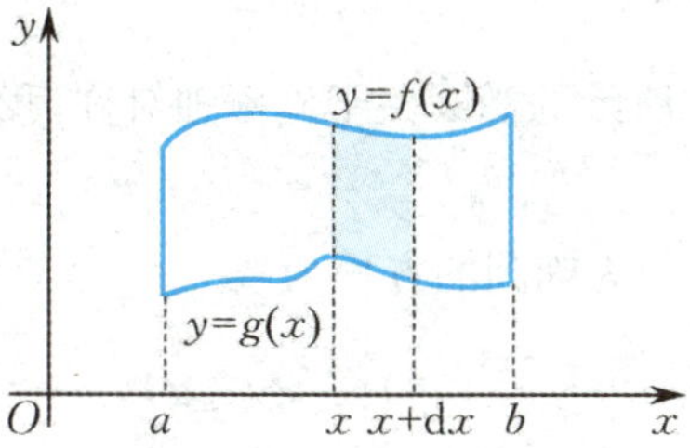

图 4-13

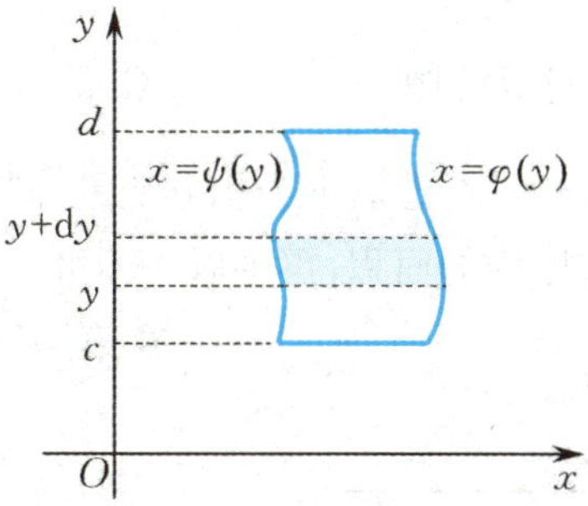

图 4-14

动画视频

在区间$[a,b]$上任取一小区间$[x,x+\mathrm{d}x]$，它所对应的小面积（图 4-13 中阴影部分所示）近似地等于以 $f(x)-g(x)$ 为高、$\mathrm{d}x$ 为底的矩形面积，从而得到面积微元为

$$\mathrm{d}A=[f(x)-g(x)]\mathrm{d}x.$$

因此

$$A=\int_a^b[f(x)-g(x)]\mathrm{d}x. \tag{4-9}$$

特殊情形：当 $g(x)=0$ 时，得到 $A=\int_a^b f(x)\mathrm{d}x$，这就是前面讨论过的由曲线 $y=f(x)$ 和直线 $x=a$，$x=b$ 及 x 轴所围成的曲边梯形的面积.

类似地，由曲线 $x=\varphi(y)$，$x=\psi(y)[\psi(y)<\varphi(y)]$ 和直线 $y=c$，$y=d(c<d)$ 所围成的平面图形的面积 A（见图 4-14）为

$$A=\int_c^d[\varphi(y)-\psi(y)]\mathrm{d}y. \tag{4-10}$$

说明　一般情况下，平面图形的面积都可以化成上述情况来计算. 利用定积分计算平面图形的面积，可归纳为以下几个步骤：

(1) 根据题意画出所求面积的平面图形；

(2) 求出平面图形各边界曲线的交点坐标；

(3) 选择对 x 积分还是对 y 积分；

(4) 恰当地表达面积微元；

(5) 确定定积分的被积函数及积分上、下限，计算出定积分.

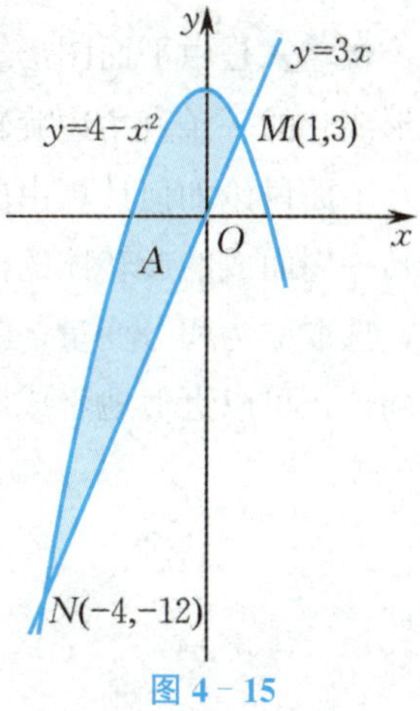

图 4-15

例 4.29　计算由抛物线 $y=4-x^2$ 与直线 $y=3x$ 所围成的平面图形的面积 A.

解　如图 4-15 所示，选取 x 为积分变量. 为确定积分上、下限，需解方程组

$$\begin{cases}y=4-x^2,\\ y=3x,\end{cases}$$

得交点 $M(1,3)$,$N(-4,-12)$,于是

$$A=\int_{-4}^{1}[(4-x^2)-3x]\,\mathrm{d}x$$

$$=\left(4x-\frac{1}{3}x^3-\frac{3}{2}x^2\right)\Big|_{-4}^{1}=\frac{125}{6}.$$

例 4.30 计算椭圆 $\frac{x^2}{a^2}+\frac{y^2}{b^2}=1(a,b>0)$ 的面积 A.

解 如图 4-16 所示,选取 x 为积分变量,同时考虑所给的椭圆关于坐标轴对称,我们只需计算出其在第一象限内的面积,再乘以 4 即可.

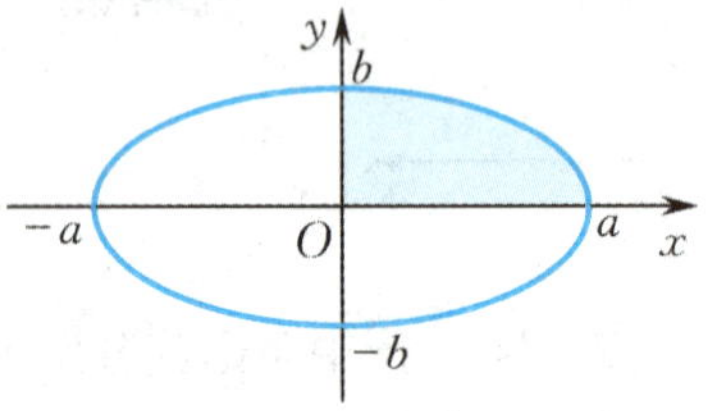

图 4-16

在第一象限内,因为椭圆的方程为

$$y=\frac{b}{a}\sqrt{a^2-x^2}\quad(0\leqslant x\leqslant a),$$

所以

$$A=4\int_0^a\frac{b}{a}\sqrt{a^2-x^2}\,\mathrm{d}x.$$

令 $x=a\cos u\left(0\leqslant u\leqslant\frac{\pi}{2}\right)$,则 $\mathrm{d}x=-a\sin u\,\mathrm{d}u$,且当 $x=0$ 时,$u=\frac{\pi}{2}$;当 $x=a$ 时,$u=0$. 于是

$$A=4\int_0^a\frac{b}{a}\sqrt{a^2-x^2}\,\mathrm{d}x=4\int_{\frac{\pi}{2}}^{0}\frac{b}{a}\sqrt{a^2-a^2\cos^2u}\cdot(-a\sin u)\mathrm{d}u$$

$$=4ab\int_{\frac{\pi}{2}}^{0}(-\sin^2u)\mathrm{d}u=4ab\int_{\frac{\pi}{2}}^{0}\frac{\cos 2u-1}{2}\mathrm{d}u$$

$$=4ab\left(\frac{1}{4}\sin 2u-\frac{1}{2}u\right)\Big|_{\frac{\pi}{2}}^{0}=\pi ab.$$

说明 当 $a=b$ 时,就得到圆的面积公式 $A=\pi a^2$.

4.6.2 旋转体的体积

旋转体是由平面图形绕其所在平面内的一条直线旋转一周而成的立体图形. 例如,直角三角形绕它的一条直角边旋转一周得到圆锥体,矩形绕它的一边旋转一周得到圆柱体等.

下面讨论如何计算由曲线 $y=f(x)$,直线 $x=a$,$x=b$ 及 x 轴所围成的平面图形绕 x 轴旋转一周而成的旋转体的体积,如图 4-17 所示.

选取 x 为积分变量,在区间 $[a,b]$ 上任取一小区间 $[x,x+\mathrm{d}x]$,这个小区间所对应的旋转体的体积可以近似地看成以 $y=f(x)$ 为底半径、$\mathrm{d}x$ 为高的小圆柱体的体积,从而得到体积微元为

$$\mathrm{d}V_x=\pi y^2\mathrm{d}x=\pi[f(x)]^2\mathrm{d}x.$$

因此

$$V_x=\pi\int_a^b y^2\mathrm{d}x=\pi\int_a^b[f(x)]^2\mathrm{d}x.$$

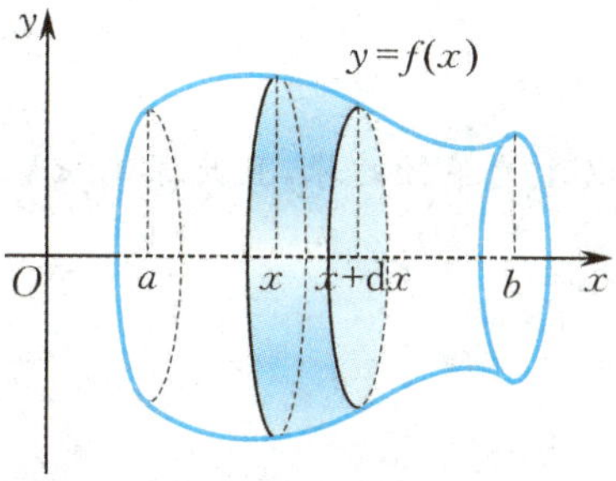

图 4-17

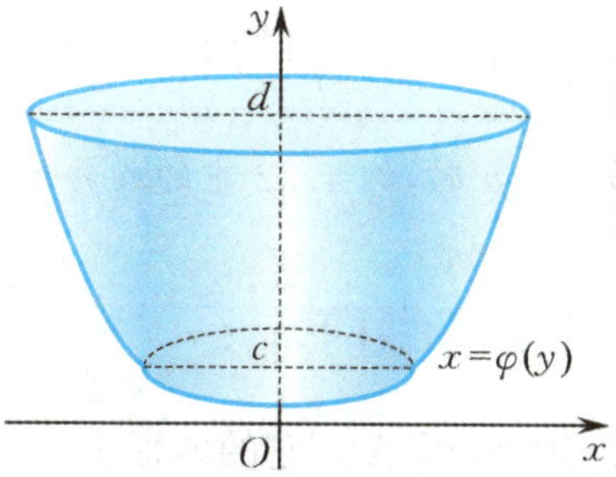

图 4-18

类似地，由曲线 $x=\varphi(y)$ 与直线 $y=c$，$y=d$ 及 y 轴所围成的平面图形绕 y 轴旋转一周而成的旋转体（见图 4-18）的体积为

$$V_y=\pi\int_c^d x^2\mathrm{d}y=\pi\int_c^d[\varphi(y)]^2\mathrm{d}y.$$

例 4.31 计算由抛物线 $y=x^2$ 与直线 $x=2$ 及 x 轴所围成的平面图形分别绕 x 轴和 y 轴旋转一周而成的旋转体的体积 V_1 和 V_2.

解 绕 x 轴旋转一周而成的旋转体的体积为 V_1，如图 4-19 所示，则

$$V_1=\int_0^2\pi y^2\mathrm{d}x=\int_0^2\pi x^4\mathrm{d}x=\frac{\pi}{5}x^5\Big|_0^2=\frac{32}{5}\pi.$$

绕 y 轴旋转一周而成的旋转体的体积为 V_2，等于圆柱体体积减去中间杯状立体（见图 4-20 阴影部分）的体积. 选取 y 为积分变量，积分上、下限分别为 4 和 0，于是

$$V_2=\int_0^4\pi[2^2-(\sqrt{y})^2]\mathrm{d}y=\int_0^4\pi(4-y)\mathrm{d}y=\pi\left(4y-\frac{1}{2}y^2\right)\Big|_0^4$$
$$=\pi(16-8)=8\pi.$$

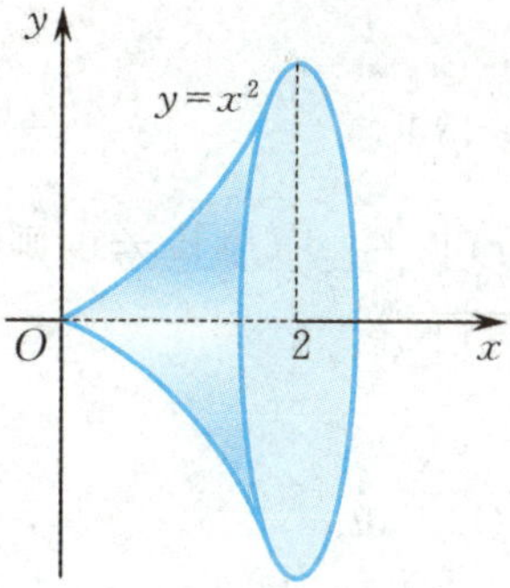

图 4-19

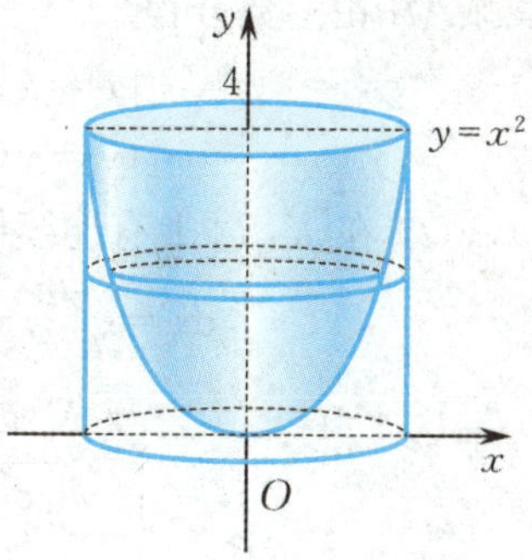

图 4-20

例 4.32 计算由椭圆 $\frac{x^2}{a^2}+\frac{y^2}{b^2}=1(a,b>0)$ 绕 x 轴旋转一周而成的旋转体的体积.

解 选取 x 为积分变量，如图 4-21 所示，则积分区间为 $[-a,a]$，于是所求体积为

$$V=\int_{-a}^a\pi y^2\mathrm{d}x=\pi\int_{-a}^a\frac{b^2}{a^2}(a^2-x^2)\mathrm{d}x$$

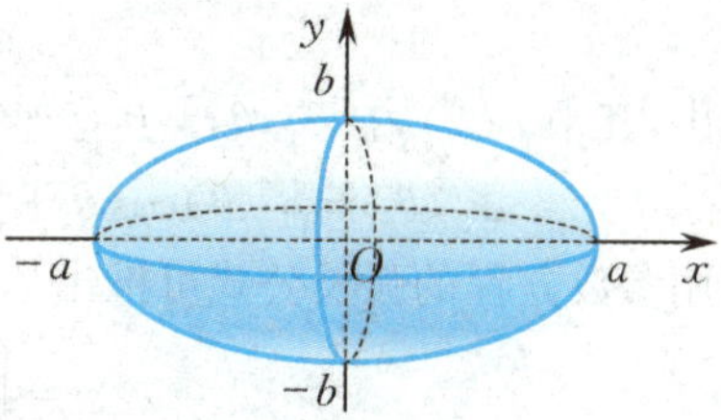

图 4-21

$$=\frac{2\pi b^2}{a^2}\left(a^2x-\frac{1}{3}x^3\right)\Bigg|_0^a=\frac{4}{3}\pi ab^2.$$

说明 当 $a=b$ 时,例 4.32 中的旋转体变成以 a 为半径的球,且此球体积 $V=\frac{4}{3}\pi a^3$.

4.6.3 平面曲线的弧长

设有一平面曲线弧 $\overset{\frown}{AB}$,它的方程是

$$y=f(x),\quad x\in[a,b].$$

如果函数 $f(x)$ 在区间 $[a,b]$ 上有连续导数,则称曲线弧 $\overset{\frown}{AB}$ 是光滑的. 对于光滑的曲线弧,有如下结论:光滑曲线弧是可求长的,从而保证我们能用简化的方法,即微元法,来导出计算弧长的公式.

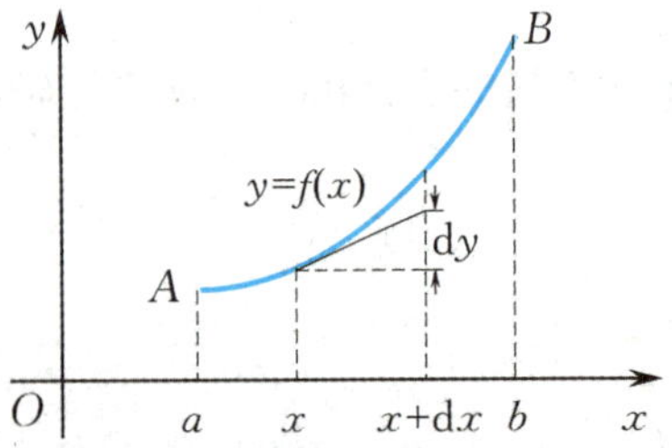

图 4-22

如图 4-22 所示,选取 x 为积分变量,在区间 $[a,b]$ 上任取一小区间 $[x,x+\mathrm{d}x]$,这个小区间所对应的一段弧的长度可以用该曲线弧在点 $(x,f(x))$ 处切线上相应的一直线段的长度来近似代替,这直线段的长度为

$$\sqrt{(\mathrm{d}x)^2+(\mathrm{d}y)^2}=\sqrt{1+(y')^2}\,\mathrm{d}x,$$

从而得到弧长微元为

$$\mathrm{d}s=\sqrt{1+(y')^2}\,\mathrm{d}x.$$

因此

$$s=\int_a^b\sqrt{1+(y')^2}\,\mathrm{d}x.$$

若平面曲线弧 $\overset{\frown}{AB}$ 由参数方程

$$\begin{cases}x=x(t),\\ y=y(t),\end{cases}\quad t\in[\alpha,\beta]$$

给出,其中 $x(t),y(t)$ 在 $[\alpha,\beta]$ 上有连续导数,且 $[x'(t)]^2+[y'(t)]^2\neq0$,则弧长微分为

$$\mathrm{d}s=\sqrt{[x'(t)]^2+[y'(t)]^2}\,\mathrm{d}t.$$

因此,所求弧长为

$$s=\int_\alpha^\beta\sqrt{[x'(t)]^2+[y'(t)]^2}\,\mathrm{d}t.$$

若曲线弧 $\overset{\frown}{AB}$ 由极坐标方程

$$\rho=\rho(\theta),\quad \theta\in[\theta_1,\theta_2]$$

给出,其中 $\rho(\theta)$ 在 $[\theta_1,\theta_2]$ 上有连续导数,则由 $x=\rho\cos\theta,y=\rho\sin\theta$,可得

$$x'(\theta)=\rho'(\theta)\cos\theta-\rho(\theta)\sin\theta,\quad y'(\theta)=\rho'(\theta)\sin\theta+\rho(\theta)\cos\theta,$$

利用参数方程的弧长公式可推出

$$s=\int_{\theta_1}^{\theta_2}\sqrt{[\rho(\theta)]^2+[\rho'(\theta)]^2}\,\mathrm{d}\theta.$$

例 4.33 计算摆线 $\begin{cases}x=a(t-\sin t),\\ y=a(1-\cos t)\end{cases}(a>0)$ 一拱 $(0\leqslant t\leqslant 2\pi)$ 的弧长.

解 由于

$$\mathrm{d}s=\sqrt{[x'(t)]^2+[y'(t)]^2}\,\mathrm{d}t=\sqrt{a^2(1-\cos t)^2+a^2\sin^2 t}\,\mathrm{d}t$$
$$=a\sqrt{2(1-\cos t)}\,\mathrm{d}t=2a\left|\sin\frac{t}{2}\right|\mathrm{d}t,$$

因此所求弧长为

$$s=\int_0^{2\pi}2a\sin\frac{t}{2}\mathrm{d}t=2a\left(-2\cos\frac{t}{2}\right)\bigg|_0^{2\pi}=8a.$$

例 4.34 求曲线弧 $y=\frac{2}{3}x^{\frac{3}{2}}(0\leqslant x\leqslant 3)$ 的弧长.

解 由于

$$\mathrm{d}s=\sqrt{1+(y')^2}\,\mathrm{d}x=\sqrt{1+(\sqrt{x})^2}\,\mathrm{d}x=\sqrt{1+x}\,\mathrm{d}x,$$

因此所求弧长为

$$s=\int_0^3\sqrt{1+x}\,\mathrm{d}x=\frac{2}{3}(1+x)^{\frac{3}{2}}\bigg|_0^3=\frac{14}{3}.$$

4.6.4 变力所做的功

由物理学知识可知,如果恒力 F 作用于某一物体上,使该物体沿着力的方向产生位移 s,则力 F 所做的功为

$$W=Fs.$$

微课视频

但是,多数情况下,力 F 是随着位移变化而不断变化的,是位移 s 的函数 $F=f(s)$,下面讨论如何计算变力 F 所做的功.

我们先讨论力 F 在小区间 $[s,s+\mathrm{d}s]$ 上所做的功,把小区间 $[s,s+\mathrm{d}s]$ 上的力 F 近似看作不变的力,即等于在 s 处的力 $f(s)$,从而得到做功微元为

$$\mathrm{d}W=F\mathrm{d}s=f(s)\mathrm{d}s.$$

因此,当物体由 $s=a$ 移动到 $s=b$ 时,变力 F 所做的功为

$$W=\int_a^b F\mathrm{d}s=\int_a^b f(s)\mathrm{d}s.$$

例 4.35 设一弹簧的弹性系数为 k(单位:N/cm),求将该弹簧从平衡位置拉长 30 cm 时所做的功.

解 取平衡位置为坐标原点,弹簧伸长的方向为 x 轴的正方向. 由胡克(Hooke)定律可知,使弹簧伸长所用的力 F 与弹簧伸长的长度 x 成正比,即

$$F=kx,$$

从而得

$$W=\int_0^{30}kx\,\mathrm{d}x=\frac{k}{2}x^2\bigg|_0^{30}=450k\ (\mathrm{J}).$$

4.6.5 在医学方面的应用

例 4.36 在一个实验中,先让病人禁食(以降低体内的血糖水平),然后通过注射给病

人以大量的葡萄糖.假设实验测得某病人血液中胰岛素浓度为 $C(t)$(单位:U/mL),且符合下列函数关系:

$$C(t)=\begin{cases}10t-t^2, & 0\leqslant t\leqslant 5,\\ 25e^{-k(t-5)}, & t>5,\end{cases}$$

其中常数 $k=\frac{1}{20}\ln 2$,时间 t 的单位为 min,求 1 h(60 min) 内该病人血液中胰岛素的平均浓度.

解 $$\overline{C(t)}=\frac{1}{60}\int_0^{60}C(t)\mathrm{d}t=\frac{1}{60}\left[\int_0^5(10t-t^2)\mathrm{d}t+\int_5^{60}25e^{-k(t-5)}\mathrm{d}t\right]$$

$$=\frac{1}{60}\left(5t^2-\frac{1}{3}t^3\right)\Big|_0^5+\frac{25}{60}\left[-\frac{1}{k}e^{-k(t-5)}\right]\Big|_5^{60}$$

$$=\frac{1}{60}\left(125-\frac{125}{3}\right)-\frac{5}{12k}(e^{-55k}-1)\approx 11.63(\mathrm{U/mL}).$$

例 4.37 设有半径为 R,长为 L 的一段刚性血管,两端的血压分别为 p_1 和 p_2($p_1>p_2$).已知在血管的横截面上离血管中心 r 处的血流速度 v 符合泊肃叶(Poiseuille) 公式

$$v(r)=\frac{p_1-p_2}{4\eta L}(R^2-r^2),$$

其中 η 为血液黏滞系数.求在单位时间内流过该横截面的血流量 Q.

解 在半径为 R 的截面圆上任取一个小圆环$[r,r+\mathrm{d}r]$,这个小圆环的面积近似等于长为 $2\pi r$、宽为 $\mathrm{d}r$ 的长方形的面积,即 $2\pi r\mathrm{d}r$.把小圆环$[r,r+\mathrm{d}r]$上的血流速度 v 近似看作不变,等于在 r 处的血流速度 $v(r)$,从而得到血流量微元为

$$\mathrm{d}Q=v(r)2\pi r\mathrm{d}r.$$

因此

$$Q=\int_0^R v(r)2\pi r\mathrm{d}r=\int_0^R\frac{p_1-p_2}{4\eta L}(R^2-r^2)2\pi r\mathrm{d}r$$

$$=\frac{\pi(p_1-p_2)}{2\eta L}\int_0^R(R^2r-r^3)\mathrm{d}r=\frac{\pi(p_1-p_2)R^4}{8\eta L}.$$

习 题 4.6

1.求由下列曲线所围成的平面图形的面积:

(1) 曲线 $y=x^2$ 与直线 $x=1,x=3,y=0$;

(2) 曲线 $y=\frac{1}{x}$ 与直线 $y=x,x=2$;

(3) 直线 $y=x+2$ 与抛物线 $y=x^2$;

(4) 抛物线 $y=-x^2+2x+3$ 与 x 轴.

2.求由下列曲线所围成的平面图形绕指定轴旋转一周而成的旋转体的体积:

(1) 直线 $2x-y+4=0$，$x=0$ 及 $y=0$，绕 x 轴；

(2) 抛物线 $y^2=x$ 与 $y=x^2$，绕 y 轴.

3. 用弧长公式求半径为 R 的圆的周长.

§4.7　MATLAB 实验

4.7.1　计算定积分

在 MATLAB 中，命令 int 也可用于计算定积分，其基本使用形式是：

```
int(s,x,a,b)  %返回符号表达式 s 关于指定变量 x 的定积分,其中 a 为积分下限,b 为积分上限
```

实验 4.1　计算 $\int_0^1 x^2\mathrm{d}x$.

输入：

```
syms x;
y=int('x^2',x,0,1)
```

运行结果为

```
ans=
  1/3
```

实验 4.2　计算 $\int_0^a x^2\sqrt{a^2-x^2}\,\mathrm{d}x$.

输入：

```
syms x y a;
y=x^2*sqrt(a^2-x^2);
int(y,x,0,a)
```

运行结果为

```
ans=
  (pi*a^4)/16
```

实验 4.3　计算 $\int_0^2 |1-x|\,\mathrm{d}x$.

输入：

```
syms x y;
y= abs(1-x);
int(y,x,0,2)
```

运行结果为

```
ans=
  1
```

4.7.2　计算广义积分

对于无限区间上的广义积分，只需将计算定积分的命令 int(s,x,a,b) 中的积分上限或积

分下限替换为 ±inf.

实验 4.4 计算 $\int_{1}^{+\infty}\frac{1}{x^{4}}dx$.

输入:

```
syms x y;
y= 1/x^4;
int(y,x,1,+inf)
```

运行结果为

```
ans=
  1/3
```

对于无界函数的广义积分,其计算方法与普通定积分的求法相同.

实验 4.5 计算 $\int_{1}^{2}\frac{1}{x\sqrt{x-1}}dx$.

输入:

```
syms x y;
y=1/(x*sqrt(x-1));
int(y,x,1,2)
```

运行结果为

```
ans=
  pi/2
```

总 习 题 四

一、基础题

1. 求下列函数的导数:

(1) $\int_{0}^{x}\cos t^{2}dt$;

(2) $\int_{0}^{\sqrt{x}}\sin^{2}t\,dt$;

(3) $\int_{x}^{2}\sqrt{1+t^{2}}\,dt$;

(4) $\int_{x^{4}}^{x^{5}}\cos t^{2}dt$.

2. 求极限 $\lim\limits_{x\to 0}\dfrac{\int_{0}^{x}t^{2}dt}{\int_{0}^{x}e^{-t}dt}$.

3. 设函数 $f(x)=\begin{cases}x^{2}, & 0\leqslant x\leqslant 2,\\ x+1, & 2<x\leqslant 4,\end{cases}$ 计算 $\int_{0}^{4}f(x)dx$.

4. 计算下列定积分:

(1) $\int_{0}^{1}\frac{e^{2x}-1}{e^{x}+1}dx$;

(2) $\int_{-5}^{5}\frac{x^{3}\sin^{2}x}{x^{4}+2x^{2}+1}dx$;

(3) $\int_{-\frac{1}{2}}^{\frac{1}{2}} \frac{3}{\sqrt{1-x^2}}\mathrm{d}x$；　(4) $\int_1^2\left(x+\frac{1}{x}\right)^2\mathrm{d}x$；

(5) $\int_4^9 \sqrt{x}(1+\sqrt{x})\mathrm{d}x$；　(6) $\int_0^1 \frac{x^2-2\sqrt{x}+5x}{x}\mathrm{d}x$；

(7) $\int_1^3 |x-2|\mathrm{d}x$；　(8) $\int_0^{\frac{\pi}{4}} \tan^2 x\mathrm{d}x$.

5. 用换元积分法计算下列定积分：

(1) $\int_0^{\frac{\pi}{2}} \sin x\cos^3 x\mathrm{d}x$；　(2) $\int_{\frac{1}{\pi}}^{\frac{2}{\pi}} \frac{\sin\frac{1}{x}}{x^2}\mathrm{d}x$；

(3) $\int_2^{-13} \frac{1}{\sqrt[5]{(3-x)^4}}\mathrm{d}x$；　(4) $\int_1^2 x^{-2}\mathrm{e}^{\frac{1}{x}}\mathrm{d}x$；

(5) $\int_0^{\pi}(1-\sin^3 x)\mathrm{d}x$；　(6) $\int_0^{\frac{\pi}{2}} \frac{\cos x}{1+\sin^2 x}\mathrm{d}x$；

(7) $\int_1^3 \frac{1}{x+x^2}\mathrm{d}x$；　(8) $\int_1^4 \frac{\mathrm{e}^{\sqrt{x}}}{\sqrt{x}}\mathrm{d}x$；

(9) $\int_0^4 \frac{1}{1+\sqrt{x}}\mathrm{d}x$；　(10) $\int_0^{\sqrt{2}} \sqrt{2-x^2}\mathrm{d}x$；

(11) $\int_{-1}^1 \sqrt{x^2-x^4}\mathrm{d}x$；　(12) $\int_0^{\ln 2} \sqrt{\mathrm{e}^x-1}\mathrm{d}x$.

6. 用分部积分法计算下列定积分：

(1) $\int_0^1 x\mathrm{e}^x\mathrm{d}x$；　(2) $\int_0^{\frac{\pi}{2}}(x-x\sin x)\mathrm{d}x$；

(3) $\int_1^{\mathrm{e}} x\ln x\mathrm{d}x$；　(4) $\int_0^{\mathrm{e}-1} \ln(x+1)\mathrm{d}x$；

(5) $\int_{-1}^0 \mathrm{e}^{\sqrt{x+1}}\mathrm{d}x$；　(6) $\int_0^{\frac{\pi}{4}} x\tan^2 x\mathrm{d}x$.

7. 计算下列广义积分：

(1) $\int_0^{+\infty} \mathrm{e}^{-\alpha x}\mathrm{d}x\quad(\alpha>0)$；　(2) $\int_{\mathrm{e}}^{+\infty} \frac{1}{x\ln^2 x}\mathrm{d}x$；

(3) $\int_0^1 \ln x\mathrm{d}x$；　(4) $\int_0^2 \frac{1}{(1-x)^2}\mathrm{d}x$；

(5) $\int_1^{+\infty} \frac{1}{x\sqrt{x-1}}\mathrm{d}x$；　(6) $\int_{-2}^3 \frac{1}{\sqrt{9-x^2}}\mathrm{d}x$.

8. 求由曲线 $y=\mathrm{e}^x$，$y=\mathrm{e}^{-x}$ 及直线 $x=1$ 所围成的平面图形的面积.

9. 求由抛物线 $y=x^2-4x+5$ 和直线 $x=3$，$x=5$ 及 x 轴所围成的平面图形的面积.

10. 求由曲线 $y=x^2$ 及直线 $y=x$，$y=2x$ 所围成的平面图形的面积.

11. 设曲线 $y=\sqrt{2x}$，求：

(1) 该曲线在点(2,2)处的切线方程；

(2) 由该曲线、(1)中所求切线及 x 轴所围成的平面图形的面积.

12. 求由曲线 $y=\sin x\,(0\leqslant x\leqslant\pi)$ 和直线 $y=0$ 所围成的平面图形绕 x 轴旋转一周而成的旋转体的体积.

13. 求由曲线 $x=y^2$ 及直线 $x=2$，$y=0$ 所围成的平面图形绕 x 轴旋转一周而成的旋转体的体积.

14. 求由曲线 $y=x^2$，x 轴及直线 $x=1$ 所围成的平面图形分别绕 x 轴和 y 轴旋转一周而成的旋转体的体积.

15. 用命令 int 计算下列定积分：

(1) $\int_{\frac{\pi}{3}}^{\pi}\sin\left(x+\frac{\pi}{3}\right)\mathrm{d}x$；

(2) $\int_{-1}^{0}\mathrm{e}^{x}\sqrt{1-\mathrm{e}^{x}}\,\mathrm{d}x$；

(3) $\int_{0}^{+\infty}\frac{1}{1+x^2}\mathrm{d}x$；

(4) $\int_{0}^{2}\frac{1}{\sqrt{4-x^2}}\mathrm{d}x$.

二、提高题

1. 求函数 $I(x)=\int_{\mathrm{e}}^{x}\frac{\ln t}{t^2-2t+1}\mathrm{d}t$ 在区间$[\mathrm{e},\mathrm{e}^2]$上的最大值.

2. 设函数 $y=f(x)$ 在$(0,+\infty)$上可导，且 $f(x)=1+\frac{1}{x}\int_0^x f(t)\mathrm{d}t$，求 $f(x)$.

3. 已知$\int_0^x f(t)\mathrm{d}t=\frac{1}{2}x^2$，计算$\int_0^4\frac{1}{\sqrt{x}}f(\sqrt{x})\mathrm{d}x$.

4. 设函数 $f(2x+1)=x\mathrm{e}^x$，计算$\int_3^5 f(t)\mathrm{d}t$.

5. 已知$\int_0^{\pi}[f(x)+f''(x)]\sin x\,\mathrm{d}x=3$，且 $f(\pi)=1$，求 $f(0)$.

6. 计算$\int_0^{\frac{1}{2}}(\arcsin x)^2\mathrm{d}x$.

7. 计算$\int_0^1\arctan\sqrt{x}\,\mathrm{d}x$.

8. 计算广义积分$\int_0^{+\infty}\mathrm{e}^{-x}\sin x\,\mathrm{d}x$.

9. 计算广义积分$\int_a^b\frac{1}{\sqrt{(x-a)(b-x)}}\mathrm{d}x\ (a<b)$.

10. 求位于曲线 $y=\mathrm{e}^x$ 下方、该曲线过坐标原点的切线的左方及 x 轴上方之间的平面图形的面积.

测　试　四

一、选择题(共 10 小题，每小题 2 分，共 20 分)

1. 如果函数 $f(x)$ 在区间$[-1,1]$上连续，且平均值为 2，则$\int_{-1}^{1}f(x)\mathrm{d}x=(\quad)$.

A. 1　　B. -1

C. 4　　D. -4

2. 定积分$\int_a^b f(x)\mathrm{d}x$ 是(　　).

A. 确定的常数　　B. 任意常数

C. $f(x)$ 的全体原函数　　D. $f(x)$ 的一个原函数

3. 与定积分$\int_a^b f(x)\mathrm{d}x$ 的值的大小有关的量是(　　).

A. 被积函数 $f(x)$　　B. 积分区间$[a,b]$

C. 积分变量 x　　D. A 与 B

4. 若$\int_0^k\frac{1}{\sqrt{x}}\mathrm{d}x=4$，则 $k=(\quad)$.

A. 1　　　B. 2
C. 3　　　D. 4

5. 应用定积分的几何意义计算定积分$\int_{-2}^{2}\sqrt{4-x^2}\,\mathrm{d}x$ 的值为(　　).

A. π　　　B. 2π
C. 3π　　　D. 4π

6. 设函数 $f(x)=\int_0^x (t-1)\mathrm{e}^t\,\mathrm{d}t$,则 $f(x)$ 有(　　).

A. 极小值 $2-\mathrm{e}$　　　B. 极小值 $\mathrm{e}-2$
C. 极大值 $2-\mathrm{e}$　　　D. 极大值 $\mathrm{e}-2$

7. 下列广义积分收敛的是(　　).

A. $\int_1^{+\infty}\frac{1}{\sqrt{x}}\mathrm{d}x$　　　B. $\int_1^{+\infty}\frac{1}{\sqrt[3]{x^2}}\mathrm{d}x$

C. $\int_1^{+\infty}\frac{1}{\sqrt{x^3}}\mathrm{d}x$　　　D. $\int_1^{+\infty}\frac{1}{\sqrt[3]{x}}\mathrm{d}x$

8. $\frac{\mathrm{d}}{\mathrm{d}x}\int_a^b\frac{1}{\sqrt{1-x^2}}\mathrm{d}x=$(　　).

A. $\arcsin b-\arcsin a$　　　B. $\frac{1}{\sqrt{1-x^2}}$

C. $\arcsin x$　　　D. 0

9. 设函数 $f(x)$ 在区间$[-a,a]$上连续且满足 $f(-x)=-f(x)$. 已知$\int_0^a f(x)\mathrm{d}x=2$,则$\int_{-a}^a f(x)\mathrm{d}x=$(　　).

A. 0　　　B. 2
C. 4　　　D. -4

10. 计算定积分$\int_1^2\frac{x}{\sqrt{5-x^2}}\mathrm{d}x$ 可用的方法有(　　).

A. 凑微分　　　B. 根式代换
C. 三角代换　　　D. 以上方法都可行

二、填空题(共 10 小题,每小题 2 分,共 20 分)

1. 设$\int_b^a f(x)\mathrm{d}x=k$,则$\int_a^b f(x)\mathrm{d}x=$__________.

2. 设函数 $f(x)=\arctan x$,则$\int_0^{\frac{\pi}{4}} f'(x)\mathrm{d}x=$__________.

3. $\frac{\mathrm{d}}{\mathrm{d}x}\int_0^{x^2}\tan t\,\mathrm{d}t=$__________.

4. $\lim\limits_{x\to 0}\frac{\int_0^x\arctan t\,\mathrm{d}t}{x^2}=$__________.

5. 已知$\int_0^x f(t)\mathrm{d}t=\mathrm{e}^x$,则$\int_0^{\mathrm{e}} f(\ln x)\mathrm{d}x=$__________.

6. $\int_{-1}^{1}x^5\mathrm{e}^{-x^2}\mathrm{d}x=$__________.

7. 若$\int_2^{+\infty}\frac{1}{x(\ln x)^k}\mathrm{d}x$ 收敛,则 k 应满足__________.

8. $\int_0^{+\infty}\frac{1}{1+x^2}\mathrm{d}x=$__________.

9. 估计定积分$\int_0^3 \ln(1+x^2)\mathrm{d}x$ 的范围是__________.

10. 比较定积分的大小:$\int_0^1 x^2\mathrm{d}x$ __________ $\int_0^1 x^3\mathrm{d}x$.

三、计算题(共 5 小题,每小题 6 分,共 30 分)

1. 设函数 $f(x)=\begin{cases} x^2, & -1\leqslant x\leqslant 1, \\ \mathrm{e}^{-x}, & 1< x\leqslant 2, \end{cases}$ 计算$\int_0^{\frac{3}{2}} f(x)\mathrm{d}x$.

2. 计算$\int_1^{\mathrm{e}} \frac{1+\ln x}{x}\mathrm{d}x$.

3. 计算$\int_0^1 x\arcsin x\,\mathrm{d}x$.

4. 计算$\int_{-1}^1 \frac{x}{\sqrt{5-4x}}\mathrm{d}x$.

5. 计算广义积分$\int_{\frac{2}{\pi}}^{+\infty} \frac{1}{x^2}\sin\frac{1}{x}\mathrm{d}x$.

四、应用题(共 3 小题,每小题 10 分,共 30 分)

1. 某种药物进入血液系统的量称为有效药量,其进入速率可表示为函数 $f(t)=0.15t(t-3)^2$. 当 $0\leqslant t\leqslant 3$ 时,问:有效药量是多少?

2. 求由曲线 $y=x^2$,$y=\frac{1}{x}(x>0)$ 及直线 $x=2$,$y=0$ 所围成的平面图形的面积.

3. 求由曲线 $y=\ln x$ 和直线 $x=1$,$x=\mathrm{e}^2$ 及 x 轴所围成的平面图形绕 x 轴旋转一周而成的旋转体的体积.

习题详解

第五章

微分方程

学习要求：

1. 掌握可分离变量的微分方程、一阶线性微分方程、可降阶的高阶微分方程及二阶常系数线性微分方程的求解方法.

2. 熟悉微分方程的相关概念.

3. 了解齐次方程、伯努利方程的求解方法，以及微分方程在医药学中的应用.

课程思政案例

微分方程是在微积分的基础上发展起来的，它是通过量与变化率的关系来研究客观世界中事物运动的数学模型，在医药学、化学、生物学、物理学等领域都有着广泛的应用. 本章主要介绍微分方程的基本概念、几种常用的微分方程的解法，以及其在医药学中的一些应用.

案例5-1

检验人员定期对某蓄水池抽取单位容积水样进行检测.已知大肠杆菌的数量 x 是时间 t 的函数,测得该蓄水池中大肠杆菌的相对繁殖速度可表示为

$$\frac{1}{x}\cdot\frac{\mathrm{d}x}{\mathrm{d}t}=r-kx,$$

其中 r,k 均为正常数,试求 $x=x(t)$.

§5.1 微分方程的基本概念

5.1.1 两个实例

下面通过两个具体例子来说明微分方程的基本概念.

例 5.1 设一曲线过点(0,1),且该曲线上任意点处的切线斜率为 $2x$,求该曲线的方程.

解 设所求曲线的方程为 $y=f(x)$,根据导数的几何意义,$y=f(x)$ 应满足方程

$$\frac{\mathrm{d}y}{\mathrm{d}x}=2x \quad 或 \quad \mathrm{d}y=2x\,\mathrm{d}x, \tag{5-1}$$

两边积分,得

$$y=\int 2x\,\mathrm{d}x,$$

即

$$y=x^2+C, \tag{5-2}$$

其中 C 为任意常数.

又因为该曲线过点(0,1),所以曲线方程(5-2)还应满足条件

$$y\Big|_{x=0}=1.$$

将该条件代入方程(5-2)中,得 $C=1$,于是所求曲线的方程为

$$y=x^2+1. \tag{5-3}$$

例 5.2 设某种细菌繁殖数目 N 与时间 t 的关系为 $N=N(t)$,并设 $t=0$ 时,细菌数为 $N=N_0$.已知该种细菌的繁殖速度与当时的细菌数成正比,试建立该种细菌的繁殖数目 N 与时间 t 的函数关系.

解 由于细菌的繁殖速度是细菌数目对时间的导数,因此函数 $N=N(t)$ 满足关系式

$$\frac{\mathrm{d}N}{\mathrm{d}t}=kN, \tag{5-4}$$

其中 $k>0$ 是比例系数.(5-4)式可变形为

$$\frac{1}{N}\mathrm{d}N=k\,\mathrm{d}t,$$

两边积分，得

$$\int \frac{1}{N}\mathrm{d}N=\int k\,\mathrm{d}t,$$

即

$$\ln N=kt+C_1 \quad (N>0).$$

再对上式两边取自然指数，得

$$N=\mathrm{e}^{kt+C_1},$$

即

$$N=\mathrm{e}^{C_1}\mathrm{e}^{kt}.$$

令 $C=\mathrm{e}^{C_1}$，得

$$N=C\mathrm{e}^{kt}. \tag{5-5}$$

依题意，函数 $N(t)$ 还需满足条件

$$N\Big|_{t=0}=N_0,$$

故得 $N_0=C\mathrm{e}^{k\cdot 0}$，即 $C=N_0$. 因此，该种细菌的繁殖数目 N 与时间 t 的函数关系为

$$N=N_0\mathrm{e}^{kt}. \tag{5-6}$$

由此可知，该种细菌的繁殖数目 N 随时间 t 的增加而按照指数规律增长.

从上面的两个例子可以看出，尽管实际意义不相同，但解决问题的方法是类似的，其基本方法可归结为：首先建立一个含有未知函数的导数（或微分）的方程，再用积分的方法求出满足条件的未知函数.

5.1.2　微分方程的基本概念

定义 5.1　含有自变量、未知函数及其导数（或微分）的方程，叫作**微分方程**.

说明　在微分方程中，未知函数及其自变量可以不出现，但未知函数的导数（或微分）必须出现.

上述两个例子中的方程(5-1)和(5-4)都含有未知函数的导数，故它们都是微分方程.

若微分方程中的未知函数是一元函数，则称这种方程为**常微分方程**；若微分方程中的未知函数是多元函数（多元函数的概念见第六章），则称这种方程为**偏微分方程**. 本章只讨论常微分方程.

定义 5.2　微分方程中的未知函数的最高阶导数的阶数，叫作**微分方程的阶**.

例如，$y'=\mathrm{e}^x$ 是一阶微分方程，$\frac{\mathrm{d}^2y}{\mathrm{d}x^2}=2x$ 是二阶微分方程.

一般地，n 阶微分方程的形式为

$$F(x,y,y',y'',\cdots,y^{(n)})=0,$$

其中 x 是自变量，y 是未知函数.

定义 5.3　若将一个函数代入微分方程后，能使微分方程成为恒等式，则称这个函数为**微分方程的解**.

例如，函数(5-2)和(5-3)都是微分方程(5-1)的解；函数(5-5)和(5-6)都是微分方

程(5-4)的解.

定义 5.4 若微分方程的解中含有任意常数,且相互独立的任意常数的个数与微分方程的阶数相同,则称这样的解为**微分方程的通解**.

说明 相互独立的任意常数是指任意常数间不能通过合并而使得任意常数的个数减少,相互独立的概念将在 §5.4 中结合线性相关性的概念进一步刻画.

例如,函数(5-2)是微分方程(5-1)的解,因为它含有一个任意常数,且微分方程(5-1)是一阶微分方程,所以函数(5-2)是微分方程(5-1)的通解.

由于通解中含有任意常数,因此它还不能完全确定地反映某一客观事物的规律性.若想完全确定地反映客观事物的规律性,必须确定这些常数的值.

设微分方程中的未知函数为 $F(x,y)=0$. 如果微分方程是一阶的,通常用来确定任意常数的条件是

$$\text{当 } x=x_0 \text{ 时}, \quad y=y_0,$$

或写成

$$y\Big|_{x=x_0}=y_0,$$

其中 x_0, y_0 都是给定的值;如果微分方程是二阶的,通常用来确定任意常数的条件是

$$\text{当 } x=x_0 \text{ 时}, \quad y=y_0, y'=y'_0,$$

或写成

$$y\Big|_{x=x_0}=y_0, \quad y'\Big|_{x=x_0}=y'_0,$$

其中 x_0, y_0 和 y'_0 都是给定的值.称上述条件为**初值条件**.

定义 5.5 满足初值条件的微分方程的解称为**微分方程的特解**.

定义 5.6 求一阶微分方程 $F(x,y,y')=0$ 满足初值条件 $y\Big|_{x=x_0}=y_0$ 的特解问题称为一阶微分方程的**初值问题**,记作

$$\begin{cases} F(x,y,y')=0, \\ y\Big|_{x=x_0}=y_0. \end{cases}$$

微分方程通解的图形是一族曲线,称为**微分方程的积分曲线**.初值问题的几何意义实际上就是求微分方程通过点 (x_0,y_0) 的那条积分曲线.

二阶微分方程的初值问题

$$\begin{cases} F(x,y,y',y'')=0, \\ y\Big|_{x=x_0}=y_0, y'\Big|_{x=x_0}=y'_0 \end{cases}$$

的几何意义是求微分方程通过点 (x_0,y_0) 且在该点处的切线斜率为 y'_0 的那条积分曲线.

例 5.3 验证函数

$$y=C_1\mathrm{e}^{-x}+C_2\mathrm{e}^{-4x} \tag{5-7}$$

是微分方程

$$y''+5y'+4y=0 \tag{5-8}$$

的解,并求满足初值条件

$$y\Big|_{x=0}=2,\quad y'\Big|_{x=0}=1 \tag{5-9}$$

的特解.

解　由函数(5-7)得

$$y'=-C_1e^{-x}-4C_2e^{-4x},\quad y''=C_1e^{-x}+16C_2e^{-4x}.$$

把 y,y',y'' 代入方程(5-8),得

$$C_1e^{-x}+16C_2e^{-4x}+5(-C_1e^{-x}-4C_2e^{-4x})+4(C_1e^{-x}+C_2e^{-4x})\equiv 0.$$

因此,函数(5-7)是方程(5-8)的解.

将初值条件(5-9)代入函数(5-7)及其导数表达式中,得

$$\begin{cases}C_1+C_2=2,\\ -C_1-4C_2=1,\end{cases}$$

解得

$$C_1=3,\quad C_2=-1,$$

故方程(5-8)的满足初值条件(5-9)的特解为

$$y=3e^{-x}-e^{-4x}.$$

习　题　5.1

1. 判断下列方程是否为微分方程,若是,指出其阶数:

(1) $2y''=3y'$;　　(2) $xy'''+2y''+x(y')^5+y=0$;

(3) $y^{(5)}+\cos x+4x=0$.

2. 判断题:

(1) 含有自变量、未知函数及其导数(或微分)的方程叫作微分方程.　(　　)

(2) 微分方程中的未知函数的最高阶导数的阶数叫作微分方程的阶.　(　　)

(3) 若微分方程的解中含有任意常数,则称这样的解为微分方程的通解.　(　　)

3. 分别检验函数 $y=x,y=xe^{Cx}$ 是否为微分方程 $xy'=y\left(1+\ln\dfrac{y}{x}\right)$ 的解,是通解还是特解.

§5.2　几种常见的一阶微分方程

一阶微分方程的一般形式为

$$F(x,y,y')=0,$$

或写为

$$y'=f(x,y)\quad 或\quad \frac{dy}{dx}=f(x,y).$$

本节将讨论几种常见的一阶微分方程的解法.

5.2.1 可分离变量的微分方程

一般地,若一阶微分方程可写成

$$\frac{dy}{dx}=f(x)g(y) \tag{5-10}$$

的形式,则称此方程为可分离变量的微分方程.

微分方程(5-10)可分离变量为

$$\frac{1}{g(y)}dy=f(x)dx \quad [g(y)\neq 0],$$

两边积分,得

$$\int\frac{1}{g(y)}dy=\int f(x)dx.$$

设 $\frac{1}{g(y)}$,$f(x)$ 的原函数分别为 $G(y)$,$F(x)$,则微分方程(5-10)的通解为

$$G(y)=F(x)+C,$$

其中 C 为任意常数.

例 5.4 求微分方程

$$\frac{dy}{dx}=-\frac{x}{y}$$

的通解.

解 显然,所给方程是可分离变量的微分方程,分离变量,得

$$y\,dy=-x\,dx,$$

两边积分,得

$$\int y\,dy=\int(-x)dx,$$

即

$$\frac{1}{2}y^2=-\frac{1}{2}x^2+C_1,$$

则

$$y^2=-x^2+2C_1.$$

令 $C=2C_1$,则得微分方程的通解为

$$y^2=-x^2+C$$

或

$$y=\pm\sqrt{C-x^2}.$$

说明 当通解中含 y 的关系式形式比较复杂时,可以用隐函数的形式表示 y.

在案例 5-1 中,将检验人员测得的关于大肠杆菌相对繁殖速度的关系式分离变量,得

$$\frac{1}{x(r-kx)}dx=dt,$$

即

$$\left(\frac{1}{x}+\frac{k}{r-kx}\right)\mathrm{d}x=r\mathrm{d}t,$$

两边积分，得

$$\ln x-\ln(r-kx)=rt+\ln C,$$

整理，得

$$\frac{x}{r-kx}=Ce^{rt}.$$

设初次取样($t=0$)时，测得 $x(0)=x_0$，将此初始值代入上式，解得

$$C=\frac{x_0}{r-kx_0},$$

所以

$$\frac{x}{r-kx}=\frac{x_0}{r-kx_0}e^{rt},$$

解得

$$x=\frac{r}{k+\frac{r-kx_0}{x_0}e^{-rt}}.$$

当 $t\to+\infty$ 时，$x\to\frac{r}{k}$，即该蓄水池中大肠杆菌密度的极限值是$\frac{r}{k}$.

上式称为自然生长方程，也称为逻辑斯谛方程，它对表达自然环境中生物种群的生长有着重要的意义，其图形为 S 形曲线，称为逻辑斯谛曲线(见图 5-1).

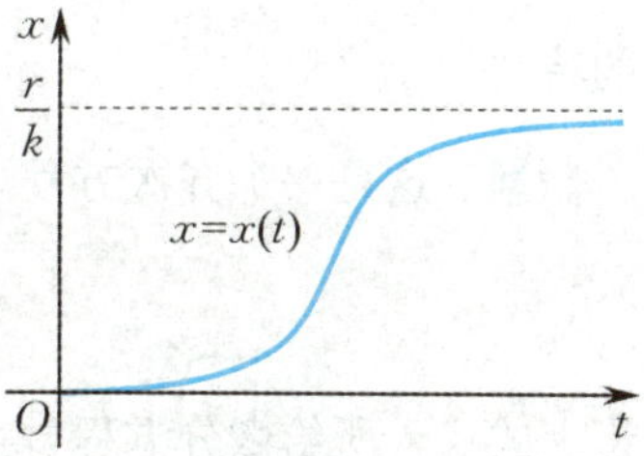

图 5-1

5.2.2　齐次方程

一般地，如果一阶微分方程可化为

$$\frac{\mathrm{d}y}{\mathrm{d}x}=g\left(\frac{y}{x}\right) \tag{5-11}$$

的形式，则称此方程为齐次方程.

例如，方程 $\frac{\mathrm{d}y}{\mathrm{d}x}=\frac{y}{x}+\tan\frac{y}{x}$ 是齐次方程.

由齐次方程的定义可以看到，方程(5-11)的右端是一个将$\frac{y}{x}$作为整体变量的函数，所以在求解齐次方程时，可以应用变量代换的方法，引入新的未知函数. 具体计算过程如下：

(1) 令 $u=\frac{y}{x}$，则 $y=ux$，对 x 求导，得

$$\frac{\mathrm{d}y}{\mathrm{d}x}=u+x\frac{\mathrm{d}u}{\mathrm{d}x}.$$

将上式代入齐次方程(5-11)，得

$$u+x\frac{\mathrm{d}u}{\mathrm{d}x}=g(u),$$

即

$$x\frac{\mathrm{d}u}{\mathrm{d}x}=g(u)-u.$$

(2) 分离变量,得

$$\frac{1}{g(u)-u}\mathrm{d}u=\frac{1}{x}\mathrm{d}x \quad [g(u)\neq u],$$

两边积分,得

$$\int\frac{1}{g(u)-u}\mathrm{d}u=\int\frac{1}{x}\mathrm{d}x.$$

(3) 求出积分后,将 $u=\frac{y}{x}$ 回代,便得齐次方程(5-11)的通解.

例 5.5 求微分方程

$$\frac{\mathrm{d}y}{\mathrm{d}x}=\frac{y}{x}+\tan\frac{y}{x}$$

满足初值条件

$$y\Big|_{x=1}=\frac{\pi}{6}$$

的特解.

解 这是一个齐次方程. 令 $u=\frac{y}{x}$,则

$$y=ux, \quad \frac{\mathrm{d}y}{\mathrm{d}x}=u+x\frac{\mathrm{d}u}{\mathrm{d}x}.$$

将上式代入所给微分方程,得

$$u+x\frac{\mathrm{d}u}{\mathrm{d}x}=u+\tan u,$$

分离变量,得

$$\frac{1}{\tan u}\mathrm{d}u=\frac{1}{x}\mathrm{d}x,$$

两边积分,得

$$\ln|\sin u|=\ln|x|+\ln|C|,$$

即

$$\sin u=Cx.$$

将 $u=\frac{y}{x}$ 回代,即得所求微分方程的通解为

$$\sin\frac{y}{x}=Cx.$$

把初值条件 $y\Big|_{x=1}=\frac{\pi}{6}$ 代入通解中,得 $C=\frac{1}{2}$,则所求微分方程的特解为

$$\sin\frac{y}{x}=\frac{1}{2}x.$$

5.2.3　一阶线性微分方程

形如

$$\frac{\mathrm{d}y}{\mathrm{d}x}+P(x)y=Q(x) \tag{5-12}$$

的微分方程称为一阶线性微分方程(未知函数 y 及其导数都是一次的方程). 若 $Q(x)\equiv 0$,则称方程(5-12) 为一阶齐次线性微分方程;若 $Q(x)\neq 0$,则称方程(5-12) 为一阶非齐次线性微分方程.

1. 一阶齐次线性微分方程的解法

一阶齐次线性微分方程的一般形式为

$$\frac{\mathrm{d}y}{\mathrm{d}x}+P(x)y=0, \tag{5-13}$$

分离变量,得

$$\frac{1}{y}\mathrm{d}y=-P(x)\mathrm{d}x \quad (y\neq 0),$$

两边积分,得

$$\ln|y|=-\int P(x)\mathrm{d}x+C_1,$$

化简,得

$$y=C\mathrm{e}^{-\int P(x)\mathrm{d}x} \quad (C=\pm \mathrm{e}^{C_1}). \tag{5-14}$$

(5-14) 式就是一阶齐次线性微分方程(5-13) 的通解.

例 5.6 求微分方程

$$x\,\mathrm{d}y+2y\,\mathrm{d}x=0$$

的通解.

解一 微分方程可变形为

$$\frac{\mathrm{d}y}{\mathrm{d}x}+\frac{2y}{x}=0,$$

分离变量,得

$$\frac{1}{y}\mathrm{d}y=-\frac{2}{x}\mathrm{d}x \quad (y\neq 0),$$

两边积分,得

$$\ln|y|=-2\ln|x|+C_1,$$

故所求微分方程的通解为

$$y=\frac{C}{x^2} \quad (C=\pm \mathrm{e}^{C_1}).$$

解二 直接应用一阶齐次线性微分方程的通解公式(5-14).

将 $P(x)=\frac{2}{x}$ 代入通解公式(5-14),得

$$y=C\mathrm{e}^{-\int \frac{2}{x}\mathrm{d}x},$$

即所求微分方程的通解为

$$y=\frac{C}{x^2}.$$

2. 一阶非齐次线性微分方程的解法

一阶非齐次线性微分方程的一般形式为

$$\frac{dy}{dx}+P(x)y=Q(x)\quad [Q(x)\neq 0].\tag{5-15}$$

下面用常数变易法求一阶非齐次线性微分方程(5-15)的通解. 由于一阶非齐次线性微分方程(5-15)对应的齐次线性微分方程(5-13)有指数形式的解(5-14),因此不妨假设非齐次线性微分方程(5-15)的解也有类似的形式. 只是将对应的齐次线性微分方程的通解(5-14)中的常数 C 换成关于 x 的未知函数 $C(x)$,即

$$y=C(x)e^{-\int P(x)dx}.\tag{5-16}$$

设函数(5-16)是方程(5-15)的通解. 函数(5-16)对 x 求导,得

$$y'=C'(x)e^{-\int P(x)dx}-P(x)C(x)e^{-\int P(x)dx},$$

把 y,y' 代入方程(5-15),得

$$C'(x)e^{-\int P(x)dx}-P(x)C(x)e^{-\int P(x)dx}+P(x)C(x)e^{-\int P(x)dx}=Q(x),$$

化简,得

$$C'(x)=Q(x)e^{\int P(x)dx},$$

两边积分,得

$$C(x)=\int Q(x)e^{\int P(x)dx}dx+C.$$

将其代入函数(5-16),即得一阶非齐次线性微分方程(5-15)的通解为

$$y=e^{-\int P(x)dx}\left[\int Q(x)e^{\int P(x)dx}dx+C\right]$$

或

$$y=Ce^{-\int P(x)dx}+e^{-\int P(x)dx}\int Q(x)e^{\int P(x)dx}dx.\tag{5-17}$$

不难看出,(5-17)式中等号右端的第一项是对应的一阶齐次线性微分方程(5-13)的通解;第二项是一阶非齐次线性微分方程(5-15)的一个特解(取 $C=0$). 因此,一阶非齐次线性微分方程的通解等于对应的一阶齐次线性微分方程的通解与本身的一个特解之和.

例 5.7 求微分方程

$$y'-\frac{2}{x+1}y=(x+1)^3$$

的通解.

解一 原微分方程对应的齐次线性微分方程为

$$y'-\frac{2}{x+1}y=0.$$

分离变量,得

$$\frac{1}{y}\mathrm{d}y=\frac{2}{x+1}\mathrm{d}x \quad (y\neq 0),$$

两边积分,得

$$\ln|y|=2\ln|x+1|+C_1,$$

化简,得

$$y=C(x+1)^2 \quad (C=\pm \mathrm{e}^{C_1}).$$

利用常数变易法,设函数

$$y=C(x)(x+1)^2 \tag{5-18}$$

为原微分方程的通解.

将函数(5-18)两边同时对 x 求导,得

$$y'=C'(x)(x+1)^2+2C(x)(x+1),$$

把 y 和 y' 代入原微分方程,得

$$C'(x)(x+1)^2+2C(x)(x+1)-\frac{2}{x+1}C(x)(x+1)^2=(x+1)^3,$$

化简,得

$$C'(x)=x+1,$$

两边积分,得

$$C(x)=\frac{1}{2}(x+1)^2+C_2.$$

把 $C(x)$ 代入所设通解函数(5-18),即得原微分方程的通解为

$$y=\frac{1}{2}(x+1)^4+C_2(x+1)^2.$$

解二 直接应用一阶非齐次线性微分方程的通解公式(5-17).

将 $P(x)=-\frac{2}{x+1}$,$Q(x)=(x+1)^3$ 代入通解公式(5-17),得

$$y=\mathrm{e}^{-\int\left(-\frac{2}{x+1}\right)\mathrm{d}x}\left[\int(x+1)^3\mathrm{e}^{\int\left(-\frac{2}{x+1}\right)\mathrm{d}x}\mathrm{d}x+C\right].$$

对上式化简,即得所求微分方程的通解为

$$y=\frac{1}{2}(x+1)^4+C(x+1)^2.$$

5.2.4 伯努利方程

形如

$$\frac{\mathrm{d}y}{\mathrm{d}x}+P(x)y=Q(x)y^n \quad (n\neq 0,1) \tag{5-19}$$

的微分方程称为**伯努利方程**.

当 $n=0$ 或 $n=1$ 时,方程(5-19)为一阶线性微分方程;当 $n\neq 0$ 且 $n\neq 1$ 时,方程(5-19)不是线性微分方程,但是可以通过变量代换,把它化为线性微分方程.

当 $y\neq 0$ 时,在方程(5-19)两边同时除以 y^n,得

$$y^{-n}\frac{\mathrm{d}y}{\mathrm{d}x}+P(x)y^{1-n}=Q(x). \tag{5-20}$$

引入新变量

$$z=y^{1-n},$$

则

$$\frac{\mathrm{d}z}{\mathrm{d}x}=(1-n)y^{-n}\frac{\mathrm{d}y}{\mathrm{d}x}.$$

将方程(5-20)两边同时乘以 $1-n$,得

$$(1-n)y^{-n}\frac{\mathrm{d}y}{\mathrm{d}x}+(1-n)P(x)y^{1-n}=(1-n)Q(x),$$

将引入的新变量 z 及其导数代入上式,得

$$\frac{\mathrm{d}z}{\mathrm{d}x}+(1-n)P(x)z=(1-n)Q(x).$$

此时,方程变为一阶线性微分方程,可按照一阶线性微分方程的求解方法进行求解,然后将解得的 z 回代,便得到原微分方程的通解.

例 5.8 求微分方程

$$\frac{\mathrm{d}y}{\mathrm{d}x}=\frac{x^4+y^3}{xy^2}$$

的通解.

解 微分方程可变形为

$$\frac{\mathrm{d}y}{\mathrm{d}x}-\frac{1}{x}y=x^3y^{-2},$$

此方程是 $n=-2$ 的伯努利方程.引入新变量

$$z=y^3,$$

两边同时对 x 求导,得

$$\frac{\mathrm{d}z}{\mathrm{d}x}=3y^2\frac{\mathrm{d}y}{\mathrm{d}x}.$$

对变形后的微分方程两边同时乘以 $3y^2$,得

$$3y^2\frac{\mathrm{d}y}{\mathrm{d}x}-\frac{3}{x}y^3=3x^3,$$

把新变量和新变量的导数代入上式,得

$$\frac{\mathrm{d}z}{\mathrm{d}x}-\frac{3}{x}z=3x^3.$$

此时,方程变为一阶非齐次线性微分方程,其中 $P(x)=-\frac{3}{x}$,$Q(x)=3x^3$,代入通解公式(5-17),得

$$\begin{aligned}z&=\mathrm{e}^{-\int\left(-\frac{3}{x}\right)\mathrm{d}x}\left[\int 3x^3\mathrm{e}^{\int\left(-\frac{3}{x}\right)\mathrm{d}x}\mathrm{d}x+C\right]=\mathrm{e}^{3\ln x}\left(3\int x^3\mathrm{e}^{-3\ln x}\mathrm{d}x+C\right)\\&=x^3(3x+C).\end{aligned}$$

把新变量回代,得到所求微分方程的通解为

$$y^3=x^3(3x+C).$$

习　题　5.2

1. 求下列微分方程的通解：

(1) $(1-x^2)y\mathrm{d}y=x(y^2-1)\mathrm{d}x$；

(2) $\sin x\cos y\mathrm{d}x=\cos x\sin y\mathrm{d}y$；

(3) $y'=\dfrac{\cos x}{3y^2+\mathrm{e}^y}$；

(4) $(1+x)y'=2\mathrm{e}^{-y}-1$；

(5) $x\dfrac{\mathrm{d}y}{\mathrm{d}x}+2\sqrt{xy}=y(x<0)$；

(6) $\dfrac{\mathrm{d}y}{\mathrm{d}x}+\dfrac{y}{x}=y^2\ln x$；

(7) $\dfrac{\mathrm{d}y}{\mathrm{d}x}=\dfrac{1}{x-y}+1$；

(8) $\dfrac{\mathrm{d}y}{\mathrm{d}x}=y+\sin x$；

(9) $\dfrac{\mathrm{d}y}{\mathrm{d}x}=-y\cos x+\dfrac{1}{2}\sin 2x$.

2. 求下列微分方程满足所给初值条件的特解：

(1) $y'=\mathrm{e}^{3x-y},y\Big|_{x=0}=1$；

(2) $xy'-4\mathrm{e}^{-y}+1=0,y\Big|_{x=-2}=0$；

(3) $\dfrac{\mathrm{d}y}{\mathrm{d}x}+\dfrac{y}{x}=\dfrac{\sin x}{x},y\Big|_{x=\pi}=1$.

§5.3　可降阶的高阶微分方程

本节主要讨论二阶及二阶以上的微分方程，即高阶微分方程. 有些高阶微分方程可以通过降低微分方程的阶数来求解，下面介绍三种容易降阶的高阶微分方程及其求解方法.

5.3.1　$y^{(n)}=f(x)$ 型的微分方程

微分方程

$$y^{(n)}=f(x) \tag{5-21}$$

的右端仅含有自变量 x. 若把 $y^{(n-1)}$ 作为新的未知函数，则上式就是新未知函数的一阶微分方程. 对方程(5-21)两边积分，得到 $n-1$ 阶微分方程

$$y^{(n-1)}=\int f(x)\mathrm{d}x+C_1.$$

同理，可得

$$y^{(n-2)}=\int\left[\int f(x)\mathrm{d}x+C_1\right]\mathrm{d}x+C_2.$$

按照上述积分步骤，两边积分 n 次，即可得到方程(5-21)的含有 n 个任意常数的通解.

例 5.9　求微分方程 $y''=x+\mathrm{e}^x$ 的通解.

解　对所给微分方程连续两边积分两次，得

$$y'=\int(x+e^x)dx=\frac{1}{2}x^2+e^x+C_1,$$

$$y=\int\left(\frac{1}{2}x^2+e^x+C_1\right)dx=\frac{1}{6}x^3+e^x+C_1x+C_2.$$

这就是所给微分方程的通解.

5.3.2 $y''=f(x,y')$ 型的微分方程

微分方程

$$y''=f(x,y') \tag{5-22}$$

中不显含未知函数 y. 若设 $y'=P(x)$,则 $y''=P'(x)$,代入上述微分方程得

$$P'=f(x,P).$$

此时,方程是一个关于变量 x,P 的一阶微分方程,设其通解为

$$P=\varphi(x,C_1).$$

又因为 $P=\frac{dy}{dx}$,将其代入 $P=\varphi(x,C_1)$,得

$$\frac{dy}{dx}=\varphi(x,C_1),$$

两边积分,即得方程(5-22)的通解为

$$y=\int\varphi(x,C_1)dx+C_2.$$

例 5.10 求微分方程 $y''+\frac{2y'}{x}=0$ 的通解.

解 原微分方程可化为

$$y''=-\frac{2y'}{x}.$$

设 $y'=P(x)$,则 $y''=P'(x)$,代入上述微分方程,得

$$P'=-\frac{2}{x}P,$$

分离变量,得

$$\frac{1}{P}dP=-\frac{2}{x}dx \quad (P\neq 0),$$

两边积分,得

$$\ln|P|=-2\ln|x|+C,$$

化简,得

$$P=\frac{C_1}{x^2} \quad (C_1=\pm e^C).$$

又因为 $P=\frac{dy}{dx}$,将其代入 $P=\frac{C_1}{x^2}$,得

$$\frac{dy}{dx}=\frac{C_1}{x^2},$$

两边积分,得

$$y=-\frac{C_1}{x}+C_2.$$

此即为原微分方程的通解.

例 5.11　求微分方程 $(1+x^2)y''-2xy'=0$ 满足初值条件 $y\big|_{x=0}=1, y'\big|_{x=0}=3$ 的特解.

解　原微分方程可化为

$$y''=\frac{2x}{1+x^2}y'.$$

设 $y'=P(x)$,则 $y''=P'(x)$,代入上述微分方程,得

$$P'=\frac{2x}{1+x^2}P,$$

分离变量,得

$$\frac{1}{P}\mathrm{d}P=\frac{2x}{1+x^2}\mathrm{d}x \quad (P\neq 0),$$

两边积分,得

$$\ln|P|=\ln(1+x^2)+C,$$

化简,得

$$P=C_1(1+x^2),$$

其中 $C_1=\pm \mathrm{e}^C$.

又因为 $P=\frac{\mathrm{d}y}{\mathrm{d}x}$,将其代入 $P=C_1(1+x^2)$,得

$$\frac{\mathrm{d}y}{\mathrm{d}x}=C_1(1+x^2), \tag{5-23}$$

两边积分,即得原微分方程的通解为

$$y=C_1\left(\frac{1}{3}x^3+x\right)+C_2.$$

将初值条件 $y'\big|_{x=0}=3$ 代入(5-23)式,得 $C_1=3$;将初值条件 $y\big|_{x=0}=1$ 及 $C_1=3$ 代入上述通解,得 $C_2=1$,故所求微分方程的特解为

$$y=x^3+3x+1.$$

5.3.3　$y''=f(y,y')$ 型的微分方程

微分方程

$$y''=f(y,y') \tag{5-24}$$

中不显含自变量 x. 为了对此微分方程降阶,设

$$y'=P(y),$$

利用复合函数的求导法则把 y'' 化为对 y 的导数,即

$$y''=\frac{\mathrm{d}P}{\mathrm{d}x}=\frac{\mathrm{d}P}{\mathrm{d}y}\cdot\frac{\mathrm{d}y}{\mathrm{d}x}=P\,\frac{\mathrm{d}P}{\mathrm{d}y}.$$

把 y' 和 y'' 代入方程(5-24),得

$$P\frac{\mathrm{d}P}{\mathrm{d}y}=f(y,P).$$

此时,方程是一个关于变量 y,P 的一阶微分方程,设其通解为

$$P=\varphi(y,C_1).$$

又因为 $P=\frac{\mathrm{d}y}{\mathrm{d}x}$,将其代入 $P=\varphi(y,C_1)$,得

$$\frac{\mathrm{d}y}{\mathrm{d}x}=\varphi(y,C_1),$$

分离变量,得

$$\frac{1}{\varphi(y,C_1)}\mathrm{d}y=\mathrm{d}x\quad[\varphi(y,C_1)\neq 0],$$

两边积分,即得方程(5-24)的通解为

$$\int\frac{1}{\varphi(y,C_1)}\mathrm{d}y=x+C_2.$$

例 5.12 求微分方程 $yy''-(y')^2=0$ 满足初值条件 $y\big|_{x=0}=1,y'\big|_{x=0}=2$ 的特解.

解 原微分方程可化为

$$y''=\frac{(y')^2}{y}.$$

令 $y'=P(y)$,则 $y''=P\frac{\mathrm{d}P}{\mathrm{d}y}$,代入上述微分方程,得

$$P\frac{\mathrm{d}P}{\mathrm{d}y}=\frac{P^2}{y}.$$

当 $y\neq 0,P\neq 0$ 时,将上式约去 P 并分离变量,得

$$\frac{1}{P}\mathrm{d}P=\frac{1}{y}\mathrm{d}y,$$

两边积分,得

$$\ln|P|=\ln|y|+C,$$

化简,得

$$P=C_1y\quad(C_1=\pm\mathrm{e}^C).$$

又因为 $P=\frac{\mathrm{d}y}{\mathrm{d}x}$,将其代入 $P=C_1y$,得

$$\frac{\mathrm{d}y}{\mathrm{d}x}=C_1y,\tag{5-25}$$

分离变量,得

$$\frac{1}{y}\mathrm{d}y=C_1\mathrm{d}x,$$

两边积分,得

$$\ln|y|=C_1x+C_2,$$

化简，即得原微分方程的通解为

$$y=C_3\mathrm{e}^{C_1x}\quad (C_3=\pm\mathrm{e}^{C_2}).$$

把 $y\big|_{x=0}=1, y'\big|_{x=0}=2$ 代入(5-25)式，得 $C_1=2$；把 $y\big|_{x=0}=1$ 代入上述通解，得$C_3=1$，故所求微分方程的特解为

$$y=\mathrm{e}^{2x}.$$

当 $P=0$ 时，即 $y'=0$，从而 $y=C$，这是通解中 $C_1=0$ 的情形.

习　题　5.3

求下列高阶微分方程的通解：

(1) $y'''=x\mathrm{e}^x$；　　(2) $y''=x+\sin x$；

(3) $y''=y'+x$；　　(4) $xy''+y'=0$；

(5) $y''-3(y')^2=0$.

§5.4　二阶线性微分方程

形如

$$y''+P(x)y'+Q(x)y=f(x) \tag{5-26}$$

的微分方程称为**二阶线性微分方程**. 若 $f(x)\equiv 0$，则称方程(5-26)为**二阶齐次线性微分方程**；若 $f(x)\not\equiv 0$，则称方程(5-26)为**二阶非齐次线性微分方程**.

由 §5.2 知道，一阶非齐次线性微分方程的通解是由其对应的齐次线性微分方程的通解与本身的一个特解之和所构成的. 那么，二阶非齐次线性微分方程的通解是否也可以由其对应的齐次线性微分方程的通解加上本身的一个特解构成呢？下面讨论该问题.

5.4.1　二阶线性微分方程的解的结构

先讨论二阶齐次线性微分方程

$$y''+P(x)y'+Q(x)y=0. \tag{5-27}$$

定理 5.1　如果函数 $y_1(x)$ 与 $y_2(x)$ 是二阶齐次线性微分方程(5-27)的两个解，那么

$$y=C_1y_1(x)+C_2y_2(x) \tag{5-28}$$

也是方程(5-27)的解，其中 C_1,C_2 是任意常数.

证　对函数(5-28)求导，有

$$y'=C_1y_1'(x)+C_2y_2'(x),$$

$$y''=C_1y_1''(x)+C_2y_2''(x).$$

把 y, y', y'' 代入方程(5-27),得

$$\begin{aligned}&C_1y_1''(x)+C_2y_2''(x)+P(x)[C_1y_1'(x)+C_2y_2'(x)]+Q(x)[C_1y_1(x)+C_2y_2(x)]\\&=[C_1y_1''(x)+P(x)C_1y_1'(x)+Q(x)C_1y_1(x)]+[C_2y_2''(x)+P(x)C_2y_2'(x)+Q(x)C_2y_2(x)]\\&=C_1[y_1''(x)+P(x)y_1'(x)+Q(x)y_1(x)]+C_2[y_2''(x)+P(x)y_2'(x)+Q(x)y_2(x)].\end{aligned}$$

因为 $y_1(x)$ 与 $y_2(x)$ 是方程(5-27)的解,所以有

$$y_1''(x)+P(x)y_1'(x)+Q(x)y_1(x)=0,$$
$$y_2''(x)+P(x)y_2'(x)+Q(x)y_2(x)=0,$$

从而函数(5-28)是二阶齐次线性微分方程(5-27)的解.

二阶齐次线性微分方程的这个性质表明它的解符合叠加原理,此性质是齐次线性微分方程所特有的性质.

根据定理 5.1 可知,若得到二阶齐次线性微分方程(5-27)的两个解 $y_1(x), y_2(x)$,则可得到其无数多个解 $y=C_1y_1(x)+C_2y_2(x)$,即 $y_1(x), y_2(x)$ 的线性组合,其中 C_1, C_2 是任意常数. 但函数(5-28)是否为方程(5-27)的通解,取决于 $y_1(x), y_2(x)$ 的线性关系.

(1) 若 $y_1(x)$ 和 $y_2(x)$ 满足

$$\frac{y_1(x)}{y_2(x)}=k\quad(k\neq 0),$$

即 $y_1(x)=ky_2(x)$,则

$$\begin{aligned}y&=C_1y_1(x)+C_2y_2(x)=C_1ky_2(x)+C_2y_2(x)\\&=(C_1k+C_2)y_2(x)=Cy_2(x).\end{aligned}\tag{5-29}$$

由于函数(5-29)中只含有一个任意常数,因此它不是方程(5-27)的通解.

(2) 若 $y_1(x)$ 和 $y_2(x)$ 满足

$$\frac{y_1(x)}{y_2(x)}\neq k\quad(k\neq 0),$$

则(5-28)式中含有两个相互独立的任意常数,从而函数(5-28)是方程(5-27)的通解.

定义 5.7 若两个解 $y_1(x)$ 与 $y_2(x)$ 满足

$$\frac{y_1(x)}{y_2(x)}=k\quad(k\neq 0),$$

则称这两个解为线性相关的解;否则,称为线性无关的解.

定理 5.2 若函数 $y_1(x)$ 与 $y_2(x)$ 是二阶齐次线性微分方程(5-27)的两个线性无关的解,那么

$$y=C_1y_1(x)+C_2y_2(x)$$

是其通解,其中 C_1, C_2 是任意常数.

说明 若求出二阶齐次线性微分方程的两个线性无关的特解,则其通解就可以得到.

例 5.13 验证 $y_1=\cos x$ 与 $y_2=\sin x$ 是微分方程

$$y''+y=0$$

的两个线性无关的解,并求出其通解.

解 将 $y_1=\cos x$ 代入微分方程,有

$$y_1''+y_1=-\cos x+\cos x=0;$$

将 $y_2=\sin x$ 代入微分方程，有

$$y_2''+y_2=-\sin x+\sin x=0,$$

故 $y_1=\cos x$ 与 $y_2=\sin x$ 都是其特解.

因为 $\dfrac{y_2}{y_1}=\dfrac{\sin x}{\cos x}=\tan x$ 不恒为常数，所以 $y_1=\cos x$ 与 $y_2=\sin x$ 是两个线性无关的解. 因此，微分方程的通解为

$$y=C_1\cos x+C_2\sin x.$$

定理 5.3 设 $y^*(x)$ 是二阶非齐次线性微分方程

$$y''+P(x)y'+Q(x)y=f(x) \tag{5-30}$$

的一个特解，$Y(x)$ 是方程(5-30)对应的齐次线性微分方程(5-27)的通解，则

$$y=Y(x)+y^*(x) \tag{5-31}$$

是二阶非齐次线性微分方程(5-30)的通解.

证 对函数(5-31)分别求一阶和二阶导数，然后和函数(5-31)一起代入方程(5-30)的左端，得

$$\begin{aligned}&(Y''+y^{*''})+P(x)(Y'+y^{*'})+Q(x)(Y+y^*)\\&=[Y''+P(x)Y'+Q(x)Y]+[y^{*''}+P(x)y^{*'}+Q(x)y^*].\end{aligned}$$

由于 $Y(x)$ 是方程(5-27)的解，$y^*(x)$ 是方程(5-30)的解，因此有

$$Y''+P(x)Y'+Q(x)Y=0,$$

$$y^{*''}+P(x)y^{*'}+Q(x)y^*=f(x),$$

即函数(5-31)是二阶非齐次线性微分方程(5-30)的解.

由于对应的二阶齐次线性微分方程(5-27)的通解 $Y(x)$ 中含有两个任意常数，因此 $y=Y(x)+y^*(x)$ 中也含有两个任意常数，从而它就是二阶非齐次线性微分方程(5-30)的通解.

定理 5.4 设二阶非齐次线性微分方程(5-30)的右端 $f(x)$ 是两个函数之和，即

$$y''+P(x)y'+Q(x)y=f_1(x)+f_2(x), \tag{5-32}$$

而 $y_1^*(x)$ 与 $y_2^*(x)$ 分别是微分方程

$$y''+P(x)y'+Q(x)y=f_1(x)$$

与

$$y''+P(x)y'+Q(x)y=f_2(x)$$

的特解，则 $y_1^*(x)+y_2^*(x)$ 就是方程(5-32)的特解.

证 将 $y=y_1^*(x)+y_2^*(x)$ 代入方程(5-32)的左端，得

$$\begin{aligned}&(y_1^*+y_2^*)''+P(x)(y_1^*+y_2^*)'+Q(x)(y_1^*+y_2^*)\\&=[y_1^{*''}+P(x)y_1^{*'}+Q(x)y_1^*]+[y_2^{*''}+P(x)y_2^{*'}+Q(x)y_2^*]\\&=f_1(x)+f_2(x),\end{aligned}$$

因此 $y_1^*(x)+y_2^*(x)$ 是方程(5-32)的一个特解.

这一定理通常称为**线性微分方程的解的叠加原理**.

5.4.2 二阶常系数齐次线性微分方程

当方程 $y''+P(x)y'+Q(x)y=0$ 中的函数 $P(x)$，$Q(x)$ 均为常数时，方程

$$y''+py'+qy=0 \quad (p,q \text{ 均为常数}) \tag{5-33}$$

称为二阶常系数齐次线性微分方程.

根据二阶线性微分方程的解的结构可知,若已得到二阶常系数齐次线性微分方程的两个线性无关的特解 $y_1(x)$,$y_2(x)$,那么 $y=C_1y_1(x)+C_2y_2(x)$ 就是它的通解.因此,要求方程(5-33)的通解,需要求出它的两个线性无关的特解.

下面讨论二阶常系数齐次线性微分方程的解的特点.

若函数 $y=f(x)$ 为方程(5-33)的解,则 $y=f(x)$ 和它的一阶导数与二阶导数都只相差一个常数因子.显然,指数函数 $y=e^{rx}$(当 r 为常数时)具有这样的特点,故可设 $y=e^{rx}$ 为方程(5-33)的解.对 $y=e^{rx}$ 求一阶导数和二阶导数,得

$$y'=re^{rx}, \quad y''=r^2e^{rx},$$

将 y,y',y'' 代入方程(5-33),得

$$r^2e^{rx}+pre^{rx}+qe^{rx}=0,$$

即

$$e^{rx}(r^2+pr+q)=0.$$

因为 $e^{rx}\neq 0$,所以只要 r 满足代数方程

$$r^2+pr+q=0, \tag{5-34}$$

函数 $y=e^{rx}$ 就是方程(5-33)的解.

把方程(5-34)叫作微分方程(5-33)的特征方程,特征方程的根叫作特征根.

特征方程(5-34)是一个一元二次方程,根据一元二次方程的求根公式,可以分为以下三种情形进行讨论.

1. 特征方程有两个不相等的实根

当 $p^2-4q>0$ 时,特征方程(5-34)有两个不相等的实根 r_1,r_2,且

$$r_1=\frac{-p+\sqrt{p^2-4q}}{2}, \quad r_2=\frac{-p-\sqrt{p^2-4q}}{2}.$$

此时,方程(5-33)相应地有两个特解

$$y_1=e^{r_1x}, \quad y_2=e^{r_2x},$$

且 $\dfrac{y_2}{y_1}=\dfrac{e^{r_2x}}{e^{r_1x}}=e^{(r_2-r_1)x}$ 不恒为常数,即 y_1 与 y_2 线性无关,因此微分方程(5-33)的通解为

$$y=C_1e^{r_1x}+C_2e^{r_2x}.$$

2. 特征方程有两个相等的实根

当 $p^2-4q=0$ 时,特征方程(5-34)有两个相等的实根 r_1,r_2,且

$$r_1=r_2=-\frac{p}{2}.$$

此时,方程(5-33)相应地有一个特解

$$y_1=e^{r_1x},$$

要得出方程(5-33)的通解,还需要求出另一个特解 y_2,且 y_1 与 y_2 线性无关.

设 $\dfrac{y_2}{y_1}=u(x)$ 不恒为常数[$u(x)$ 为待定函数],则

$$y_2=y_1u(x)=e^{r_1x}u(x).$$

对 y_2 求一阶导数和二阶导数,有

$$y_2'=r_1e^{r_1x}u(x)+e^{r_1x}u'(x),$$

$$y_2''=e^{r_1x}u''(x)+2r_1e^{r_1x}u'(x)+r_1^2e^{r_1x}u(x).$$

将 y_2,y_2',y_2'' 代入方程(5-33),得

$$[e^{r_1x}u''(x)+2r_1e^{r_1x}u'(x)+r_1^2e^{r_1x}u(x)]+p[r_1e^{r_1x}u(x)+e^{r_1x}u'(x)]+qe^{r_1x}u(x)=0,$$

化简,得

$$u''(x)+(2r_1+p)u'(x)+(r_1^2+pr_1+q)u(x)=0.$$

因为 $r_1=-\frac{p}{2}$,所以 $2r_1+p=0$,且 $r_1^2+pr_1+q=0$,代入上式,有

$$u''=0.$$

对 $u''=0$ 连续两边积分两次,得

$$u(x)=Ax+B,$$

其中 A,B 为任意常数.不妨取 $A=1,B=0$,则 $u(x)=x$,因而得到方程(5-33)的另一个线性无关的特解

$$y_2=xe^{r_1x}.$$

故微分方程(5-33)的通解为

$$y=C_1e^{r_1x}+C_2xe^{r_1x}=e^{r_1x}(C_1+C_2x).$$

3. 特征方程有一对共轭复根

当 $p^2-4q<0$ 时,特征方程(5-34)有一对共轭复根 r_1,r_2,且

$$r_1=\frac{-p+i\sqrt{4q-p^2}}{2}=\alpha+i\beta,$$

$$r_2=\frac{-p-i\sqrt{4q-p^2}}{2}=\alpha-i\beta.$$

此时,方程(5-33)相应地有两个特解

$$y_1=e^{(\alpha+i\beta)x},\quad y_2=e^{(\alpha-i\beta)x},$$

且 y_1 与 y_2 线性无关.由欧拉(Euler)公式 $e^{i\theta}=\cos\theta+i\sin\theta$,可将 y_1 和 y_2 写成

$$y_1=e^{(\alpha+i\beta)x}=e^{\alpha x}(\cos\beta x+i\sin\beta x),$$

$$y_2=e^{(\alpha-i\beta)x}=e^{\alpha x}(\cos\beta x-i\sin\beta x).$$

为消去虚数 i,将上面两式相加除以 2,以及相减除以 2i,则分别得

$$\overline{y}_1=\frac{1}{2}(y_1+y_2)=e^{\alpha x}\cos\beta x,$$

$$\overline{y}_2=\frac{1}{2i}(y_1-y_2)=e^{\alpha x}\sin\beta x.$$

由定理 5.1 可知,$\overline{y}_1$ 与 $\overline{y}_2$ 仍是微分方程(5-33)的两个特解,且 $\frac{\overline{y}_1}{\overline{y}_2}=\frac{e^{\alpha x}\cos\beta x}{e^{\alpha x}\sin\beta x}=\cot\beta x$ 不恒为常数,即 $\overline{y}_1$ 与 $\overline{y}_2$ 线性无关,因此微分方程(5-33)的通解为

$$y=e^{\alpha x}(C_1\cos\beta x+C_2\sin\beta x).$$

综上所述,求二阶常系数齐次线性微分方程

$$y''+py'+qy=0$$

的通解的步骤可归纳如下:

(1) 写出微分方程的特征方程;

(2) 求出特征方程的两个根;

(3) 根据特征方程的两个根的情形,按照表 5-1 写出微分方程的通解.

表 5-1

特征方程 $r^2+pr+q=0$ 的根	微分方程 $y''+py'+qy=0$ 的通解
两个不相等的实根 $r_1\neq r_2$	$y=C_1e^{r_1x}+C_2e^{r_2x}$
两个相等的实根 $r_1=r_2$	$y=e^{r_1x}(C_1+C_2x)$
一对共轭复根 $r_1,r_2=\alpha\pm i\beta$	$y=e^{\alpha x}(C_1\cos\beta x+C_2\sin\beta x)$

例 5.14 求微分方程 $y''-y'-6y=0$ 的通解.

解 因为所给微分方程的特征方程为

$$r^2-r-6=0,$$

得特征根 $r_1=-2,r_2=3$,即有两个不相等的实根,所以原微分方程的通解为

$$y=C_1e^{-2x}+C_2e^{3x}.$$

例 5.15 求微分方程 $y''-6y'+9y=0$ 满足初值条件 $y\big|_{x=0}=6,y'\big|_{x=0}=10$ 的特解.

解 因为所给微分方程的特征方程为

$$r^2-6r+9=0,$$

得二重特征根 $r=3$,即有两个相等的实根,所以原微分方程的通解为

$$y=C_1e^{3x}+C_2xe^{3x}.$$

把初值条件 $y\big|_{x=0}=6$ 代入通解,得 $C_1=6$;将 $y'\big|_{x=0}=10$ 及 $C_1=6$ 代入

$$y'=3C_1e^{3x}+C_2e^{3x}(1+3x),$$

得 $C_2=-8$,故所求微分方程的特解为

$$y=6e^{3x}-8xe^{3x}=e^{3x}(6-8x).$$

例 5.16 求微分方程 $y''-4y'+13y=0$ 的通解.

解 因为所给微分方程的特征方程为

$$r^2-4r+13=0,$$

得特征根 $r_1=2+3i,r_2=2-3i$,即有一对共轭复根,所以原微分方程的通解为

$$y=e^{2x}(C_1\cos 3x+C_2\sin 3x).$$

例 5.17 求微分方程 $y''-2y'=0$ 的通解.

解一 因为所给微分方程的特征方程为

$$r^2-2r=0,$$

得特征根 $r_1=0, r_2=2$，即有两个不相等的实根，所以原微分方程的通解为

$$y=C_1+C_2\mathrm{e}^{2x}.$$

解二　将原微分方程化为

$$y''=2y'.$$

因为上式的右端只含有 y'，所以方程既可以看作 $y''=f(x,y')$ 型可降阶的二阶微分方程，又可以看作 $y''=f(y,y')$ 型可降阶的二阶微分方程.

当将 $y''=2y'$ 看作 $y''=f(x,y')$ 型可降阶的二阶微分方程时，令 $y'=P(x)$，则 $y''=P'(x)$，代入 $y''=2y'$，得

$$P'=2P,$$

分离变量，得

$$\frac{1}{P}\mathrm{d}P=2\mathrm{d}x \quad (P\neq 0),$$

两边积分，并化简，得

$$P=C\mathrm{e}^{2x}.$$

又因为 $P=\frac{\mathrm{d}y}{\mathrm{d}x}$，将其代入上式，得

$$\frac{\mathrm{d}y}{\mathrm{d}x}=C\mathrm{e}^{2x},$$

两边积分，得

$$y=\frac{1}{2}C\mathrm{e}^{2x}+C_1,$$

即

$$y=C_1+C_2\mathrm{e}^{2x} \quad \left(C_2=\frac{1}{2}C\right).$$

此即为原微分方程的通解.

解三　当把 $y''=2y'$ 看作 $y''=f(y,y')$ 型可降阶的二阶微分方程时，令 $y'=P(y)$，则 $y''=P\frac{\mathrm{d}P}{\mathrm{d}y}$，代入 $y''=2y'$，得

$$P\frac{\mathrm{d}P}{\mathrm{d}y}=2P,$$

即

$$\frac{\mathrm{d}P}{\mathrm{d}y}=2,$$

两边积分，得

$$P=2y+C.$$

又因为 $P=\frac{\mathrm{d}y}{\mathrm{d}x}$，将其代入上式，得

$$\frac{dy}{dx}=2y+C,$$

分离变量,得

$$\frac{1}{2y+C}dy=dx,$$

两边积分,得

$$\frac{1}{2}\ln|2y+C|=x+C',$$

化简,得

$$y=\frac{\pm e^{2C'}}{2}\cdot e^{2x}-\frac{C}{2},$$

即

$$y=C_1+C_2e^{2x}\quad\left(C_1=-\frac{C}{2},C_2=\pm\frac{1}{2}e^{2C'}\right).$$

此即为原微分方程的通解.

说明　由例 5.17 可知,对于同一个微分方程,有时可将其看作不同类型的特殊微分方程来求解,不同类型的微分方程有不同的求解方法,而且这些方法的难易程度也不一样,因此我们在解微分方程时,可以选择最简单的方法去求解.

5.4.3　二阶常系数非齐次线性微分方程

二阶常系数非齐次线性微分方程的一般形式是

$$y''+py'+qy=f(x),\tag{5-35}$$

其中 p,q 是常数.

由定理 5.3 可知,求二阶常系数非齐次线性微分方程的通解,可归结为求对应的齐次线性微分方程

$$y''+py'+qy=0\tag{5-36}$$

的通解和方程(5-35)的一个特解.由于二阶常系数齐次线性微分方程的通解的求法已得到解决,因此这里只需讨论求二阶常系数非齐次线性微分方程的一个特解 y^* 的方法.

这里只介绍当方程(5-35)中的 $f(x)$ 取两种常见形式时 y^* 的求法.这种方法的特点是不用积分就可求出 y^* 来,它叫作待定系数法.$f(x)$ 的两种形式是

(1) $f(x)=P_m(x)e^{\lambda x}$,其中 λ 是常数,$P_m(x)$ 是 x 的一个 m 次多项式:

$$P_m(x)=a_0x^m+a_1x^{m-1}+\cdots+a_{m-1}x+a_m;$$

(2) $f(x)=e^{\lambda x}[P_l(x)\cos\omega x+Q_n(x)\sin\omega x]$,其中 λ,ω 是常数,$\omega\neq 0$,$P_l(x)$,$Q_n(x)$ 分别是 x 的 l 次、n 次多项式,且有一个可为 0.

下面分别介绍 $f(x)$ 为上述两种形式时 y^* 的求法.

1. $f(x)=P_m(x)e^{\lambda x}$ 型

我们知道,方程(5-35)的特解 y^* 是使方程(5-35)成为恒等式的函数.怎样的函数能使

方程(5-35)成为恒等式呢？因为方程(5-35)右端 $f(x)$ 是多项式 $P_m(x)$ 与指数函数 $e^{\lambda x}$ 的乘积，而多项式与指数函数乘积的导数仍然是多项式与指数函数的乘积，因此我们推测 $y^*=Q(x)e^{\lambda x}$ [$Q(x)$ 是某个多项式] 可能是方程(5-35)的特解. 把 $y^*, y^{*\prime}$ 及 $y^{*\prime\prime}$ 代入方程(5-35)，然后考虑能否选取适当的多项式 $Q(x)$，使得 $y^*=Q(x)e^{\lambda x}$ 满足方程(5-35). 为此，将

$$y^*=Q(x)e^{\lambda x},$$
$$y^{*\prime}=e^{\lambda x}[\lambda Q(x)+Q'(x)],$$
$$y^{*\prime\prime}=e^{\lambda x}[\lambda^2Q(x)+2\lambda Q'(x)+Q''(x)]$$

代入方程(5-35)并消去 $e^{\lambda x}$，得

$$Q''(x)+(2\lambda+p)Q'(x)+(\lambda^2+p\lambda+q)Q(x)=P_m(x). \tag{5-37}$$

(1) 如果 λ 不是方程(5-36)的特征方程 $r^2+pr+q=0$ 的根，即 $\lambda^2+p\lambda+q\neq 0$，由于 $P_m(x)$ 是一个 m 次多项式，要使(5-37)式的两边恒等，那么可令 $Q(x)$ 为另一个 m 次多项式 $Q_m(x)$：

$$Q_m(x)=b_0x^m+b_1x^{m-1}+\cdots+b_{m-1}x+b_m,$$

代入(5-37)式，比较等式两边 x 同次幂的系数，就得到以 $b_0,b_1,\cdots,b_{m-1},b_m$ 作为未知数的 $m+1$ 个方程的联立方程组，从而可以定出这些 $b_i(i=0,1,\cdots,m-1,m)$，并得到所求的特解 $y^*=Q_m(x)e^{\lambda x}$.

(2) 如果 λ 是特征方程 $r^2+pr+q=0$ 的单根，即 $\lambda^2+p\lambda+q=0$，但 $2\lambda+p\neq 0$，要使(5-37)式的两边恒等，那么 $Q'(x)$ 必须是 m 次多项式. 此时可令

$$Q(x)=xQ_m(x),$$

并且可用同样的方法来确定 $Q_m(x)$ 的系数 $b_i(i=0,1,\cdots,m-1,m)$.

(3) 如果 λ 是特征方程 $r^2+pr+q=0$ 的重根，即 $\lambda^2+p\lambda+q=0$，且 $2\lambda+p=0$，要使(5-37)式的两边恒等，那么 $Q''(x)$ 必须是 m 次多项式. 此时可令

$$Q(x)=x^2Q_m(x),$$

并且可用同样的方法来确定 $Q_m(x)$ 的系数 $b_i(i=0,1,\cdots,m-1,m)$.

综上所述，我们有如下结论.

如果 $f(x)=P_m(x)e^{\lambda x}$，那么二阶常系数非齐次线性微分方程(5-35)具有形如

$$y^*=x^kQ_m(x)e^{\lambda x} \tag{5-38}$$

的特解，其中 $Q_m(x)$ 是与 $P_m(x)$ 同次(m 次)的多项式，而 k 按 λ 不是特征方程的根、是特征方程的单根或是特征方程的重根依次取为 0,1 或 2.

例 5.18　求微分方程 $y''-2y'-3y=3x+1$ 的一个特解.

解　这是二阶常系数非齐次线性微分方程，且函数 $f(x)$ 是 $P_m(x)e^{\lambda x}$ 型，其中 $P_m(x)=3x+1, \lambda=0$. 所给微分方程对应的齐次线性微分方程为

$$y''-2y'-3y=0,$$

它的特征方程为

$$r^2-2r-3=0,$$

得特征根 $r_1=3,r_2=-1$. 因为这里 $\lambda=0$ 不是特征方程的根,所以应设特解为

$$y^*=b_0x+b_1.$$

把它代入所给微分方程,得

$$-3b_0x-2b_0-3b_1=3x+1,$$

比较上式两边 x 同次幂的系数,得

$$\begin{cases}-3b_0=3,\\-2b_0-3b_1=1.\end{cases}$$

由此解得 $b_0=-1,b_1=\dfrac{1}{3}$,于是求得一个特解为

$$y^*=-x+\frac{1}{3}.$$

例 5.19 求微分方程 $y''-5y'+6y=xe^{2x}$ 的通解.

解 这是二阶常系数非齐次线性微分方程,且函数 $f(x)$ 是 $P_m(x)e^{\lambda x}$ 型,其中 $P_m(x)=x,\lambda=2$. 所给微分方程对应的齐次线性微分方程为

$$y''-5y'+6y=0,$$

它的特征方程为

$$r^2-5r+6=0,$$

得特征根 $r_1=2,r_2=3$. 于是,所给微分方程对应的齐次线性微分方程的通解为

$$Y=C_1e^{2x}+C_2e^{3x}.$$

因为 $\lambda=2$ 是特征方程的单根,所以应设特解为

$$y^*=x(b_0x+b_1)e^{2x}.$$

把它代入所给微分方程,得

$$-2b_0x+2b_0-b_1=x,$$

比较上式两边 x 同次幂的系数,得

$$\begin{cases}-2b_0=1,\\2b_0-b_1=0.\end{cases}$$

由此解得 $b_0=-\dfrac{1}{2},b_1=-1$,于是求得一个特解为

$$y^*=x\left(-\frac{1}{2}x-1\right)e^{2x}.$$

因此,所求通解为

$$y=C_1e^{2x}+C_2e^{3x}-\frac{1}{2}(x^2+2x)e^{2x}.$$

2. $f(x)=e^{\lambda x}[P_l(x)\cos\omega x+P_n(x)\sin\omega x]$ **型**

应用欧拉公式

$$\cos\theta=\frac{1}{2}(e^{i\theta}+e^{-i\theta}),\quad \sin\theta=\frac{1}{2i}(e^{i\theta}-e^{-i\theta}),$$

把 $f(x)$ 表示成复指数函数的形式，有

$$\begin{aligned}f(x)&=e^{\lambda x}[P_l(x)\cos\omega x+P_n(x)\sin\omega x]\\&=e^{\lambda x}\left[P_l(x)\frac{e^{i\omega x}+e^{-i\omega x}}{2}+P_n(x)\frac{e^{i\omega x}-e^{-i\omega x}}{2i}\right]\\&=\left[\frac{P_l(x)}{2}+\frac{P_n(x)}{2i}\right]e^{(\lambda+i\omega)x}+\left[\frac{P_l(x)}{2}-\frac{P_n(x)}{2i}\right]e^{(\lambda-i\omega)x}\\&=P(x)e^{(\lambda+i\omega)x}+\overline{P}(x)e^{(\lambda-i\omega)x},\end{aligned}$$

其中

$$P(x)=\frac{P_l(x)}{2}+\frac{P_n(x)}{2i}=\frac{P_l(x)}{2}-\frac{P_n(x)}{2}i,$$

$$\overline{P}(x)=\frac{P_l(x)}{2}-\frac{P_n(x)}{2i}=\frac{P_l(x)}{2}+\frac{P_n(x)}{2}i$$

是互为共轭的 m 次多项式（它们对应项的系数是共轭复数），而 $m=\max\{l,n\}$.

由前面可知，对于 $f(x)$ 中的第一项 $P(x)e^{(\lambda+i\omega)x}$，可求出一个 m 次多项式 $Q_m(x)$，使得 $y_1^*=x^kQ_m(x)e^{(\lambda+i\omega)x}$ 为微分方程

$$y''+py'+qy=P(x)e^{(\lambda+i\omega)x}$$

的特解，其中 k 按 $\lambda+i\omega$ 不是特征方程的根或是特征方程的单根依次取 0 或 1. 由于 $f(x)$ 的第二项 $\overline{P}(x)e^{(\lambda-i\omega)x}$ 与第一项 $P(x)e^{(\lambda+i\omega)x}$ 成共轭，因此与 y_1^* 成共轭的函数 $y_2^*=x^k\overline{Q}_m(x)e^{(\lambda-i\omega)x}$ 必然是微分方程

$$y''+py'+qy=\overline{P}(x)e^{(\lambda-i\omega)x}$$

的特解，这里 $\overline{Q}_m(x)$ 表示与 $Q_m(x)$ 成共轭的 m 次多项式. 于是，根据定理5.4，方程(5-35)具有形如

$$y^*=x^kQ_m(x)e^{(\lambda+i\omega)x}+x^k\overline{Q}_m(x)e^{(\lambda-i\omega)x}$$

的特解. 上式可写为

$$\begin{aligned}y^*&=x^ke^{\lambda x}[Q_m(x)e^{i\omega x}+\overline{Q}_m(x)e^{-i\omega x}]\\&=x^ke^{\lambda x}[Q_m(x)(\cos\omega x+i\sin\omega x)+\overline{Q}_m(x)(\cos\omega x-i\sin\omega x)].\end{aligned}$$

由于括号内的两项是互成共轭的，相加后即无虚部，因此可以写成实函数的形式

$$y^*=x^ke^{\lambda x}[Q_m^{(1)}(x)\cos\omega x+Q_m^{(2)}(x)\sin\omega x].$$

综上所述，我们有如下结论.

如果 $f(x)=e^{\lambda x}[P_l(x)\cos\omega x+P_n(x)\sin\omega x]$，那么二阶常系数非齐次线性微分方程(5-35)的特解可设为

$$y^*=x^ke^{\lambda x}[Q_m^{(1)}(x)\cos\omega x+Q_m^{(2)}(x)\sin\omega x],\tag{5-39}$$

其中 $Q_m^{(1)}(x)$，$Q_m^{(2)}(x)$ 是 m 次多项式，$m=\max\{l,n\}$，而 k 按 $\lambda+i\omega$（或 $\lambda-i\omega$）不是特征方程的根或是特征方程的单根依次取 0 或 1.

例 5.20 求微分方程 $y''+y=x\cos 2x$ 的一个特解.

解 这是二阶常系数非齐次线性微分方程，且函数 $f(x)$ 是 $e^{\lambda x}[P_l(x)\cos\omega x+P_n(x)\sin\omega x]$ 型，其中 $\lambda=0,\omega=2,P_l(x)=x,P_n(x)=0$.

所给微分方程对应的齐次线性微分方程为

$$y''+y=0,$$

它的特征方程为

$$r^2+1=0,$$

得特征根 $r_1=\mathrm{i},r_2=-\mathrm{i}$. 因为这里 $\lambda+\mathrm{i}\omega=2\mathrm{i}$ 不是特征方程的根，所以应设特解为

$$y^*=(ax+b)\cos 2x+(cx+d)\sin 2x.$$

把它代入所给微分方程，得

$$(-3ax-3b+4c)\cos 2x-(3cx+3d+4a)\sin 2x=x\cos 2x.$$

比较上式两边同类项的系数，得

$$\begin{cases}-3a=1,\\-3b+4c=0,\\-3c=0,\\-3d-4a=0.\end{cases}$$

由此解得 $a=-\dfrac{1}{3},b=0,c=0,d=\dfrac{4}{9}$，于是求得一个特解为

$$y^*=-\frac{1}{3}x\cos 2x+\frac{4}{9}\sin 2x.$$

习 题 5.4

1. 求下列微分方程的通解：

(1) $y''-4y'=0$; (2) $y''+y=0$;

(3) $4\dfrac{\mathrm{d}^2y}{\mathrm{d}x^2}-20\dfrac{\mathrm{d}y}{\mathrm{d}x}+25y=0$.

2. 求下列微分方程满足所给初值条件的特解：

(1) $y''-4y'+3y=0,y\big|_{x=0}=6,y'\big|_{x=0}=10$;

(2) $4y''+4y'+y=0,y\big|_{x=0}=2,y'\big|_{x=0}=0$;

(3) $y''+25y=0,y\big|_{x=0}=2,y'\big|_{x=0}=5$.

§5.5　微分方程在医药学中的应用模型简介

1. 药物动力学室模型

在药物动力学中，常用简化的室模型来研究药物在机体内的吸收、分布、代谢和排泄的时间过程，其中最简单的是一室模型，即把机体设想为一个同质单元来处理.

一次快速静脉注射后，药物立即分布到血液、其他体液及组织中，并达到动态平衡，在这种情况下，称药物的体内分布符合一室模型.

微课视频

例 5.21 用某药进行静脉注射. 已知其血药浓度下降是一级速率过程（一般地，在某一变化过程中一个量的变化速率与当时的量成正比，称这种动力学过程为一级速率过程），第一次注射经 1 h 后，血药浓度降至初始浓度的$\frac{\sqrt{2}}{2}$，如果要使血药浓度不低于初始浓度的一半，问：经过多长时间后需要进行第二次注射？

解 设 t 时刻（单位：h）的血药浓度为 $C=C(t)$，且 $C\big|_{t=0}=C_0$，则由题意可知

$$\frac{\mathrm{d}C}{\mathrm{d}t}=-kC,$$

其中 k 为一级速率常数，解得

$$C=C_0\mathrm{e}^{-kt}.$$

将已知条件 $C\big|_{t=1}=\frac{\sqrt{2}}{2}C_0$ 代入，得

$$k=\ln\sqrt{2},$$

从而有

$$C=C_0\mathrm{e}^{-(\ln\sqrt{2})t}=C_0(\mathrm{e}^{\ln\frac{1}{2}})^{\frac{t}{2}}=C_0\left(\frac{1}{2}\right)^{\frac{t}{2}}.$$

故当 $C=\frac{C_0}{2}$ 时，$t=2$，即经过 2 h 后需要进行第二次注射.

例 5.22 在一次快速静脉注射给药的情况下，许多药物在机体内的动力学过程可用如下微分方程组来表述：

$$\begin{cases}\dfrac{\mathrm{d}x_1}{\mathrm{d}t}=k_{21}x_2-(k_{12}+k_{10})x_1,\\[2mm]\dfrac{\mathrm{d}x_2}{\mathrm{d}t}=k_{12}x_1-k_{21}x_2,\end{cases}$$

其中 x_1 表示血液及血流灌注充沛的器官和组织（如心、肝、肾等）在 t 时刻的药量；x_2 表示血流灌注贫乏的组织（如肌肉、皮肤等）在 t 时刻的药量；k_{10}，k_{12}，k_{21} 都是一级速率常数. 初值条件为 $x_1(0)=D$，$x_2(0)=0$，其中 D 表示静脉注射的剂量. 现假设药物在血液及血流灌注充沛器官和组织的理论容积为 V_1，求血药浓度 $C=\frac{x_1}{V_1}$ 与时间 t 的关系.

解 虽然这属于微分方程组的求解问题,但是通过消元法可将它化为二阶常系数齐次线性微分方程来求解.

先在微分方程$\frac{dx_1}{dt}=k_{21}x_2-(k_{12}+k_{10})x_1$两边对$t$求导,得

$$\frac{d^2x_1}{dt^2}=k_{21}\frac{dx_2}{dt}-(k_{12}+k_{10})\frac{dx_1}{dt},$$

故由方程组本身可得

$$\frac{d^2x_1}{dt^2}=-k_{21}k_{10}x_1-(k_{12}+k_{10}+k_{21})\frac{dx_1}{dt}.$$

上式可写成

$$\frac{d^2x_1}{dt^2}+(\alpha+\beta)\frac{dx_1}{dt}+\alpha\beta x_1=0, \tag{5-40}$$

其中

$$\alpha+\beta=k_{12}+k_{10}+k_{21},\quad \alpha\beta=k_{21}k_{10},$$

并假定$\alpha>\beta$.

此时,化简后的方程(5-40)是二阶常系数齐次线性微分方程,其特征方程为

$$\lambda^2+(\alpha+\beta)\lambda+\alpha\beta=0,$$

其中$(\alpha+\beta)^2-4\alpha\beta>0$,解得特征根为

$$\lambda_1=-\alpha,\quad \lambda_2=-\beta,$$

所以化简后的方程(5-40)的通解为

$$x_1=C_1e^{-\alpha t}+C_2e^{-\beta t}.$$

将初值条件代入通解及$\frac{dx_1}{dt}=k_{21}x_2-(k_{12}+k_{10})x_1$,得

$$C_1=\frac{\alpha-k_{21}}{\alpha-\beta}D,\quad C_2=\frac{k_{21}-\beta}{\alpha-\beta}D,$$

因此

$$x_1(t)=\frac{\alpha-k_{21}}{\alpha-\beta}De^{-\alpha t}+\frac{k_{21}-\beta}{\alpha-\beta}De^{-\beta t}.$$

又因为$C=\frac{x_1}{V_1}$,所以

$$C=Ae^{-\alpha t}+Be^{-\beta t}, \tag{5-41}$$

其中

$$A=\frac{D(\alpha-k_{21})}{V_1(\alpha-\beta)},\quad B=\frac{D(k_{21}-\beta)}{V_1(\alpha-\beta)}.$$

那么,方程(5-41)就是一次快速静脉注射时常见的血药浓度C关于时间t的曲线方程.

2. 放射性同位素衰变模型

已知某放射性同位素的衰变率与其当时的量R成正比,为一级速率过程,即有

$$\frac{dR}{dt}=-\lambda R, \tag{5-42}$$

其中λ为一级速率常数. 记$R(0)=R_0$,半衰期(放射性同位素的原子核有半数发生衰变所需要

的时间）为 $T_{\frac{1}{2}}$. 由微分方程(5-42)，解得 $R=Ce^{-\lambda t}$，又由 $R(0)=R_0$ 推得常数 $C=R_0$，故有

$$R=R_0e^{-\lambda t}.$$

令 $R=\frac{R_0}{2}$，即

$$\frac{R_0}{2}=R_0e^{-\lambda T_{\frac{1}{2}}},$$

解得 $\lambda=\frac{\ln 2}{T_{\frac{1}{2}}}$. 例如，对于元素镭(Ra)，已知每 1 600 年衰变一半，即 $T_{\frac{1}{2}}=1\,600$，则

$$\lambda=\frac{\ln 2}{1\,600}.$$

例 5.23　考古学家在某地区一个山洞里发现的古人骨中，同位素 ^{14}C 与 ^{12}C 之比仅为活组织的 6.24%，已知 ^{14}C 每年衰减 $\frac{1}{8\,000}$，问：此人活在多少年前？

解　设 ^{14}C 的残留量为 $N=N(t)$，据题意有

$$\frac{dN}{dt}=-\frac{1}{8\,000}N,$$

解此方程得

$$N=Ce^{-\frac{1}{8\,000}t}.$$

设当 $t=0$ 时，$N=N_0$，故推得 $C=N_0$. 由题意，经过 t 年后有 $\frac{N}{N_0}=6.24\%=0.062\,4$（因为 ^{12}C 不是放射性物质，即不变量，所以 ^{14}C 与 ^{12}C 之比即为 N 与 N_0 之比）. 因此

$$N=N_0e^{-\frac{1}{8\,000}t}=0.062\,4N_0,$$

得

$$t=-8\,000\ln 0.062\,4\approx 22\,194.$$

由此可知，此人至少活在约 22 194 年前.

3. 溶液连续稀释模型

例 5.24　设液体以 5 mL/s 的速率将药物送入容积是 400 mL 的器官中（假设器官中充满液体），且液体以同样的速率离开器官. 若液体中药物浓度是 0.1 g/mL，并假设 $t=0$ 时，器官内没有药物，试计算 t 时刻（单位：s）器官内的药物含量.

解　设 t 时刻器官内的药物含量为 $x(t)$，则 $\frac{dx}{dt}$ 表示器官内的药物含量的变化率. 显然，药物含量的变化率为药物进入器官的速率与药物离开器官的速率之差. 已知药物进入器官的速率为

$$5\times 0.1=0.5\ (g/s),$$

离开器官的速率为

$$5\times\frac{x}{400}=\frac{x}{80}\ (g/s),$$

于是有如下模型：

$$\begin{cases}\dfrac{dx}{dt}=0.5-\dfrac{x}{80},\\ x(0)=0.\end{cases}$$

上述方程是可分离变量的微分方程，解得

$$x(t)=40-Ce^{-\frac{1}{80}t}.$$

将初值条件 $x(0)=0$ 代入上式，得 $C=40$，故 t 时刻器官内的药物含量(单位:g) 为

$$x(t)=40-40e^{-\frac{1}{80}t}.$$

4. 人口增长阻滞模型

人口的增长率受出生率和死亡率的控制，而出生率和死亡率又受自然环境、物质资源、卫生条件等很多因素的影响，因此这是一个很复杂的问题. 为了使问题简化，我们研究人口的自然增长规律.

设 $y=y(t)$ 是在 t 时刻某人群的个体数，n 和 m 分别表示该人群的出生率和死亡率，则该人群人口的增长率为

$$\frac{dy}{dt}=(n-m)y.$$

显然，如果出生率大于死亡率，则人口总数将不断增长；反之，人口总数将逐渐减少. 如果设 n，m 为常数，且 $n-m=u$，$u>0$，则上式为

$$\frac{dy}{dt}=uy,$$

解此方程，得

$$y=Ce^{ut}.$$

这是一个指数增长模型. 随着时间的增加，人口总数将无限制地增长，这显然是不符合人口增长的实际情况的.

为了获得较为符合实际的人口增长模型，我们假定出生率和死亡率都是人口总数的函数，且是线性函数. 这就是说，当人口总数增长时，出生率将随着人口总数的增长而减少，而死亡率却随着人口总数的增长而增加，故可设

$$n=a-by,\quad m=p+qy,$$

其中 a,b,p,q 均为正常数. 于是

$$\begin{aligned}n-m&=(a-by)-(p+qy)=(a-p)-(b+q)y\\&=(b+q)\left(\frac{a-p}{b+q}-y\right)=\lambda(B-y),\end{aligned}$$

其中 $\lambda=b+q$，$B=(a-p)/(b+q)$，则得到

$$\frac{dy}{dt}=\lambda y(B-y). \tag{5-43}$$

上式即为著名的人口增长阻滞模型.

现在来求解微分方程(5-43). 分离变量，得

$$\frac{1}{y(B-y)}dy=\lambda dt,$$

两边积分，得

$$\frac{1}{B}\int\left(\frac{1}{y}+\frac{1}{B-y}\right)\mathrm{d}y=\int\lambda\,\mathrm{d}t,$$

即

$$\ln\left(\frac{y}{B-y}\right)=B\lambda t+C,$$

化简，得

$$\frac{y}{B-y}=\mathrm{e}^{B\lambda t+C}=\frac{1}{k}\mathrm{e}^{B\lambda t}\quad\left(\frac{1}{k}=\mathrm{e}^{C}\right).$$

因此，微分方程(5－43)的通解为

$$y=\frac{\frac{1}{k}B\,\mathrm{e}^{B\lambda t}}{1+\frac{1}{k}\mathrm{e}^{B\lambda t}}=\frac{B}{1+k\,\mathrm{e}^{-B\lambda t}}.$$

此模型反映了人口总数的增长开始时是缓慢的，接着加速，最后又变慢，且在拐点的附近增长最快.

5. 流行病学的数学模型

流行病学的数学模型常通过某种疾病在其传播过程中各因素之间的相互关系来描述. 下面给出流行病学中两种条件下的数学模型. 在此之前，首先，假设在总数是 N 的某一封闭人群中，均匀分布着为数不多的某流行病患者. 其次，为了使问题简化，假定这种流行病不存在潜伏期，即患者就是传染者. 最后，为了便于问题抽象化的显性描述，把该人群分成三类：(1) 易感类，即尚未被流行病感染的人群，用 S 代表其人数；(2) 感染类，即已被流行病感染并成为感染源的人群，用 I 代表其人数；(3) 移出类，即因患流行病而死亡、治愈或隔离的人群，用 R 代表其人数. 当人群封闭时，$N=S+I+R$ 成立. 同时，易感类人数 S 是时间 t 的不增函数，其变化率 $\frac{\mathrm{d}S}{\mathrm{d}t}$ 仅与 S 本身及感染类人数 I 有关. 假定该人群中个体之间的接触是均匀的，那么可以认为易感类人群的变化率 $\frac{\mathrm{d}S}{\mathrm{d}t}$ 与 S 和 I 之积成正比，则有

$$\frac{\mathrm{d}S}{\mathrm{d}t}=-kSI,$$

其中 k 为传染率.

(1) 无移出类流行病学简单模型.

现考虑在任何时候都满足 $R=0$ 的情况. 这种无移出类模型是流行病学中的一种最简模型，适用于有高度传染力，但尚未严重到发生死亡或需要隔离的疾病，如某种上呼吸道感染疾病.

因为

$$\frac{\mathrm{d}S}{\mathrm{d}t}=-kSI,$$

且 $N=S+I$，所以可以得到

$$\frac{\mathrm{d}S}{\mathrm{d}t}=-kS(N-S).\tag{5-44}$$

对方程(5－44)先分离变量再两边积分,即得方程(5－44)的通解为

$$\frac{1}{N}\ln\frac{S}{N-S}=-kt+C.$$

假定初始时刻($t=0$)存在 S_0 个易感类的人和 I_0 个感染类的人,即 $N=S_0+I_0$,那么可以求得

$$C=\frac{1}{N}\ln\frac{S_0}{N-S_0}=\frac{1}{N}\ln\frac{S_0}{I_0},$$

进而方程(5－44)的特解为

$$\frac{1}{N}\ln\frac{S}{N-S}=-kt+\frac{1}{N}\ln\frac{S_0}{I_0},$$

则有

$$S=\frac{S_0N}{S_0+I_0e^{Nkt}}.$$

因此

$$I=\frac{I_0N}{I_0+S_0e^{-Nkt}}.$$

由上式可以发现,若 $t\to+\infty$,则 $I\to N$.因此,在无移出类流行病学简单模型中,所有易感类都将转变成感染类.由方程(5－44)可以得出,当 $S=\frac{N}{2}$,即易感类人数减至总人数的一半时,发病率达到峰值.

(2) 有移出类流行病学数学模型.

现在考虑 $R\neq0$ 的情况.同样,为了使问题简单化,进一步假定已患该流行病的感染类人群在痊愈后可获得终身免疫力,即感染类人群病愈后就成了永久移出类人群.由于影响移出类人数 R 变化率 $\frac{dR}{dt}$ 的因素仅仅是感染类人数 I,因此可以认为有下式成立:

$$\frac{dR}{dt}=cI,$$

其中 c 为移出率.

又因为假定

$$\frac{dS}{dt}=-kSI,$$

其中 k 为传染率,并且有

$$N=S+I+R,$$

所以由上述三个等式,可得

$$\frac{dI}{dt}=kSI-cI=(kS-c)I.$$

于是有

$$\frac{dI}{dS}=\frac{dI}{dt}\Big/\frac{dS}{dt}=\frac{(kS-c)I}{-kSI}=\frac{c-kS}{kS}.$$

对于上述微分方程,不妨假设 $I=I(S)$,然后对微分方程进行求解.同时假定初始时刻 $t=0$

时，$I(0)=I_0, S(0)=S_0, R(0)=0$. 最后解得

$$I=\frac{c}{k}\ln\frac{S}{S_0}-S+N.$$

令 $r=\frac{c}{k}$，称此值为流行病的阈值. 由 $\frac{dI}{dt}=kSI-cI=(kS-c)I$ 可知，当 $S<r$ 时，$\frac{dI}{dt}<0$，即当 $S<r$ 时，I 是 t 的单调减少函数. 也就是说，随着时间的推移，I 不断变小. 特别地，当 $S_0\leqslant r$ 时，对于一切 S，都有 $S<r$，在这种情况下，流行病不会传播开；只有当 $S_0>r$ 时，流行病才会得以流行；而在 S 减至 r 时，传播达到峰值，此后，感染人数才会逐渐减少.

§5.6　MATLAB 实验

在 MATLAB 中，可用命令 dsolve 求微分方程的通解，包括可分离变量的微分方程，齐次方程，一阶、二阶、n 阶齐次和非齐次线性微分方程，可降阶的高阶微分方程等. 其基本使用形式是：

```
dsolve('eqn','var')   %eqn 表示微分方程,var 表示变量,默认是 t
dsolve('eqn1','eqn2',…,'eqnm','var')   %有 m 个方程,var 表示变量,默认是 t
```

实验 5.1　解下列微分方程：

(1) $xy'\ln x+y=ax(\ln x+1)$；　　(2) $y''+2y'+5y=\sin 2x$；

(3) $y'''+y''-2y'=x(e^x+4)$.

(1) 输入：

```
y1=dsolve('x*Dy*log(x)+y=a*x*(log(x)+1)','x')
```

运行结果为

```
y1=
  a*x+C1/log(x)
```

(2) 输入：

```
y2=dsolve('D2y+2*Dy+5*y=sin(2*x)','x')
```

运行结果为

```
y2=
  cos(2*x)*(cos(4*x)/68+sin(4*x)/17-1/4)-sin(2*x)*(cos(4*x)/17-sin(4*x)/68)
   +C2*cos(2*x)*exp(-x)-C3*sin(2*x)*exp(-x)
```

(3) 输入：

```
y3=dsolve('D3y+D2y-2*Dy=x*(exp(x)+4)','x')
```

运行结果为

```
y3=
  C4/6+x/3+(4*exp(x))/27+C5*exp(x)-(x*exp(x))/9-exp(x)*(x/3+(4*x*exp(-x))/3
   +(2*x^2*exp(-x))/3-exp(-x)*(C4/3-4/3)-x^2/6)-x^2/3+C6*exp(-2*x)-1/6
```

实验 5.2　求下列微分方程的特解：

(1) $y''+y'-2y=0, y(0)=4, y'(0)=1$;

(2) $y''-a(y')^2=0, y(0)=0, y'(0)=-1$.

(1) 输入:

```
f=dsolve('D2y+Dy-2*y','y(0)=4,Dy(0)=1')
```

运行结果为

```
f=
  exp(-2*t)+3*exp(t)
```

(2) 输入:

```
f=dsolve('D2y-a*(Dy^2)','y(0)=0,Dy(0)=-1')
```

运行结果为

```
f=
  -log(a*(t+1/a))/a
```

总 习 题 五

一、基础题

1. 判断下列方程是否为微分方程,若是,指出其阶数:

(1) $y^2-x^2+4=0$;

(2) $y\mathrm{d}y-(x+1)\mathrm{d}x=0$;

(3) $y^{(4)}-5x^2y'=0$.

2. 求下列微分方程的通解:

(1) $\mathrm{e}^x\mathrm{d}x=\mathrm{d}x+\sin 2y\mathrm{d}y$;

(2) $y'-xy'=a(y^2+y')$;

(3) $(y+3)\mathrm{d}x+\cot x\mathrm{d}y=0$;

(4) $y'=\dfrac{y}{x}+\mathrm{e}^{\frac{y}{x}}$;

(5) $y(1+x^2y^2)\mathrm{d}x=x\mathrm{d}y$;

(6) $\dfrac{\mathrm{d}y}{\mathrm{d}x}=\dfrac{1}{(x+y)^2}$;

(7) $x\dfrac{\mathrm{d}y}{\mathrm{d}x}+y=x^3$;

(8) $\dfrac{\mathrm{d}y}{\mathrm{d}x}-\dfrac{2y}{x+1}=(x+1)^3$;

(9) $xy'+y=x^2+3x+2$.

3. 求下列微分方程满足所给初值条件的特解:

(1) $y'\sin x=y\ln y, y\Big|_{x=\frac{\pi}{2}}=\mathrm{e}$;

(2) $y^2\mathrm{d}x-xy\mathrm{d}y+\mathrm{d}x=0, y\Big|_{x=1}=0$;

(3) $xy'+y-\mathrm{e}^x=0, y\Big|_{x=1}=3\mathrm{e}$.

4. 求下列高阶微分方程的通解:

(1) $y''+y'+y=0$;

(2) $y''=y'-x$;

(3) $y''-4y=0$;

(4) $2y''+y'-y=2\mathrm{e}^x$;

(5) $y''=yy'$.

5. 求下列二阶微分方程满足所给初值条件的特解:

(1) $y''+4y'+29y=0, y\Big|_{x=0}=0, y'\Big|_{x=0}=15$;

(2) $y''+y'-2y=0, y\Big|_{x=0}=0, y'\Big|_{x=0}=0$.

6. 设函数 $f(x)$ 具有二阶导数，且满足 $(x+1)\int_0^x f'(t)\mathrm{d}t-\int_0^x tf'(t)\mathrm{d}t=\frac{1}{2}x^2-f(x)$，求 $f(x)$.

7. 设曲线在任意点 $M(x,y)$ 处的切线斜率等于该点横坐标的平方，求：

(1) 曲线方程；

(2) 过点 $(1,2)$ 的曲线方程.

8. 设微分方程 $y''+9y=0$ 的一条积分曲线经过点 $(\pi,-1)$，且在该点处与直线 $y+1=x-\pi$ 相切，求这条积分曲线的方程.

9. 某些疾病的传播或生物种群的生长有明显的周期性，下列方程可看作描述周期性现象的简单数学模型：

$$\frac{\mathrm{d}x}{\mathrm{d}t}=rx\cos t\quad (r\ 为正常数).$$

假定 $t=0$ 时，$x=x_0$，求 x 随时间 t 的变化规律.

10. 为了研究药片的溶解浓度 $C(t)$，将药片嵌入管内，使它仅有一面与溶液接触，以保持接触面积 A 不变. 经实验测定，微溶药片在时刻 t 的溶解速度与药片的接触面积 A 及浓度差 C_S-C 的乘积成正比(正比系数为 k)，求溶解浓度 $C(t)$(C_S 是药溶液的饱和浓度，C_S 和 A 是不变的常量).

11. 某种细菌在适当的条件下其增长率与当时的量成正比. 若已知其在第三天内增长了 2 455 个，在第五天内增长了 4 314 个，试求该种细菌的增长速率常数.

二、提高题

1. 设 $y=\mathrm{e}^x(C_1\sin x+C_2\cos x)$($C_1,C_2$ 为任意常数)为某二阶常系数齐次线性微分方程的通解，则该微分方程为____________.

2. 与积分方程 $y=\int_{x_0}^x f(x,y)\mathrm{d}x$ 等价的微分方程初值问题是____________.

3. 过点 $\left(\frac{1}{2},0\right)$ 且满足关系式 $y'\arcsin x+\frac{y}{\sqrt{1-x^2}}=1$ 的曲线方程为____________.

4. 求以函数 $y=C_1\mathrm{e}^x+C_2\mathrm{e}^{2x}$($C_1,C_2$ 为任意常数)为通解的微分方程.

5. 设可导函数 $\varphi(x)$ 满足

$$\varphi(x)\cos x+2\int_0^x \varphi(t)\sin t\,\mathrm{d}t=x+1,$$

求 $\varphi(x)$.

6. 设 $y=\mathrm{e}^x$ 是微分方程 $xy'+p(x)y=x$ 的一个解，求此微分方程满足初值条件 $y\Big|_{x=\ln 2}=0$ 的特解.

7. 设函数 $f(x)$ 在 $(0,+\infty)$ 上连续，$f(1)=\frac{5}{2}$，且对于所有 $x,t\in(0,+\infty)$，都有

$$\int_1^{xt} f(u)\mathrm{d}u=t\int_1^x f(u)\mathrm{d}u+x\int_1^t f(u)\mathrm{d}u,$$

求 $f(x)$.

8. 设函数 $y=y(x)$ 在 $(-\infty,+\infty)$ 上具有二阶导数，且 $y'\neq 0$，$x=x(y)$ 是 $y=y(x)$ 的反函数.

(1) 试将 $x=x(y)$ 所满足的微分方程 $\frac{\mathrm{d}^2x}{\mathrm{d}y^2}+(y+\sin x)\left(\frac{\mathrm{d}x}{\mathrm{d}y}\right)^3=0$ 变换为 $y=y(x)$ 满足的微分方程；

(2) 求变换后的微分方程满足初值条件 $y\Big|_{x=0}=0, y'\Big|_{x=0}=\frac{3}{2}$ 的解.

9. 化微分方程

$$(2x-5y+3)\mathrm{d}x-(2x+4y-6)\mathrm{d}y=0$$

为齐次方程，并求出其通解.

10. 用适当的变量代换求微分方程 $\frac{dy}{dx}=(x+y)^2$ 的通解.

测　试　五

一、选择题(共 10 小题,每小题 2 分,共 20 分)

1. 下列方程中(　　)不是微分方程.

A. $x^2+y^2=a^2$

B. $y+\frac{d}{dx}(e^{\arctan x})=0$

C. $\frac{\partial^2 a}{\partial x^2}+\frac{\partial^2 a}{\partial y^2}=0$

D. $y''=x^2+y^2$

2. 微分方程 $(y''')^3-3(y'')^2+(y')^4+x^5=0$ 的阶数是(　　).

A. 四阶

B. 三阶

C. 二阶

D. 一阶

3. 微分方程 $x^2\frac{dy}{dx}=x^2+y^2$ 是(　　).

A. 可分离变量的微分方程

B. 齐次方程

C. 一阶非齐次线性微分方程

D. 一阶齐次线性微分方程

4. 下列方程中(　　)是一阶线性微分方程.

A. $x(y')^2-2yy'+x=0$

B. $xy+2yy'-x=0$

C. $xy'+x^2y=0$

D. $(7x-6y)dx+(x+y)dy=0$

5. 微分方程 $xy'=2y$ 的通解为(　　).

A. $y=x^2$

B. $y=x^2+C$

C. $y=Cx^2$

D. $y=0$

6. 下列方程中(　　)是可分离变量的微分方程.

A. $y'=(\tan x)y+x^2-\cos x$

B. $xe^{x-y}y'-y\ln y=0$

C. $Cy^2+x^2\frac{dy}{dx}=xy\frac{dy}{dx}$

D. $x\sin y+\cos y(1-x\cos y)=0$

7. 设 y_1,y_2 是二阶常系数齐次线性微分方程的两个解,则下列说法中不正确的是(　　).

A. y_1+y_2 是此方程的一个解

B. y_1-y_2 是此方程的一个解

C. $C_1y_1+C_2y_2$ 是此方程的通解(C_1,C_2 为任意常数)

D. 若 y_1 与 y_2 线性无关,则 $C_1y_1+C_2y_2$ 是此方程的通解(C_1,C_2 为任意常数)

8. 下列函数组中线性无关的是(　　).

A. $\ln x,\ln x^2$

B. $\ln x,x$

C. $x,\ln 2^x$

D. $\ln\sqrt{x},\ln x^2$

9. 若 y_1,y_2 是微分方程 $y'+P(x)y=Q(x)[Q(x)\neq 0]$ 的两个特解,要使 $\alpha y_1+\beta y_2$ 也是其解,则 α 与 β 应满足的关系是(　　).

A. $\alpha+\beta=\frac{1}{2}$

B. $\alpha+\beta=1$

C. $\alpha\beta=0$　　　　D. $\alpha=\beta=\frac{1}{2}$

10. 设非齐次线性微分方程 $y'+P(x)y=Q(x)$ 有两个不同的解 $y_1(x)$ 与 $y_2(x)$，C 为任意常数，则该微分方程的通解为（　　）.

A. $C[y_1(x)-y_2(x)]$　　　　B. $y_1(x)+C[y_1(x)-y_2(x)]$

C. $C[y_1(x)+y_2(x)]$　　　　D. $y_1(x)+C[y_1(x)+y_2(x)]$

二、填空题（共 10 小题，每小题 2 分，共 20 分）

1. $xy'''+2x^2(y')^2+x^3y=x^4+1$ 是__________阶微分方程.

2. 微分方程 $(y')^3+y^4y''+3y=0$ 的阶数为__________.

3. 一阶线性微分方程 $y'+P(x)y=Q(x)$ 的通解为__________.

4. 以 $(x+C)^2+y^2=1$（C 为任意常数）为通解的微分方程是__________.

5. 一曲线过点 $(1,2)$，且在该曲线上的任一点 $M(x,y)$ 处的切线的斜率为 $2x$，则该曲线的方程为__________.

6. 已知一曲线 $y=y(x)$ 过点 $\left(0,\frac{1}{2}\right)$，且其上任一点 (x,y) 处的切线斜率为 $x\ln(1+x^2)$，则该曲线的方程为__________.

7. 以 $y_1=\mathrm{e}^{2x}$，$y_2=x\mathrm{e}^{2x}$ 为特解的二阶常系数齐次线性微分方程是__________.

8. 微分方程 $\frac{\mathrm{d}y}{\mathrm{d}x}+y=0$ 的通解为__________.

9. 微分方程 $y''+2y'=0$ 的通解为__________.

10. 微分方程 $y''=\sin x$ 的通解为__________.

三、计算题（共 6 小题，每小题 6 分，共 36 分）

1. 求微分方程 $(y-x+1)\mathrm{d}x-(2y-2x+3)\mathrm{d}y=0$ 的通解.

2. 求微分方程 $2yy''+(y')^2=y^3$ 满足初值条件 $y\big|_{x=0}=1$，$y'\big|_{x=0}=\frac{1}{2}$ 的特解.

3. 求微分方程 $\frac{\mathrm{d}y}{\mathrm{d}x}=\frac{y}{2(\ln y-x)}$ 的通解.

4. 求微分方程 $y''+(y')^2+1=0$ 的通解.

5. 求微分方程 $xy'+y=2\sqrt{xy}$ 的通解.

6. 求微分方程 $2y''-\sin 2y=0$ 满足初值条件 $y\big|_{x=0}=\frac{\pi}{2}$，$y'\big|_{x=0}=1$ 的特解.

四、应用题（共 2 小题，每小题 12 分，共 24 分）

1. 试求微分方程 $y''=x$ 的经过点 $M(0,1)$ 且在此点处与直线 $y=\frac{x}{2}+1$ 相切的积分曲线.

2. 设函数 $f(x)$ 在 $[1,+\infty)$ 上连续. 若由曲线 $y=f(x)$，直线 $x=1$，$x=t\ (t>1)$ 与 x 轴所围成的平面图形绕 x 轴旋转一周而成的旋转体的体积为

$$V(t)=\frac{\pi}{3}[t^2f(t)-f(1)],$$

试求 $y=f(x)$ 所满足的微分方程，并求该微分方程满足初值条件 $y\big|_{x=2}=\frac{2}{9}$ 的解.

习题详解

第六章

多元函数微积分

学习要求：

1. 掌握空间直角坐标系，多元函数的偏导数、全微分、极值的概念，以及二重积分的概念.

2. 熟悉空间平面与直线方程，多元函数的偏导数、全微分、极值的计算，以及二重积分的计算.

3. 了解偏导数的几何意义、二重积分的几何意义，以及三重积分的概念、性质与计算.

课程思政案例

在数学领域中，常常会遇到一个变量依赖于多个变量的情形，这就提出多元函数及多元函数的微积分问题. 本章将在一元函数微积分学的基础上，以二元函数为主，讨论多元函数微积分及其应用.

案例6-1

在神经科学中，神经元膜电位 $V(t,I,g)$ 是描述神经元电活动的重要指标. 神经元膜电位的变化对神经元的兴奋性和信号传递至关重要. 通过分析神经元膜电位对时间、输入电流和离子通道电导的敏感性，可以更好地理解神经元的动态行为，并为神经疾病的治疗提供理论依据. 神经元膜电位 $V(t,I,g)$（单位：mV）的变化依赖于时间 t（单位：ms）、输入电流 I（单位：nA）和离子通道电导 g（单位：nS），可以用以下函数表示：

$$V(t,I,g)=V_0+\frac{I}{g}(1-\mathrm{e}^{-gt}),$$

其中 V_0 是静息膜电位（单位：mV）.

在实际应用中，神经元电活动受到多种因素的影响，包括外部刺激、离子通道的开闭状态及神经元的生理特性. 因此，研究神经元膜电位对这些因素的敏感性具有重要的理论和实践意义.

§6.1　空间解析几何简介

6.1.1　空间直角坐标系

在平面解析几何中，通过平面直角坐标系把平面上的点与二元有序实数对 (x,y) 相对应，把平面上的曲线与方程 $F(x,y)=0$ 相对应，从而方便研究一元函数的性质. 为了研究二元函数的特征和性质，现引入空间直角坐标系.

动画视频

在空间内任取一定点 O，过点 O 作三条两两互相垂直的数轴 Ox，Oy 与 Oz（见图 6-1），它们都以点 O 为坐标原点，且具有相同的长度单位，这三条数轴分别称为 x 轴（横轴）、y 轴（纵轴）与 z 轴（竖轴），统称为**坐标轴**，交点 O 称为**坐标原点**. 三条轴的正向构成右手系，即将右手握住 z 轴，大拇指伸直所指的方向为 z 轴的正向，展开四指使其垂直于手掌面，四指的指向为 x 轴的正向，四指弯曲 90° 后的指向为 y 轴的正向. 这样便建立了一个空间直角坐标系 $Oxyz$.

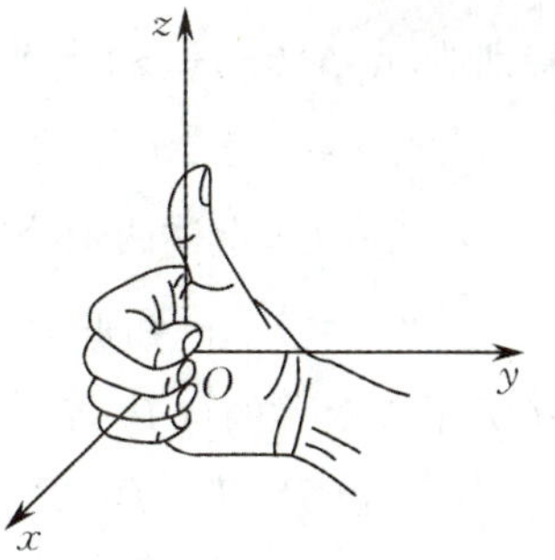

图 6-1

在空间直角坐标系中，任意两条坐标轴所确定的平面称为**坐标平面**. 显然，有三个坐标平面，分别为 xOy 平面、yOz 平面和 zOx 平面. 三个坐标平面将空间分为八个部分，每一部分称为一个**卦限**，其顺序规定如图 6-2 所示.

在平面直角坐标系中，平面上的一点与一个有序实数对相对应. 类似地，利用空间直角坐标系也可以把空间内的一点与一个三元有序实数组相对应. 设 M 是空间内的一个已知点，过点 M 作三个平面，分别与 x 轴、y 轴和 z 轴垂直. 这三个平面与三条坐标轴的交点（垂足）分别记为 A，B，C，则这三个点在 x 轴、y 轴和 z 轴上的坐标分别是 x，y 和 z. 于是空间内的一点 M 就唯一确定了一个三元有序数组 (x,y,z)；反之，对于任意一个三元有序数组(x,y,z),分别在x轴、y轴和z轴上取坐标为x,y和z的点A,B和C,并过点A,B和C分别作垂直于x轴、y轴和z轴的平面,则这三个平面必相交于空间唯一的一点M.这样通过空间直角坐标系,就建立了空间一点M与三元有序数组(x,y,z)之间的一一对应关系(见图6-3).三元有序数组(x,y,z)称为点M的**坐标**,x,y,z分别称为点M的**横坐标**、**纵坐标**和**竖坐标**.

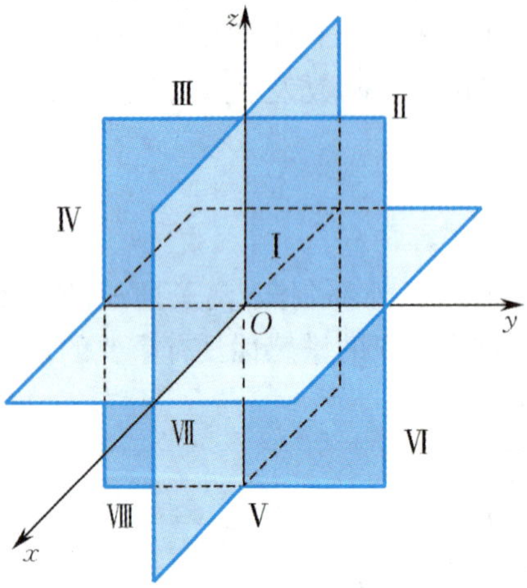

图 6-2

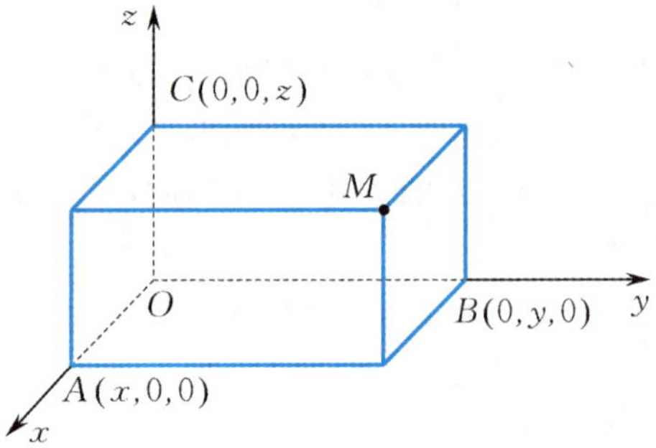

图 6-3

位于坐标平面或坐标轴上的点,约定它不属于任何卦限.这些点的坐标有以下特点:坐标原点O的坐标为$(0,0,0)$,x轴上点的坐标为$(x,0,0)$,y轴上点的坐标为$(0,y,0)$,z轴上点的坐标为$(0,0,z)$,xOy平面上点的坐标为$(x,y,0)$,yOz平面上点的坐标为$(0,y,z)$,zOx平面上点的坐标为$(x,0,z)$.

如果设$M(x_1,y_1,z_1)$和$N(x_2,y_2,z_2)$为空间内的任意两点,容易得到这两点间的距离为

$$|MN|=\sqrt{(x_2-x_1)^2+(y_2-y_1)^2+(z_2-z_1)^2}. \qquad (6-1)$$

特别地,点$M(x,y,z)$与坐标原点$O(0,0,0)$的距离为

$$|OM|=\sqrt{x^2+y^2+z^2}.$$

不难看出,上述两个公式是平面直角坐标系中两点间距离公式的推广.

例 6.1 已知点$P(3,4,5)$,分别求与点P关于坐标原点,以及xOy平面、yOz平面、zOx平面对称的点P_1,P_2,P_3,P_4的坐标.

解 点P_1,P_2,P_3,P_4的坐标分别为

$$P_1(-3,-4,-5),\quad P_2(3,4,-5),\quad P_3(-3,4,5),\quad P_4(3,-4,5).$$

例 6.2 求点$P_1(2,5,4)$与点$P_2(-2,6,1)$之间的距离.

解 根据两点间的距离公式(6-1),得

$$|P_1P_2|=\sqrt{(-2-2)^2+(6-5)^2+(1-4)^2}=\sqrt{16+1+9}=\sqrt{26}.$$

例 6.3 已知xOy平面上一点P与点$A(0,3,4)$和点$B(3,0,4)$的距离相等,且与坐标原点的距离为$3\sqrt{2}$,求点P的坐标.

解　由于点 P 在 xOy 平面上，因此可设所求的点为 $P(x,y,0)$. 根据题意，有

$$\begin{cases}|PA|=|PB|,\\|OP|=3\sqrt{2},\end{cases}$$

即

$$\begin{cases}\sqrt{(0-x)^2+(3-y)^2+(4-0)^2}=\sqrt{(3-x)^2+(0-y)^2+(4-0)^2},\\\sqrt{x^2+y^2}=3\sqrt{2}.\end{cases}$$

化简，有

$$\begin{cases}x=y,\\x^2+y^2=18,\end{cases}$$

解得 $x=y=3$ 或 $x=y=-3$，故所求点 P 的坐标为 $(3,3,0)$ 或 $(-3,-3,0)$.

6.1.2　空间曲面与空间曲线的一般概念

空间曲面为空间点的集合，它与空间点的坐标 (x,y,z) 存在密切联系，空间中任一曲面（包括平面）均可以用方程 $F(x,y,z)=0$ 来表示. 如果曲面 S 与该方程满足下列关系：S 上任意点的坐标都满足方程 $F(x,y,z)=0$；反之，坐标满足这个方程的点都在曲面 S 上，则称 $F(x,y,z)=0$ 为曲面 S 的**方程**，而曲面 S 称为该方程的**图形**.

空间曲线可以看作两个曲面 S_1,S_2 的交线. 设

$$F(x,y,z)=0 \quad 和 \quad G(x,y,z)=0$$

分别是这两个曲面的方程，它们的交线是空间曲线 C. 因为 C 上任意点的坐标同时满足这两个曲面的方程，所以也满足方程组

$$\begin{cases}F(x,y,z)=0,\\G(x,y,z)=0.\end{cases}$$

反之，满足上述方程组的点都在空间曲线 C 上，所以空间曲线 C 可以由上述方程组来表示. 上述方程组称为空间曲线 C 的方程，而空间曲线 C 称为该方程组的图形.

对于空间曲面的研究，有下列两个基本问题：

(1) 已知一曲面为空间点的集合，建立该曲面的方程；

(2) 已知曲面上点的坐标满足一个方程，描述该方程所表示曲面的形状.

例 6.4　建立球心在点 $M_0(x_0,y_0,z_0)$、半径为 R 的球面的方程.

解　设 $M(x,y,z)$ 为所求球面上任意一点，则

$$|M_0M|=R,$$

即

$$\sqrt{(x-x_0)^2+(y-y_0)^2+(z-z_0)^2}=R$$

或

$$(x-x_0)^2+(y-y_0)^2+(z-z_0)^2=R^2.$$

这就是球面上的点的坐标所满足的方程，而满足该方程的点都在球面上，所以该方程就是所求球心在点 $M_0(x_0,y_0,z_0)$、半径为 R 的球面的方程.

6.1.3 空间平面与直线

1. 平面方程

空间平面的方程有多种形式,现给出如下两种形式.

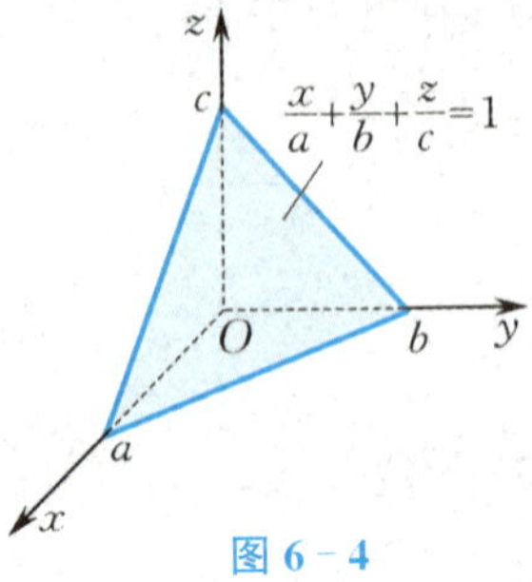

图 6-4

(1) 截距式:

$$\frac{x}{a}+\frac{y}{b}+\frac{z}{c}=1,$$

其中 a,b,c 分别为该平面在 x 轴、y 轴、z 轴上的截距(见图 6-4).

(2) 一般式:

$$Ax+By+Cz+D=0,$$

其中 A,B,C 不同时为 0. 对于平面的一般式方程的几种特殊情况,下面列表讨论(见表 6-1).

表 6-1

平面方程	特征
$Ax+By+Cz=0$	通过坐标原点
$By+Cz+D=0$ $Ax+Cz+D=0$ $Ax+By+D=0$	平行于 x 轴 平行于 y 轴 平行于 z 轴
$Ax+D=0$ 或 $x=a$ $By+D=0$ 或 $y=b$ $Cz+D=0$ 或 $z=c$	垂直于 x 轴 垂直于 y 轴 垂直于 z 轴
$x=0$ $y=0$ $z=0$	与 yOz 平面重合 与 zOx 平面重合 与 xOy 平面重合

例 6.5 求过 $P_1(1,2,3)$,$P_2(3,4,5)$,$P_3(-2,-4,-5)$ 三点的平面方程.

解 设所求的平面方程为

$$\frac{x}{a}+\frac{y}{b}+\frac{z}{c}=1.$$

因为 P_1,P_2,P_3 三点在平面上,所以这三点的坐标均满足平面方程,即

$$\begin{cases}\frac{1}{a}+\frac{2}{b}+\frac{3}{c}=1,\\ \frac{3}{a}+\frac{4}{b}+\frac{5}{c}=1,\\ \frac{-2}{a}+\frac{-4}{b}+\frac{-5}{c}=1.\end{cases}$$

解得 $a=\frac{1}{2},b=-\frac{1}{5},c=\frac{1}{3}$,因此所求的平面方程为

$$2x-5y+3z-1=0.$$

2. 两平面的夹角

已知两个平面

$$A_1x+B_1y+C_1z+D_1=0,$$
$$A_2x+B_2y+C_2z+D_2=0,$$

动画视频

则这两个平面的夹角 φ 的余弦为

$$\cos\varphi=\frac{A_1A_2+B_1B_2+C_1C_2}{\sqrt{A_1^2+B_1^2+C_1^2}\sqrt{A_2^2+B_2^2+C_2^2}}. \tag{6-2}$$

例 6.6 求平面 $2x-y+z+4=0$ 与 $x+y+2z-3=0$ 的夹角.

解 设所给两个平面的夹角为 θ,则由公式(6-2)得

$$\cos\theta=\frac{2\times1+(-1)\times1+1\times2}{\sqrt{2^2+(-1)^2+1^2}\sqrt{1^2+1^2+2^2}}=\frac{1}{2},$$

故 $\theta=\frac{\pi}{3}$.

3. 空间直线方程

空间直线有多种表示形式,其方程的一般形式为

$$\begin{cases}A_1x+B_1y+C_1z+D_1=0,\\A_2x+B_2y+C_2z+D_2=0.\end{cases}$$

习　题　6.1

1. 点(2,4,−3)在第__________卦限.
2. 点 $M(1,2,3)$ 关于 z 轴的对称点是__________.
3. 当平面 $x+ky-2z-9=0$ 与坐标原点的距离为 3 时,$k=$__________.
4. 证明:以 $M_1(4,3,1)$,$M_2(7,1,2)$,$M_3(5,2,3)$ 三点为顶点的三角形是一个等腰三角形.

§6.2　多元函数的基本概念

6.2.1　平面点集与区域

在一元函数中,自变量的变化范围(定义域)是在数轴上讨论的,一般为一个区间.但对于二元函数,有两个自变量,其定义域需要扩展到平面上进行讨论.下面介绍平面点集和区域的基本概念.

平面点集是指平面上具有某种共同属性的所有点构成的集合.

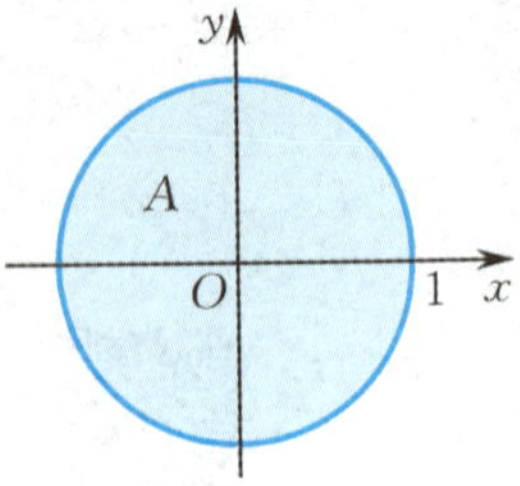

图 6-5

例 6.7 平面上以坐标原点为中心,以 1 为半径的圆及其内部是一个平面点集,如图 6-5 所示,用集合可表示为

$$A=\{(x,y)\mid x^2+y^2\leqslant 1\}.$$

二元函数的定义域常常是 xOy 平面上由一条或几条曲线所围成的区域,围成区域的曲线称为该区域的**边界**,包括整个边界在内的区域称为**闭区域**,不包括边界任何一点的区域称为**开区域**.

6.2.2 多元函数

1. 多元函数的基本概念

之前所讨论的对象都是一元函数,只依赖一个自变量.然而在许多实际问题中,变量之间的对应关系常常依赖多个自变量.下面给出两个实例.

例 6.8 梯形的面积 S 与上底 a、下底 b、高 h 之间的关系是

$$S=\frac{h}{2}(a+b).$$

显然,S 随着 a,b,h 的变化而变化,当 a,b,h 在一定范围($a>0,b>0,h>0$)内取定值时,S 的对应值即可确定,故 S 是关于变量 a,b,h 的一个三元函数.

例 6.9 在一氧化氮 NO 的氧化过程中,氧化速度 v 与 NO 的质量摩尔浓度 x、氧气 O_2 的质量摩尔浓度 y 之间的关系为

$$v=kx^2y,$$

其中 k 是反应速度常数.v 随着 x,y 的变化而改变,当 x,y 在一定范围($0\leqslant x\leqslant 1,0\leqslant y\leqslant 2$)内取一组定值时,$v$ 可确定相应的值,故 v 是关于变量 x,y 的一个二元函数.

定义 6.1 设某一变化过程中有三个变量 x,y 和 z,D 是 xOy 平面上的区域.如果在 D 内任取一点 (x,y),按某种对应规律,总有唯一的一个 z 值与之对应,则称 z 为变量 x,y 的**二元函数**,简称**函数**,记为

$$z=f(x,y)\quad [\text{或 } z=z(x,y)],\quad (x,y)\in D,$$

其中 x,y 叫作**自变量**,z 叫作**因变量**,自变量的取值范围叫作**定义域**.若 $(x_0,y_0)\in D$,则 $z_0=f(x_0,y_0)$ 称为函数 $z=f(x,y)$ 在点 (x_0,y_0) 处的**函数值**,函数值的全体构成的集合称为 z 的**值域**.

一般地,把具有两个及两个以上自变量的函数统称为**多元函数**.n 元函数可记为

$$y=f(x_1,x_2,\cdots,x_n),$$

其中 $x_1,x_2,\cdots,x_n$ 为自变量,y 为因变量.

例 6.10 已知函数 $f(x,y)=\sqrt{x^2+y^2}-\arccos\dfrac{x^2+y^2}{4}$,求 $f(2,0)$,$f(2x,x+y)$.

解 $f(2,0)=\sqrt{2^2+0^2}-\arccos\dfrac{2^2+0^2}{4}=2-0=2$,

$$f(2x,x+y)=\sqrt{(2x)^2+(x+y)^2}-\arccos\frac{(2x)^2+(x+y)^2}{4}.$$

例 6.11　求函数 $f(x,y)=\dfrac{1}{x^2+y^2}$ 的定义域.

解　要使函数 $f(x,y)$ 有意义，必须满足 $x^2+y^2\neq 0$，即 xOy 平面上除去坐标原点 $(0,0)$ 外的所有点，用集合表示为

$$D=\{(x,y)\mid x^2+y^2\neq 0\}.$$

例 6.12　求函数 $f(x,y)=\arcsin\dfrac{x}{3}+\arccos\dfrac{y}{4}$ 的定义域.

解　要使函数 $f(x,y)$ 有意义，必须满足不等式组

$$\begin{cases}-1\leqslant \dfrac{x}{3}\leqslant 1,\\ -1\leqslant \dfrac{y}{4}\leqslant 1,\end{cases}$$

即

$$\begin{cases}-3\leqslant x\leqslant 3,\\ -4\leqslant y\leqslant 4,\end{cases}$$

如图 6－6 所示. 因此，函数 $f(x,y)$ 的定义域为

$$D=\{(x,y)\mid -3\leqslant x\leqslant 3,-4\leqslant y\leqslant 4\}.$$

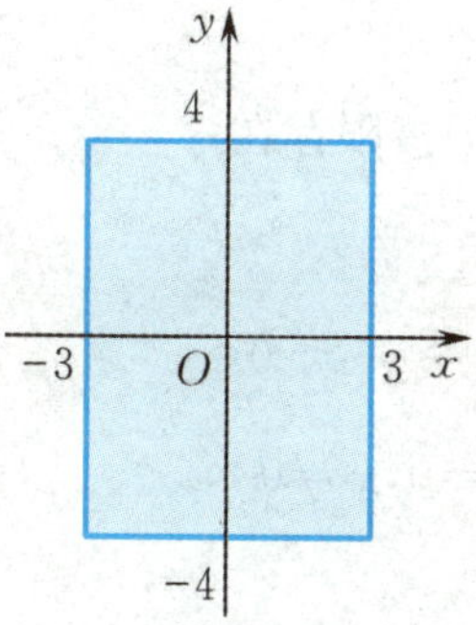

图 6－6

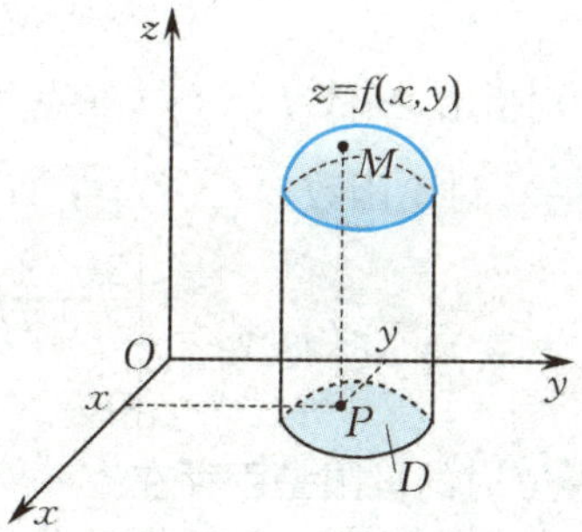

图 6－7

2. 二元函数的几何意义

通常，二元函数 $z=f(x,y)$ 的定义域 D 是 xOy 平面上的一个区域，对于 D 内任一点 $P(x,y)$，都可按照对应规律求出相应的函数值 $z=f(x,y)$. 这样，以 x 为横坐标、y 为纵坐标、z 为竖坐标，在空间就确定了一点 $M(x,y,z)$. 当点 $P(x,y)$ 取遍定义域 D 内的所有点时，点 $M(x,y,z)$ 的轨迹就形成一个空间曲面. 因此，二元函数 $z=f(x,y)$ 在空间直角坐标系中表示一个曲面，如图 6－7 所示.

6.2.3　二元函数的极限与连续

1. 二元函数的极限

与一元函数类似，二元函数 $z=f(x,y)$ 也需要讨论极限问题. 下面给出二元函数的极限定义.

定义 6.2　设二元函数 $z=f(x,y)$ 在点 $P_0(x_0,y_0)$ 的某一附近区域内有定义（点 P_0

可以除外). 如果当点 $P(x,y)$ 以任何方式趋向于点 $P_0(x_0,y_0)$ 时，函数 $f(x,y)$ 的值都趋近于一个确定的常数 A，则称 A 是**函数 $f(x,y)$ 当 $P\to P_0$ 时的极限**，或称为**二重极限**，记为

$$\lim_{\substack{x\to x_0\\ y\to y_0}} f(x,y)=A \quad \text{或} \quad \lim_{\rho\to 0} f(x,y)=A,$$

其中

$$\rho=\sqrt{(x-x_0)^2+(y-y_0)^2},$$

也可记为

$$f(x,y)\to A \quad (x\to x_0, y\to y_0)$$

或

$$f(x,y)\to A \quad (\rho\to 0).$$

例 6.13 设函数 $f(x,y)=(2x+3y)\sin\dfrac{1}{x}\cos\dfrac{1}{y^2}$，求证：$\lim\limits_{\substack{x\to 0\\ y\to 0}} f(x,y)=0$.

证 因为

$$|f(x,y)-0|=|2x+3y|\left|\sin\frac{1}{x}\right|\left|\cos\frac{1}{y^2}\right|\leqslant 2|x|+3|y|,$$

所以当 $x\to 0, y\to 0$ 时，$f(x,y)\to 0$，故

$$\lim_{\substack{x\to 0\\ y\to 0}} f(x,y)=0.$$

这里要特别指出，函数 $f(x,y)$ 在点 $(0,0)$ 处无定义，但极限存在.

例 6.14 讨论函数

$$f(x,y)=\begin{cases}\dfrac{2x^2+xy+2y^2}{x^2+y^2}, & x^2+y^2\neq 0,\\ 0, & x=0,y=0\end{cases}$$

当 $x\to 0, y\to 0$ 时的极限是否存在.

解 当点 $P(x,y)$ 沿 x 轴趋向于点 $(0,0)$ 时，有

$$\lim_{x\to 0} f(x,0)=\lim_{x\to 0}\frac{2x^2}{x^2}=2;$$

当点 $P(x,y)$ 沿 y 轴趋向于点 $(0,0)$ 时，有

$$\lim_{y\to 0} f(0,y)=\lim_{y\to 0}\frac{2y^2}{y^2}=2.$$

但不能据此判定当 $x\to 0, y\to 0$ 时，$f(x,y)$ 的极限为 2，因为以上两种情况仅为特殊方式.

当点 $P(x,y)$ 沿直线 $y=kx\,(k\neq 0)$ 趋向于点 $(0,0)$ 时，则有

$$\lim_{\substack{x\to 0\\ y=kx}} f(x,y)=\lim_{x\to 0}\frac{x^2(2+k+2k^2)}{x^2(1+k^2)}=\frac{2+k+2k^2}{1+k^2}.$$

显然，该极限值随 k 取值的不同而变化，并不是一个确定的常数，故函数 $f(x,y)$ 当 $x\to 0$，$y\to 0$ 时的极限不存在.

说明 在二元函数的极限定义中，点 $P(x,y)$ 必须是以任何方式趋向于点 $P_0(x_0,y_0)$ 的. 也就是说，点 P 可以沿任何曲线趋向于点 P_0，不能依据点 P 以某一特殊方式趋向于点 P_0 时，函数 $f(x,y)$ 趋近于某个确定值的结论来判定 $f(x,y)$ 的极限存在.

2. 二元函数的连续性

在极限概念的基础上，很容易建立二元函数的连续性概念.

定义 6.3　设二元函数 $f(x,y)$ 在点 $P_0(x_0,y_0)$ 及其某一附近区域内有定义，并且有

$$\lim_{\substack{x\to x_0\\ y\to y_0}} f(x,y)=f(x_0,y_0),$$

则称函数 $f(x,y)$ 在点 $P_0(x_0,y_0)$ 处**连续**.

如果二元函数 $f(x,y)$ 在区域 D 内的每一点处都连续，则称 $f(x,y)$ 在区域 D 内连续. 二元连续函数的图形是一个“无漏洞”“无裂缝”的曲面. 若要求其在 D 内任一点 $P_0(x_0,y_0)$ 处的极限值，只需要求出该函数在点 $P_0(x_0,y_0)$ 处的函数值即可. 例如，

$$\lim_{\substack{x\to 1\\ y\to 3}}(x^2+3xy-y^2+4)=1^2+3\times1\times3-3^2+4=5.$$

使得二元函数不连续的点称为**间断点**. 间断点可能是离散的，也可能构成一条直线或曲线.

例 6.15　设函数 $z=f(x,y)=\dfrac{x^2-y^2}{x-y}$，讨论其连续性.

解　因为函数 $f(x,y)$ 在 xOy 平面上的直线 $y=x$ 上无定义，所以这条直线上的点均为 $f(x,y)$ 的间断点.

例 6.15 中二元函数所表示的空间曲面是平面 $z=x+y$，且对应于 xOy 平面上的直线 $y=x$ 有一条“缝”.

与一元连续函数类似，二元连续函数的和、差、积、商(分母不为 0) 仍为连续函数，二元连续函数的复合函数也是连续函数，因此二元初等函数在其定义区域内是连续的. 二元连续函数在有界闭区域 D 上一定有最大值、最小值，且为有界函数，这里不再赘述.

习　题　6.2

1. 设函数 $f(x,y)=x^2+xy+y^2$，求 $f(1,2)$.

2. 求函数 $z=\arcsin\dfrac{x}{3}+\sqrt{xy}$ 的定义域.

3. 求下列极限：

(1) $\displaystyle\lim_{\substack{x\to 0\\ y\to 0}}\frac{\sqrt{xy+1}-1}{xy}$；　　(2) $\displaystyle\lim_{\substack{x\to 0\\ y\to 0}}(1+xy)^{\frac{\sin xy}{x^2}}$.

4. 证明：极限 $\displaystyle\lim_{\substack{x\to 0\\ y\to 0}}\frac{x+y}{x-y}$ 不存在.

5. 讨论函数 $f(x,y)=\begin{cases}\dfrac{2xy}{x^2+y^2}, & x^2+y^2\neq 0,\\ 0, & x^2+y^2=0\end{cases}$ 在点(0,0) 处的连续性.

§6.3 偏导数与全微分

6.3.1 偏导数

介绍一元函数时,我们从函数的变化率引入导数的概念.对于多元函数,同样存在变化率问题,但因为多元函数的自变量不止一个,所以因变量与自变量间的关系比一元函数复杂.因此,先考虑多元函数关于其中一个自变量的变化率.以二元函数 $z=f(x,y)$ 为例,在考虑 z 对自变量 x 的变化率时,固定自变量 y(视为常量),则 z 是自变量 x 的一元函数;同样,若固定自变量 x(视为常量),就可以讨论 z 对自变量 y 的变化率.

设函数 $z=f(x,y)$ 在点 $P_0(x_0,y_0)$ 的某一附近区域内有定义,则函数在该点处的增量有下面三种情况:

(1) 将 y 固定在 y_0,在点 x_0 处给 x 一个增量 Δx,则引起 z 的一个增量

$$\Delta z_x=f(x_0+\Delta x,y_0)-f(x_0,y_0),$$

称为 z 在点 $P_0(x_0,y_0)$ 处**对于 x 的偏增量**;

(2) 将 x 固定在 x_0,在点 y_0 处给 y 一个增量 Δy,则引起 z 的一个增量

$$\Delta z_y=f(x_0,y_0+\Delta y)-f(x_0,y_0),$$

称为 z 在点 $P_0(x_0,y_0)$ 处**对于 y 的偏增量**;

(3) 在点 $P_0(x_0,y_0)$ 处给 x 一个增量 Δx,给 y 一个增量 Δy,则引起 z 的一个增量

$$\Delta z=f(x_0+\Delta x,y_0+\Delta y)-f(x_0,y_0),$$

称为 z 在点 $P_0(x_0,y_0)$ 处的**全增量**.

偏导数主要基于前两种增量的情况,而全增量将在 6.3.3 小节中进行讨论.下面给出偏导数的概念.

定义 6.4 设函数 $z=f(x,y)$ 在点 $P_0(x_0,y_0)$ 的某一附近区域内有定义(包括点 P_0).

(1) 若极限

$$\lim_{\Delta x\to 0}\frac{\Delta z_x}{\Delta x}=\lim_{\Delta x\to 0}\frac{f(x_0+\Delta x,y_0)-f(x_0,y_0)}{\Delta x}$$

存在,则称该极限值为 $z=f(x,y)$ 在点 $P_0(x_0,y_0)$ 处**对自变量 x 的偏导数**,记为

$$\left.\frac{\partial z}{\partial x}\right|_{\substack{x=x_0\\y=y_0}},\quad \left.z'_x\right|_{\substack{x=x_0\\y=y_0}}\quad \text{或}\quad f'_x(x_0,y_0).$$

(2) 若极限

$$\lim_{\Delta y\to 0}\frac{\Delta z_y}{\Delta y}=\lim_{\Delta y\to 0}\frac{f(x_0,y_0+\Delta y)-f(x_0,y_0)}{\Delta y}$$

存在,则称该极限值为 $z=f(x,y)$ 在点 $P_0(x_0,y_0)$ 处**对自变量 y 的偏导数**,记为

$$\left.\frac{\partial z}{\partial y}\right|_{\substack{x=x_0\\y=y_0}},\quad \left.z'_y\right|_{\substack{x=x_0\\y=y_0}}\quad \text{或}\quad f'_y(x_0,y_0).$$

如果函数 $z=f(x,y)$ 在区域 D 内任意一点 (x,y) 处的偏导数都存在,那么该偏导数就是关于 x,y 的函数,称为**偏导函数**.对自变量 x,y 的偏导函数分别记为

$$\frac{\partial z}{\partial x},\quad z'_x \quad 或 \quad f'_x(x,y);$$

$$\frac{\partial z}{\partial y},\quad z'_y \quad 或 \quad f'_y(x,y).$$

显然，二元函数 $z=f(x,y)$ 在点(x_0,y_0)处的偏导数 $f'_x(x_0,y_0)$，$f'_y(x_0,y_0)$ 实际上分别就是偏导函数 $f'_x(x,y)$，$f'_y(x,y)$ 在点(x_0,y_0)处的函数值. 在不引起误解的情况下，我们把偏导函数简称为偏导数.

偏导数的概念可推广到二元以上的多元函数.

例如，三元函数 $u=f(x,y,z)$ 对 y 的偏导数类似定义为

$$\frac{\partial u}{\partial y}=f'_y(x,y,z)=\lim_{\Delta y\to 0}\frac{f(x,y+\Delta y,z)-f(x,y,z)}{\Delta y}.$$

由偏导数的定义可知，求多元函数的偏导数并不需要引进新的求导方法，其求导方法与一元函数求导方法类似. 一元函数的求导公式、求导法则也同样适用于求多元函数的偏导数，只需在对某一个自变量求偏导数时，把其余自变量视为常量.

例 6.16　求函数 $z=f(x,y)=x^2+y^3-xy^2+6$ 在点(1,2)处的偏导数.

解　因为$\frac{\partial z}{\partial x}=2x-y^2$，$\frac{\partial z}{\partial y}=3y^2-2xy$，所以

$$\left.\frac{\partial z}{\partial x}\right|_{\substack{x=1\\y=2}}=2\times 1-2^2=-2,\quad \left.\frac{\partial z}{\partial y}\right|_{\substack{x=1\\y=2}}=3\times 2^2-2\times 1\times 2=8.$$

例 6.17　求函数 $u=f(x,y,z)=\ln(x^2+y^2+z^2)$ 在点(1,2,0)处的偏导数.

解

$$f'_x(x,y,z)=\frac{2x}{x^2+y^2+z^2},\quad f'_x(1,2,0)=\frac{2\times 1}{1^2+2^2+0^2}=\frac{2}{5};$$

$$f'_y(x,y,z)=\frac{2y}{x^2+y^2+z^2},\quad f'_y(1,2,0)=\frac{2\times 2}{1^2+2^2+0^2}=\frac{4}{5};$$

$$f'_z(x,y,z)=\frac{2z}{x^2+y^2+z^2},\quad f'_z(1,2,0)=\frac{2\times 0}{1^2+2^2+0^2}=0.$$

例 6.18　某药厂生产甲、乙两种药品，当它们的产量分别为 x 和 y 时，这两种药品的总成本是

$$f(x,y)=\frac{50}{x+2}+\frac{125}{(y+3)^2}.$$

试求每种药品的边际成本(边际成本就是总成本关于该种产品产量的变化率).

解　甲种药品的边际成本为

$$\frac{\partial f}{\partial x}=-\frac{50}{(x+2)^2};$$

乙种药品的边际成本为

$$\frac{\partial f}{\partial y}=-\frac{250}{(y+3)^3}.$$

6.3.2　偏导数的几何意义

为了进一步理解偏导数的概念，我们从几何上来说明二元函数偏导数的意义.

动画视频

二元函数 $z=f(x,y)$ 表示空间内的一个曲面，如果把 y 固定为 y_0，则曲面 $z=f(x,y)$ 与平面 $y=y_0$ 的交线 C_x 为

$$\begin{cases} z=f(x,y), \\ y=y_0. \end{cases}$$

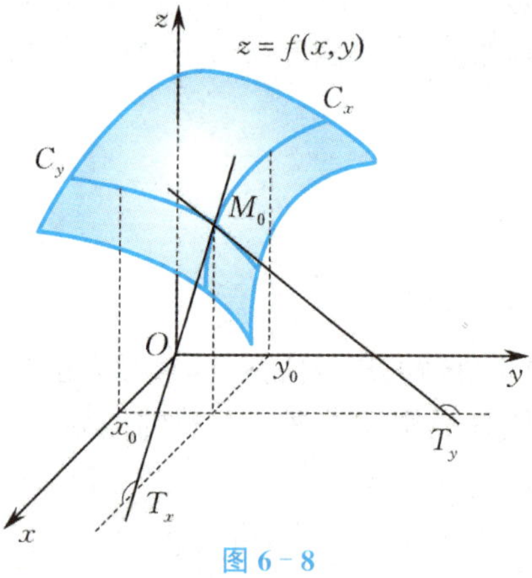

图 6-8

显然，C_x 为一条平面曲线，因为 $f'_x(x_0,y_0)$ 是一元函数 $f(x,y_0)$ 在点 x_0 处的导数，所以由一元函数导数的几何意义可知，$f'_x(x_0,y_0)$ 的几何意义是：曲线 C_x 在点 $M_0(x_0,y_0,f(x_0,y_0))$ 处的切线 T_x 对 x 轴的斜率，如图 6-8 所示.

同理，$f'_y(x_0,y_0)$ 的几何意义是：曲线

$$C_y:\begin{cases} z=f(x,y), \\ x=x_0 \end{cases}$$

在点 $M_0(x_0,y_0,f(x_0,y_0))$ 处的切线 T_y 对 y 轴的斜率，如图 6-8 所示.

说明 一元函数在某点处可导，则在该点处必然连续. 但多元函数即使在某点处的各偏导数都存在，在该点处也并不一定连续.

例 6.19 讨论二元函数

$$f(x,y)=\begin{cases} \dfrac{y\sqrt[3]{x^2y}}{x^2+y^2}, & x^2+y^2\neq 0, \\ 0, & x^2+y^2=0 \end{cases}$$

在点(0,0)处的偏导数及连续性.

解 因为

$$f'_x(0,0)=\lim_{\Delta x\to 0}\frac{f(\Delta x,0)-f(0,0)}{\Delta x}=\lim_{\Delta x\to 0}\frac{0}{\Delta x}=0,$$

$$f'_y(0,0)=\lim_{\Delta y\to 0}\frac{f(0,\Delta y)-f(0,0)}{\Delta y}=\lim_{\Delta y\to 0}\frac{0}{\Delta y}=0,$$

所以函数 $f(x,y)$ 在点(0,0)处的两个偏导数都存在且相等.

因为当点 (x,y) 沿直线 $y=kx$ 趋向于点(0,0)时，有

$$\lim_{\substack{x\to 0\\ y=kx}}\frac{y\sqrt[3]{x^2y}}{x^2+y^2}=\lim_{x\to 0}\frac{kx\sqrt[3]{x^2\cdot kx}}{x^2+k^2x^2}=\lim_{x\to 0}\frac{k\sqrt[3]{k}}{1+k^2}=\frac{k\sqrt[3]{k}}{1+k^2},$$

即该极限值随 k 取值的不同而变化，所以函数 $f(x,y)$ 在点(0,0)处不连续.

6.3.3 全微分及其应用

1. 全微分的概念

全增量是由所有自变量增量引起的一个增量，那么全增量与所有自变量增量之间存在什么关系呢？这就是全微分要研究的主要问题.

定义 6.5 如果二元函数 $z=f(x,y)$ 在点 (x,y) 处的全增量

$$\Delta z=f(x+\Delta x,y+\Delta y)-f(x,y)$$

可表示为

$$\Delta z=A\Delta x+B\Delta y+o(\rho),$$

其中 A,B 与 $\Delta x,\Delta y$ 无关，而只依赖 $x,y,\rho=\sqrt{(\Delta x)^2+(\Delta y)^2}$，当 $\Delta x\to 0,\Delta y\to 0$ 时，$o(\rho)$ 是比 ρ 高阶的无穷小，则称函数 $z=f(x,y)$ 在点 (x,y) 处**可微**，其中 $A\Delta x+B\Delta y$ 称为 $z=f(x,y)$ 在点 (x,y) 处的**全微分**，记为 $\mathrm{d}z$，即

$$\mathrm{d}z=A\Delta x+B\Delta y.$$

与一元函数的微分类似，二元函数自变量 x,y 的增量等于自变量的微分，即

$$\Delta x=\mathrm{d}x,\quad \Delta y=\mathrm{d}y.$$

于是二元函数 $z=f(x,y)$ 的全微分可以写成

$$\mathrm{d}z=A\Delta x+B\Delta y=A\mathrm{d}x+B\mathrm{d}y.$$

有了全微分的概念后，还需要解决以下问题：

(1) 函数究竟在什么条件下可微？

(2) 如果函数可微，则 A 和 B 怎样确定？

(3) 如何利用全微分求全增量的近似值？

下面不加证明地给出两个结论来回答前两个问题. 而第三个问题将在后面的“全微分的应用”中进行讨论.

定理 6.1　如果函数 $z=f(x,y)$ 在点 (x,y) 处的偏导数存在且连续，则函数在该点处可微.

定理 6.2　如果函数 $z=f(x,y)$ 在点 (x,y) 处可微，则偏导数 $\frac{\partial z}{\partial x},\frac{\partial z}{\partial y}$ 一定存在，且

$$A=\frac{\partial z}{\partial x},\quad B=\frac{\partial z}{\partial y}.$$

由此，二元函数 $z=f(x,y)$ 的全微分可写成

$$\mathrm{d}z=\frac{\partial z}{\partial x}\Delta x+\frac{\partial z}{\partial y}\Delta y=\frac{\partial z}{\partial x}\mathrm{d}x+\frac{\partial z}{\partial y}\mathrm{d}y. \tag{6-3}$$

上述概念和定理均可推广到两个自变量以上的多元函数中. 例如，n 元函数 $u=f(x_1,x_2,\cdots,x_n)$ 的全微分为

$$\mathrm{d}u=\frac{\partial u}{\partial x_1}\mathrm{d}x_1+\frac{\partial u}{\partial x_2}\mathrm{d}x_2+\cdots+\frac{\partial u}{\partial x_n}\mathrm{d}x_n.$$

例 6.20　求函数 $u=\ln(x^2+y^2+z^2)$ 的全微分.

解　因为

$$\frac{\partial u}{\partial x}=\frac{2x}{x^2+y^2+z^2},$$

$$\frac{\partial u}{\partial y}=\frac{2y}{x^2+y^2+z^2},$$

$$\frac{\partial u}{\partial z}=\frac{2z}{x^2+y^2+z^2},$$

所以

$$du=\frac{2x}{x^2+y^2+z^2}dx+\frac{2y}{x^2+y^2+z^2}dy+\frac{2z}{x^2+y^2+z^2}dz$$
$$=\frac{2}{x^2+y^2+z^2}(x\,dx+y\,dy+z\,dz).$$

例 6.21 求函数 $u=\cos(x+2y)$ 在点 $\left(\pi,-\frac{\pi}{4}\right)$ 处的全微分.

解 因为

$$\frac{\partial u}{\partial x}=-\sin(x+2y),\quad \left.\frac{\partial u}{\partial x}\right|_{\substack{x=\pi\\ y=-\frac{\pi}{4}}}=-\sin\left[\pi+2\cdot\left(-\frac{\pi}{4}\right)\right]=-1;$$
$$\frac{\partial u}{\partial y}=-2\sin(x+2y),\quad \left.\frac{\partial u}{\partial y}\right|_{\substack{x=\pi\\ y=-\frac{\pi}{4}}}=-2,$$

所以在点 $\left(\pi,-\frac{\pi}{4}\right)$ 处的全微分为

$$du=-dx-2dy.$$

2. 全微分的应用

如果二元函数 $z=f(x,y)$ 在点 (x,y) 处的偏导数 $f'_x(x,y)$, $f'_y(x,y)$ 连续,且自变量增量的绝对值 $|\Delta x|$, $|\Delta y|$ 很小,则有近似计算公式

$$\Delta z=f(x+\Delta x,y+\Delta y)-f(x,y)\approx f'_x(x,y)\Delta x+f'_y(x,y)\Delta y,$$

即

$$f(x+\Delta x,y+\Delta y)\approx f(x,y)+f'_x(x,y)\Delta x+f'_y(x,y)\Delta y. \tag{6-4}$$

公式(6-4)可推广到二元以上的多元函数的情况.

例 6.22 求 $\sqrt{(1.02)^3+(1.97)^3}$ 的近似值.

解 设函数 $f(x,y)=\sqrt{x^3+y^3}$. 取 $x=1$, $\Delta x=0.02$, $y=2$, $\Delta y=-0.03$,则有

$$f(1,2)=\sqrt{1^3+2^3}=3,$$
$$f'_x(x,y)=\frac{3x^2}{2\sqrt{x^3+y^3}},\quad f'_x(1,2)=\frac{3\times1^2}{2\sqrt{1^3+2^3}}=\frac{1}{2},$$
$$f'_y(x,y)=\frac{3y^2}{2\sqrt{x^3+y^3}},\quad f'_y(1,2)=\frac{3\times2^2}{2\sqrt{1^3+2^3}}=2.$$

故由公式(6-4),有

$$f(1.02,1.97)=\sqrt{(1.02)^3+(1.97)^3}\approx f(1,2)+f'_x(1,2)\Delta x+f'_y(1,2)\Delta y$$
$$=3+\frac{1}{2}\times0.02+2\times(-0.03)=2.95.$$

例 6.23 设一圆锥体的底面直径为 20 cm,高为 32 cm,试求当底面直径减少 0.2 cm,高增加 0.4 cm 时,该圆锥体体积变动的近似值.

解 设圆锥体体积为 V,底面直径为 d,高为 h,则

$$V=\frac{\pi}{3}\cdot\left(\frac{d}{2}\right)^2\cdot h=\frac{\pi}{12}d^2h.$$

取 $d=20$ cm，$\Delta d=-0.2$ cm，$h=32$ cm，$\Delta h=0.4$ cm，由于

$$\frac{\partial V}{\partial d}=\frac{\pi}{6}dh,\quad \left.\frac{\partial V}{\partial d}\right|_{\substack{d=20\\h=32}}=\frac{\pi}{6}\times 20\times 32=\frac{320}{3}\pi,$$

$$\frac{\partial V}{\partial h}=\frac{\pi}{12}d^2,\quad \left.\frac{\partial V}{\partial h}\right|_{\substack{d=20\\h=32}}=\frac{\pi}{12}\times 20^2=\frac{100}{3}\pi,$$

因此该圆锥体的体积变动为

$$\Delta V\approx\left.\frac{\partial V}{\partial d}\right|_{\substack{d=20\\h=32}}\Delta d+\left.\frac{\partial V}{\partial h}\right|_{\substack{d=20\\h=32}}\Delta h=\frac{320}{3}\pi\times(-0.2)+\frac{100}{3}\pi\times 0.4=-8\pi(\mathrm{cm}^3),$$

即圆锥体的体积减少 8π cm^3.

例 6.24　由案例 6-1，神经元膜电位可以通过函数

$$V(t,I,g)=V_0+\frac{I}{g}(1-\mathrm{e}^{-gt})$$

表示，其中 V_0 是静息膜电位（单位：mV），I 是输入电流（单位：nA），g 是离子通道电导（单位：nS），t 是时间（单位：ms）.

（1）求神经元膜电位 V 对时间 t、输入电流 I 和离子通道电导 g 的全微分.

（2）已知初始输入电流 $I_0=1$ nA，初始离子通道电导 $g_0=0.1$ nS，初始时间 $t_0=10$ ms. 如果输入电流增加 0.01 nA，时间增加 0.1 ms，离子通道电导增加 0.001 nS，求神经元膜电位的变化的近似值.

解　（1）因为 $\frac{\partial V}{\partial t}=I\mathrm{e}^{-gt}$，$\frac{\partial V}{\partial I}=\frac{1}{g}(1-\mathrm{e}^{-gt})$，$\frac{\partial V}{\partial g}=-\frac{I}{g^2}(1-\mathrm{e}^{-gt})+\frac{I}{g}t\mathrm{e}^{-gt}$，所以

$$\begin{aligned}\mathrm{d}V(t,I,g)&=\frac{\partial V}{\partial t}\mathrm{d}t+\frac{\partial V}{\partial I}\mathrm{d}I+\frac{\partial V}{\partial g}\mathrm{d}g\\&=I\mathrm{e}^{-gt}\mathrm{d}t+\frac{1}{g}(1-\mathrm{e}^{-gt})\mathrm{d}I+\left[-\frac{I}{g^2}(1-\mathrm{e}^{-gt})+\frac{I}{g}t\mathrm{e}^{-gt}\right]\mathrm{d}g.\end{aligned}$$

（2）取 $I_0=1$ nA，$g_0=0.1$ nS，$t_0=10$ ms，$\Delta I=0.01$ nA，$\Delta g=0.001$ nS，$\Delta t=0.1$ ms，于是神经元膜电位的变化为

$$\begin{aligned}\Delta V\approx\mathrm{d}V(t,I,g)&=\left.\frac{\partial V}{\partial t}\right|_{\substack{I=I_0\\g=g_0\\t=t_0}}\Delta t+\left.\frac{\partial V}{\partial I}\right|_{\substack{I=I_0\\g=g_0\\t=t_0}}\Delta I+\left.\frac{\partial V}{\partial g}\right|_{\substack{I=I_0\\g=g_0\\t=t_0}}\Delta g\\&=I_0\mathrm{e}^{-g_0t_0}\Delta t+\frac{1}{g_0}(1-\mathrm{e}^{-g_0t_0})\Delta I+\left[-\frac{I_0}{g_0^2}(1-\mathrm{e}^{-g_0t_0})+\frac{I_0}{g_0}t_0\mathrm{e}^{-g_0t_0}\right]\Delta g\\&=1\times\mathrm{e}^{-0.1\times10}\times 0.1+\frac{1}{0.1}\times(1-\mathrm{e}^{-0.1\times10})\times 0.01\\&\quad+\left[-\frac{1}{(0.1)^2}\times(1-\mathrm{e}^{-0.1\times10})+\frac{1}{0.1}\times 10\times\mathrm{e}^{-0.1\times10}\right]\times 0.001\\&\approx 0.07358(\mathrm{mV}).\end{aligned}$$

因此，当输入电流增加 0.01 nA，时间增加 0.1 ms，离子通道电导增加 0.001 nS 时，神经元膜电位的变化的近似值为 0.073 58 mV.

课程思政

习　题　6.3

1. 求下列函数的偏导数：

(1) $z=3x^2y^3-\sin x$；　　(2) $z=\ln(x+\ln y)$；

(3) $z=3^{\frac{y}{x}}$.

2. 设函数 $f(x,y)=x+y-\sqrt{x^2+y^2}$，求 $f'_x(2,4)$.

3. 求下列函数的全微分：

(1) $z=e^{xy}+\ln(x+y)$；　　(2) $z=\sin xy$.

4. 求函数 $z=x^4+y^4-4x^2y^2$ 在点(1,1)处的全微分.

§6.4　多元复合函数与隐函数的求导法则

6.4.1　多元复合函数的求导法则

下面将一元复合函数的求导法则推广到多元复合函数的情形.

设函数 $z=f(u,v)$，$u=\varphi(x,y)$，$v=\psi(x,y)$，则称 $z=f[\varphi(x,y),\psi(x,y)]$ 为 x,y 的复合函数，其中 x,y 为自变量，u,v 为中间变量，z 为因变量.

下面的定理(也称链式法则)是复合函数求偏导数的基本公式.

定理 6.3　如果函数 $u=\varphi(x,y)$，$v=\psi(x,y)$ 在点 (x,y) 处存在偏导数 $\frac{\partial u}{\partial x},\frac{\partial v}{\partial x},\frac{\partial u}{\partial y},\frac{\partial v}{\partial y}$，函数 $z=f(u,v)$ 在对应点 (u,v) 处具有连续偏导数，则复合函数 $z=f[\varphi(x,y),\psi(x,y)]$ 在点 (x,y) 处的偏导数 $\frac{\partial z}{\partial x},\frac{\partial z}{\partial y}$ 存在，且

$$\frac{\partial z}{\partial x}=\frac{\partial z}{\partial u}\cdot\frac{\partial u}{\partial x}+\frac{\partial z}{\partial v}\cdot\frac{\partial v}{\partial x},$$
$$\frac{\partial z}{\partial y}=\frac{\partial z}{\partial u}\cdot\frac{\partial u}{\partial y}+\frac{\partial z}{\partial v}\cdot\frac{\partial v}{\partial y}.\tag{6-5}$$

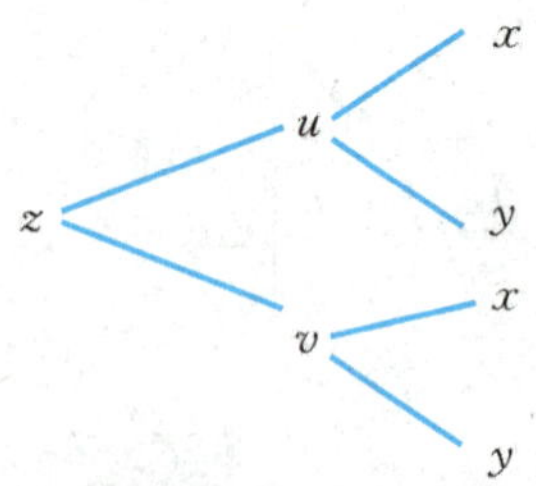

图 6-9

证明从略.

在求复合函数的偏导数时，特别要注意各变量之间的复合关系. 定理中各变量间的复合关系可用图 6-9 来描述. 例如，要求 z 对 x 的偏导数，就看图中从 z 经中间变量 u,v 到 x 有几条链，沿每条链按一元复合函数求导，然后相加即可，这就是多元复合函数求导的链式法则.

例 6.25　设函数 $z=u^2\ln v$，$u=\frac{x}{y}$，$v=3x-2y$，求 $\frac{\partial z}{\partial x},\frac{\partial z}{\partial y}$.

解　因为

$$\frac{\partial z}{\partial u}=2u\ln v,\quad \frac{\partial u}{\partial x}=\frac{1}{y},\quad \frac{\partial u}{\partial y}=-\frac{x}{y^2},$$

$$\frac{\partial z}{\partial v}=\frac{u^2}{v},\quad \frac{\partial v}{\partial x}=3,\quad \frac{\partial v}{\partial y}=-2,$$

所以

$$\begin{aligned}\frac{\partial z}{\partial x}&=\frac{\partial z}{\partial u}\cdot\frac{\partial u}{\partial x}+\frac{\partial z}{\partial v}\cdot\frac{\partial v}{\partial x}=2u\ln v\cdot\frac{1}{y}+\frac{u^2}{v}\cdot 3\\&=\frac{2x}{y^2}\ln(3x-2y)+\frac{3x^2}{y^2(3x-2y)}.\end{aligned}$$

同理,有

$$\begin{aligned}\frac{\partial z}{\partial y}&=\frac{\partial z}{\partial u}\cdot\frac{\partial u}{\partial y}+\frac{\partial z}{\partial v}\cdot\frac{\partial v}{\partial y}=2u\ln v\cdot\left(-\frac{x}{y^2}\right)+\frac{u^2}{v}\cdot(-2)\\&=-\frac{2x^2}{y^3}\ln(3x-2y)-\frac{2x^2}{y^2(3x-2y)}.\end{aligned}$$

例 6.26　求函数 $z=e^{xy}\sin(x+y)$ 对 y 的偏导数$\dfrac{\partial z}{\partial y}$.

解　可以引入中间变量按复合函数计算.

令 $u=xy,v=x+y$,则 $z=e^u\sin v$,于是

$$\begin{aligned}\frac{\partial z}{\partial y}&=\frac{\partial z}{\partial u}\cdot\frac{\partial u}{\partial y}+\frac{\partial z}{\partial v}\cdot\frac{\partial v}{\partial y}=e^u\sin v\cdot x+e^u\cos v\cdot 1\\&=xe^{xy}\sin(x+y)+e^{xy}\cos(x+y).\end{aligned}$$

例 6.27　设函数 $z=f(x^2+y^2,xy)$,求$\dfrac{\partial z}{\partial x},\dfrac{\partial z}{\partial y}$.

解　令 $u=x^2+y^2,v=xy$,则

$$\frac{\partial z}{\partial x}=\frac{\partial f}{\partial u}\cdot\frac{\partial u}{\partial x}+\frac{\partial f}{\partial v}\cdot\frac{\partial v}{\partial x}=2x\frac{\partial f}{\partial u}+y\frac{\partial f}{\partial v},$$

$$\frac{\partial z}{\partial y}=\frac{\partial f}{\partial u}\cdot\frac{\partial u}{\partial y}+\frac{\partial f}{\partial v}\cdot\frac{\partial v}{\partial y}=2y\frac{\partial f}{\partial u}+x\frac{\partial f}{\partial v}.$$

特别地,当复合函数有多个中间变量,而只有一个自变量时,例如,设函数

$$z=f(u,v),\quad u=\varphi(x),\quad v=\psi(x),$$

则复合函数 $z=f[\varphi(x),\psi(x)]$ 是只有一个自变量 x 的函数,该复合函数对 x 的导数为

$$\frac{dz}{dx}=\frac{\partial z}{\partial u}\cdot\frac{du}{dx}+\frac{\partial z}{\partial v}\cdot\frac{dv}{dx},$$

称为全导数.

例 6.28　设函数 $z=x^y,x=\sin t,y=\cos t$,求$\dfrac{dz}{dt}$.

解

$$\begin{aligned}\frac{dz}{dt}&=\frac{\partial z}{\partial x}\cdot\frac{dx}{dt}+\frac{\partial z}{\partial y}\cdot\frac{dy}{dt}=yx^{y-1}\cdot\cos t+x^y\ln x\cdot(-\sin t)\\&=\cos^2 t(\sin t)^{\cos t-1}-(\sin t)^{\cos t+1}\ln\sin t.\end{aligned}$$

6.4.2 隐函数的求导法则

设函数 $F(x,y)$ 具有连续偏导数. 若二元方程 $F(x,y)=0\left(\frac{\partial F}{\partial y}\neq 0\right)$ 所确定的隐函数 $y=f(x)$ 是可导函数,则有

$$\frac{\mathrm{d}y}{\mathrm{d}x}=-\frac{\frac{\partial F}{\partial x}}{\frac{\partial F}{\partial y}}=-\frac{F'_x}{F'_y}. \qquad (6-6)$$

事实上,因为 $F[x,f(x)]=0$,左端可视为变量 x 的复合函数,两边同时对 x 求导,有

$$\frac{\partial F}{\partial x}+\frac{\partial F}{\partial y}\cdot\frac{\mathrm{d}y}{\mathrm{d}x}=0,$$

移项并化简,得

$$\frac{\mathrm{d}y}{\mathrm{d}x}=-\frac{\frac{\partial F}{\partial x}}{\frac{\partial F}{\partial y}}=-\frac{F'_x}{F'_y}.$$

(6-6) 式就是由方程 $F(x,y)=0$ 所确定的隐函数 $y=f(x)$ 的求导公式.

例 6.29 设方程 $3x^2y^3+y\cos x=0$,求 $\frac{\mathrm{d}y}{\mathrm{d}x},\frac{\mathrm{d}x}{\mathrm{d}y}$.

解 令 $F(x,y)=3x^2y^3+y\cos x$,则

$$F'_x=6xy^3-y\sin x,\quad F'_y=9x^2y^2+\cos x.$$

于是由公式(6-6),有

$$\frac{\mathrm{d}y}{\mathrm{d}x}=-\frac{F'_x}{F'_y}=\frac{y\sin x-6xy^3}{9x^2y^2+\cos x},$$

$$\frac{\mathrm{d}x}{\mathrm{d}y}=-\frac{F'_y}{F'_x}=\frac{9x^2y^2+\cos x}{y\sin x-6xy^3}.$$

对于三元方程 $F(x,y,z)=0\left(\frac{\partial F}{\partial z}\neq 0\right)$ 所确定的二元隐函数 $z=f(x,y)$,也可采用同样的方法推导出:

$$\frac{\partial z}{\partial x}=-\frac{F'_x}{F'_z},\quad \frac{\partial z}{\partial y}=-\frac{F'_y}{F'_z}. \qquad (6-7)$$

因为把函数 $z=f(x,y)$ 代入方程 $F(x,y,z)=0$,得恒等式

$$F[x,y,f(x,y)]=0,$$

两边同时对 x 求偏导数,得

$$F'_x+F'_z\frac{\partial z}{\partial x}=0,$$

解得

$$\frac{\partial z}{\partial x}=-\frac{F'_x}{F'_z}.$$

同理,有

$$\frac{\partial z}{\partial y}=-\frac{F'_y}{F'_z}.$$

例 6.30　设由方程$\dfrac{x}{z}=\ln\dfrac{z}{y}$所确定的隐函数为$z=f(x,y)$，试求$\dfrac{\partial z}{\partial x},\dfrac{\partial z}{\partial y}$.

解　令$F(x,y,z)=\dfrac{x}{z}-\ln\dfrac{z}{y}$，则有

$$F'_x=\frac{1}{z},$$

$$F'_y=-\frac{y}{z}\cdot\left(-\frac{z}{y^2}\right)=\frac{1}{y},$$

$$F'_z=-\frac{x}{z^2}-\frac{y}{z}\cdot\frac{1}{y}=-\frac{x+z}{z^2}.$$

于是由公式(6－7)，有

$$\frac{\partial z}{\partial x}=-\frac{F'_x}{F'_z}=-\frac{\dfrac{1}{z}}{-\dfrac{x+z}{z^2}}=\frac{z}{x+z},$$

$$\frac{\partial z}{\partial y}=-\frac{F'_y}{F'_z}=-\frac{\dfrac{1}{y}}{-\dfrac{x+z}{z^2}}=\frac{z^2}{y(x+z)}.$$

习　题　6.4

1. 设函数$z=u^2v-uv^2$，$u=x\cos y$，$v=x\sin y$，求$\dfrac{\partial z}{\partial x},\dfrac{\partial z}{\partial y}$.

2. 设函数$z=\arcsin(x-y)$，$x=3t$，$y=4t^3$，求$\dfrac{\mathrm{d}z}{\mathrm{d}t}$.

3. 设方程$\dfrac{x^2}{a^2}+\dfrac{y^2}{b^2}=1$，求$\dfrac{\mathrm{d}y}{\mathrm{d}x}$.

§6.5　高阶偏导数

二元函数$z=f(x,y)$的两个偏导数

$$\frac{\partial z}{\partial x}=f'_x(x,y),\quad \frac{\partial z}{\partial y}=f'_y(x,y)$$

一般仍是关于x,y的函数，如果这两个函数的偏导数存在，则称其为$z=f(x,y)$的**二阶偏导数**. 二元函数$z=f(x,y)$有四个二阶偏导数，分别记为

$$\frac{\partial}{\partial x}\left(\frac{\partial z}{\partial x}\right)=\frac{\partial^2 z}{\partial x^2}=f''_{xx}(x,y)=z''_{xx},$$

$$\frac{\partial}{\partial y}\left(\frac{\partial z}{\partial x}\right)=\frac{\partial^2 z}{\partial x\partial y}=f''_{xy}(x,y)=z''_{xy},$$

$$\frac{\partial}{\partial x}\left(\frac{\partial z}{\partial y}\right)=\frac{\partial^2 z}{\partial y\partial x}=f''_{yx}(x,y)=z''_{yx},$$

$$\frac{\partial}{\partial y}\left(\frac{\partial z}{\partial y}\right)=\frac{\partial^2 z}{\partial y^2}=f''_{yy}(x,y)=z''_{yy},$$

其中$\frac{\partial^2 z}{\partial x\partial y}$表示$z$先对$x$求偏导数,然后再对$y$求偏导数;$\frac{\partial^2 z}{\partial y\partial x}$表示$z$先对$y$求偏导数,再对$x$求偏导数,这两个二阶偏导数称为**混合偏导数**.

若二阶偏导数仍具有偏导数,则所得偏导数称为原来函数的**三阶偏导数**.二阶及二阶以上的偏导数统称为**高阶偏导数**.

例 6.31 求函数$z=\cos^2(ax+by)$的二阶偏导数.

解 $\frac{\partial z}{\partial x}=2\cos(ax+by)\cdot[-\sin(ax+by)]\cdot a=-a\sin 2(ax+by)$,

$\frac{\partial z}{\partial y}=-b\sin 2(ax+by)$,

$\frac{\partial^2 z}{\partial x^2}=-a\cos 2(ax+by)\cdot 2a=-2a^2\cos 2(ax+by)$,

$\frac{\partial^2 z}{\partial x\partial y}=-2ab\cos 2(ax+by)$,

$\frac{\partial^2 z}{\partial y\partial x}=-2ab\cos 2(ax+by)$,

$\frac{\partial^2 z}{\partial y^2}=-2b^2\cos 2(ax+by)$.

例 6.32 设函数$z=\arcsin xy$,求$\frac{\partial^2 z}{\partial x\partial y},\frac{\partial^2 z}{\partial y\partial x}$.

解 $\frac{\partial z}{\partial x}=\frac{y}{\sqrt{1-(xy)^2}}$, $\frac{\partial z}{\partial y}=\frac{x}{\sqrt{1-(xy)^2}}$,

$$\frac{\partial^2 z}{\partial x\partial y}=\frac{1\cdot\sqrt{1-(xy)^2}-y\cdot\frac{1}{2}[1-(xy)^2]^{-\frac{1}{2}}\cdot(-2xy)\cdot x}{1-(xy)^2}$$

$$=\frac{1}{[1-(xy)^2]\sqrt{1-(xy)^2}},$$

$$\frac{\partial^2 z}{\partial y\partial x}=\frac{1\cdot\sqrt{1-(xy)^2}-x\cdot\frac{1}{2}[1-(xy)^2]^{-\frac{1}{2}}\cdot(-2xy)\cdot y}{1-(xy)^2}$$

$$=\frac{1}{[1-(xy)^2]\sqrt{1-(xy)^2}}.$$

在例 6.31 和例 6.32 中，混合偏导数$\frac{\partial^2 z}{\partial x\partial y}$，$\frac{\partial^2 z}{\partial y\partial x}$都相等. 实际上，对于混合偏导数，有以下定理.

定理 6.4　若二元函数 $z=f(x,y)$ 的两个二阶混合偏导数$\frac{\partial^2 z}{\partial x\partial y}$，$\frac{\partial^2 z}{\partial y\partial x}$在区域 D 内连续，则在 D 内这两个混合偏导数相等.

定理 6.4 表明，二阶混合偏导数在连续的条件下，与求导的先后顺序无关. 定理可推广到二阶以上的高阶混合偏导数的情况.

例 6.33　验证函数 $z=\ln\sqrt{x^2+y^2}$ 满足方程

$$\frac{\partial^2 z}{\partial x^2}+\frac{\partial^2 z}{\partial y^2}=0.$$

解　因为

$$\frac{\partial z}{\partial x}=\frac{x}{x^2+y^2},\quad \frac{\partial z}{\partial y}=\frac{y}{x^2+y^2},$$

$$\frac{\partial^2 z}{\partial x^2}=\frac{(x^2+y^2)-x\cdot 2x}{(x^2+y^2)^2}=\frac{y^2-x^2}{(x^2+y^2)^2},$$

$$\frac{\partial^2 z}{\partial y^2}=\frac{(x^2+y^2)-y\cdot 2y}{(x^2+y^2)^2}=\frac{x^2-y^2}{(x^2+y^2)^2},$$

所以

$$\frac{\partial^2 z}{\partial x^2}+\frac{\partial^2 z}{\partial y^2}=\frac{y^2-x^2}{(x^2+y^2)^2}+\frac{x^2-y^2}{(x^2+y^2)^2}=0.$$

习　题　6.5

1. 求下列函数的二阶偏导数：

(1) $z=\sin(ax+by)$；　　(2) $z=x^{2y}$.

2. 设函数 $f(x,y,z)=xy^2+yz^2+zx^2$，求 $f''_{xx}(0,0,1)$，$f''_{xx}(1,0,2)$ 及 $f'''_{zxy}(2,0,1)$.

3. 求函数 $z=\mathrm{e}^{x+2y}$ 的二阶偏导数及$\frac{\partial^3 z}{\partial y\partial x^2}$.

4. 设函数 $f(x,y)=\arctan\frac{y}{x}$，证明：$\frac{\partial^2 f}{\partial x^2}+\frac{\partial^2 f}{\partial y^2}=0$.

5. 求函数 $z=\mathrm{e}^{xy}(x+y)^3$ 的二阶偏导数$\frac{\partial^2 z}{\partial x^2}$.

§6.6 多元函数偏导数的应用

6.6.1 多元函数的极值

多元函数的极值在许多实际问题中都有广泛的应用.现在以二元函数为例,借助偏导数来讨论二元函数的极值问题.

微课视频

定义 6.6 设函数 $z=f(x,y)$ 在点 (x_0,y_0) 的某一附近区域内有定义.若对于该附近区域内任一异于 (x_0,y_0) 的点 (x,y),都有

$$f(x,y)<f(x_0,y_0),$$

则称 $f(x,y)$ 在点 (x_0,y_0) 处取得**极大值** $f(x_0,y_0)$;若对于该附近区域内任一异于 (x_0,y_0) 的点 (x,y),都有

$$f(x,y)>f(x_0,y_0),$$

则称 $f(x,y)$ 在点 (x_0,y_0) 处取得**极小值** $f(x_0,y_0)$.极大值和极小值统称为**极值**,使 $f(x,y)$ 取得极值的点 (x_0,y_0) 称为**极值点**.

例如,函数 $z=f(x,y)=x^2+y^2$ 在点 $(0,0)$ 处取得极小值 0;函数 $f(x,y)=\sqrt{9-x^2-y^2}$ 在点 $(0,0)$ 处取得极大值 3.

定理 6.5 (必要条件) 若函数 $z=f(x,y)$ 在点 (x_0,y_0) 处可微,且取得极值,则

$$f'_x(x_0,y_0)=f'_y(x_0,y_0)=0.$$

证 不妨设 $z=f(x,y)$ 在点 $P(x_0,y_0)$ 处取得极小值.由定义 6.6 可知,对于点 P 的某一附近区域内的任意一点 (x,y)(除点 P 外),都有

$$f(x,y)>f(x_0,y_0)$$

成立.显然,当点 (x,y_0) 属于点 P 的这个附近区域(除点 P 外)时,不等式

$$f(x,y_0)>f(x_0,y_0)$$

也成立,即一元函数 $f(x,y_0)$ 在点 (x_0,y_0) 处取得极小值,所以

$$f'_x(x_0,y_0)=0.$$

同理,有

$$f'_y(x_0,y_0)=0.$$

使得 $f'_x(x_0,y_0)=0$ 和 $f'_y(x_0,y_0)=0$ 同时成立的点 (x_0,y_0) 称为 $f(x,y)$ 的**驻点**.驻点只是取得极值的必要条件而不是充分条件.

以下定理给出了二元函数取得极值的充分条件.

定理 6.6 (充分条件) 设函数 $z=f(x,y)$ 在点 (x_0,y_0) 的某一附近区域内存在一阶和二阶连续偏导数,当 $f'_x(x_0,y_0)=0,f'_y(x_0,y_0)=0$ 时,记

$$A=f''_{xx}(x_0,y_0),\quad B=f''_{xy}(x_0,y_0),\quad C=f''_{yy}(x_0,y_0),$$

则

(1) 当 $B^2-AC<0$ 时,函数 $z=f(x,y)$ 在点 (x_0,y_0) 处取得极值,且当 $A<0$ 时,取得极大值 $f(x_0,y_0)$,当 $A>0$ 时,取得极小值 $f(x_0,y_0)$;

(2) 当 $B^2-AC>0$ 时，函数 $z=f(x,y)$ 在点 (x_0,y_0) 处不取得极值；

(3) 当 $B^2-AC=0$ 时，函数 $z=f(x,y)$ 在点 (x_0,y_0) 处是否取得极值，需要另做讨论.

由定理 6.5 和定理 6.6 可见，求二元函数 $f(x,y)$ 极值的步骤如下：

(1) 解方程组 $\begin{cases} f'_x(x,y)=0, \\ f'_y(x,y)=0, \end{cases}$ 求出所有驻点 (x_0,y_0)；

(2) 对应每个驻点 (x_0,y_0)，求 $f(x,y)$ 的二阶偏导数值 A,B,C；

(3) 根据定理 6.6，由 B^2-AC 的符号判断驻点 (x_0,y_0) 是否为极值点，若是，求出极值点处的函数值 $f(x_0,y_0)$.

例 6.34　求函数 $f(x,y)=4(x-y)-x^2-y^2$ 的极值.

解　解方程组

$$\begin{cases} f'_x(x,y)=4-2x=0, \\ f'_y(x,y)=-4-2y=0, \end{cases}$$

得驻点 $(2,-2)$. 于是有

$$A=f''_{xx}(2,-2)=-2,\quad B=f''_{xy}(2,-2)=0,\quad C=f''_{yy}(2,-2)=-2.$$

因为

$$B^2-AC=-4<0,\quad 且\quad A<0,$$

所以函数 $f(x,y)$ 在点 $(2,-2)$ 处取得极大值，极大值为

$$f(2,-2)=4(2+2)-2^2-(-2)^2=8.$$

例 6.35　求函数 $f(x,y)=x^3-y^3+3x^2+3y^2-9x$ 的极值.

解　解方程组

$$\begin{cases} f'_x(x,y)=3x^2+6x-9=0, \\ f'_y(x,y)=-3y^2+6y=0, \end{cases}$$

得驻点 $(1,0)$，$(1,2)$，$(-3,0)$，$(-3,2)$. 又有

$$f''_{xx}(x,y)=6x+6,\quad f''_{xy}(x,y)=0,\quad f''_{yy}(x,y)=-6y+6.$$

在点 $(1,0)$ 处，有

$$A_1=f''_{xx}(1,0)=12,\quad B_1=f''_{xy}(1,0)=0,\quad C_1=f''_{yy}(1,0)=6,$$

则 $B_1^2-A_1C_1=0-12\times 6=-72<0$，且 $A_1>0$，故函数 $f(x,y)$ 在点 $(1,0)$ 处取得极小值，极小值为 $f(1,0)=-5$.

在点 $(1,2)$ 处，有

$$A_2=f''_{xx}(1,2)=12,\quad B_2=f''_{xy}(1,2)=0,\quad C_2=f''_{yy}(1,2)=-6,$$

则 $B_2^2-A_2C_2=0-12\times(-6)=72>0$，故 $(1,2)$ 不是函数的极值点.

在点 $(-3,0)$ 处，有

$$A_3=f''_{xx}(-3,0)=-12,\quad B_3=f''_{xy}(-3,0)=0,\quad C_3=f''_{yy}(-3,0)=6,$$

则 $B_3^2-A_3C_3=0-(-12)\times 6=72>0$，故 $(-3,0)$ 不是函数的极值点.

在点 $(-3,2)$ 处，有

$$A_4=f''_{xx}(-3,2)=-12,\quad B_4=f''_{xy}(-3,2)=0,\quad C_4=f''_{yy}(-3,2)=-6,$$

则 $B_4^2-A_4C_4=0-(-12)\times(-6)=-72<0$，且 $A_4=-12<0$，故函数 $f(x,y)$ 在点 $(-3,2)$ 处取得极大值，极大值为 $f(-3,2)=31$.

6.6.2 多元函数的最大值与最小值

与一元函数类似,可以利用二元函数的极值求出其最值. 如果函数 $f(x,y)$ 在有界闭区域 D 上连续,则函数在 D 上一定存在最值.

设函数 $z=f(x,y)$ 在闭区域 D 内有偏导数,则求其最大值和最小值的步骤可归纳如下:

(1) 解方程组 $\begin{cases} f'_x(x,y)=0, \\ f'_y(x,y)=0, \end{cases}$ 求出 D 内所有的驻点及驻点处的函数值;

(2) 求函数 $f(x,y)$ 在区域 D 的边界上的最大值和最小值;

(3) 将驻点处的函数值与边界上的最值比较,得到的最大者即为 $f(x,y)$ 在 D 上的最大值,最小者即为 $f(x,y)$ 在 D 上的最小值.

显然,函数的极值是一个局部概念,最值是一个全局概念.

例 6.36 用铁皮做成一个体积为 V 的长方体有盖水箱,问:如何设计用料最省?

解 设水箱长为 x,宽为 y,则高为 $\dfrac{V}{xy}$. 用料最省,也就是表面积 S 最小. 因为

$$S=2xy+2x\frac{V}{xy}+2y\frac{V}{xy}=2xy+\frac{2V}{y}+\frac{2V}{x},$$

解方程组

$$\begin{cases} \dfrac{\partial S}{\partial x}=2y-\dfrac{2V}{x^2}=0, \\ \dfrac{\partial S}{\partial y}=2x-\dfrac{2V}{y^2}=0, \end{cases}$$

得驻点 $x=\sqrt[3]{V}$, $y=\sqrt[3]{V}$,所以高为 $\dfrac{V}{\sqrt[3]{V}\cdot\sqrt[3]{V}}=\sqrt[3]{V}$,即当水箱长、宽、高均为 $\sqrt[3]{V}$ 时,用料最省.

习 题 6.6

1. 多元函数的极值点是(　　).

A. 函数值最大的点　　B. 函数值最小的点

C. 函数值局部最大或最小的点　　D. 函数的驻点

2. 设函数 $f(x,y)=x^2+y^2-2x-4y+10$,则 $f(x,y)$ 的极小值为(　　).

A. 2　　B. 5

C. 10　　D. -5

3. 函数 $u=x^2+y^2+z^2$ 的极小值为__________.

4. 求函数 $f(x,y)=x^3+y^3-3x^2-3y^2+8$ 的极值.

5. 若函数 $f(x,y)=2x^2+xy^2+ax+2y$ 在点(1,-1)处取得极值,求 a 的值.

§6.7　二 重 积 分

6.7.1　二重积分的概念与性质

一元函数的积分概念可推广到被积函数是二元函数、积分区域是平面上某一有界闭区域的情形,这样的积分就是二重积分.下面以计算曲顶柱体的体积为例来引入二重积分的概念.

1. 曲顶柱体的体积

设 D 为 xOy 平面上的有界闭区域,$z=f(x,y)[f(x,y)\geqslant 0]$ 是定义在 D 上的连续曲面,则以 D 为底面,以 D 的边界为准线、母线平行于 z 轴的柱面为侧面,以 $z=f(x,y)$ 为顶所构成的柱体,称为**曲顶柱体**,如图 6-10 所示.

动画视频

为计算该曲顶柱体的体积 V,可仿照曲边梯形面积的求法.

(1) **分割**:将底面 D 任意分成 n 个互相不重叠的小闭区域

$$D_1,\quad D_2,\quad \cdots,\quad D_i,\quad \cdots,\quad D_n,$$

记这 n 个小闭区域的面积分别为

$$\Delta\sigma_1,\quad \Delta\sigma_2,\quad \cdots,\quad \Delta\sigma_i,\quad \cdots,\quad \Delta\sigma_n.$$

以各小闭区域的边界为准线,作母线平行于 z 轴的柱面,则原来的曲顶柱体被分割为 n 个小曲顶柱体,体积分别记为

$$\Delta V_1,\quad \Delta V_2,\quad \cdots,\quad \Delta V_i,\quad \cdots,\quad \Delta V_n.$$

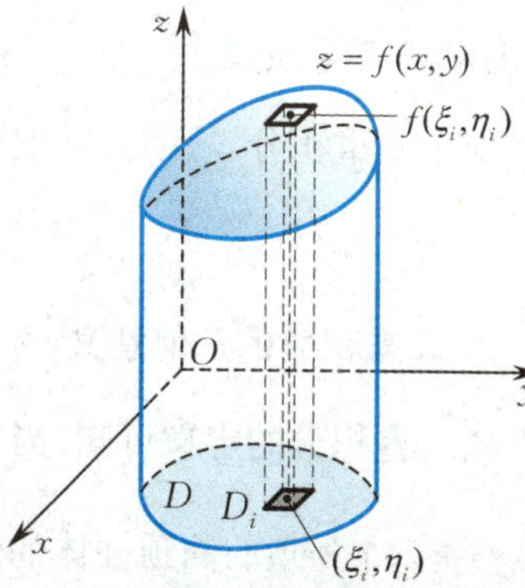

图 6-10

(2) **近似代替**:当这些小闭区域的直径(指区域上任意两点间距离的最大值)很小时,由于 $f(x,y)$ 连续,因此对同一个小闭区域来说,$f(x,y)$ 的变化很小,这时小曲顶柱体可近似看成小平顶柱体.在每个小闭区域 D_i 内任取一点 (ξ_i,η_i),把以 $f(\xi_i,\eta_i)$ 为高而底面积为 $\Delta\sigma_i$ 的平顶柱体的体积 $f(\xi_i,\eta_i)\Delta\sigma_i$ 近似代替 D_i 上小曲顶柱体的体积 ΔV_i(见图 6-10),即

$$\Delta V_i \approx f(\xi_i,\eta_i)\Delta\sigma_i \quad (i=1,2,\cdots,n).$$

(3) **求和**:把这 n 个小平顶柱体的体积相加,得到整个曲顶柱体体积 V 的近似值,即

$$V=\sum_{i=1}^{n}\Delta V_i \approx \sum_{i=1}^{n} f(\xi_i,\eta_i)\Delta\sigma_i.$$

(4) **取极限**:令这 n 个小闭区域直径中的最大值趋于 0,则上面和式的极限就是所求曲顶柱体的体积 V.用 $\lambda_i(i=1,2,\cdots,n)$ 表示闭区域 D_i 的直径,$\lambda=\max\{\lambda_1,\lambda_2,\cdots,\lambda_n\}$,即

$$V=\lim_{\lambda\to 0}\sum_{i=1}^{n} f(\xi_i,\eta_i)\Delta\sigma_i.$$

许多实际问题都可用这种方法来解决,问题的最后都归结为求同一形式和式的极限.抛开实际意义,将其共性的内容进行抽象概括,便得到二重积分的定义.

定义 6.7　设函数 $f(x,y)$ 在闭区域 D 上连续.将 D 任意划分为 n 个小闭区域

$$D_1,\quad D_2,\quad \cdots,\quad D_i,\quad \cdots,\quad D_n,$$

记以上 n 个小闭区域的面积分别为 $\Delta\sigma_1,\Delta\sigma_2,\cdots,\Delta\sigma_i,\cdots,\Delta\sigma_n$，直径分别为 $\lambda_1,\lambda_2,\cdots,\lambda_i,\cdots,\lambda_n$，且记 $\lambda=\max\{\lambda_1,\lambda_2,\cdots,\lambda_n\}$. 任取点 $(\xi_i,\eta_i)\in D_i(i=1,2,\cdots,n)$，做和式

$$\sum_{i=1}^{n} f(\xi_i,\eta_i)\Delta\sigma_i.$$

如果不论小闭区域如何划分及点 (ξ_i,η_i) 如何选取，当 $\lambda\to 0$ 时，上面这个和式的极限始终存在，则称此极限值为 $f(x,y)$ 在 D 上的**二重积分**，记为

$$\iint_D f(x,y)\mathrm{d}\sigma,$$

即

$$\iint_D f(x,y)\mathrm{d}\sigma=\lim_{\lambda\to 0}\sum_{i=1}^{n} f(\xi_i,\eta_i)\Delta\sigma_i,$$

其中 x,y 称为**积分变量**，D 称为**积分区域**，$f(x,y)$ 称为**被积函数**，$f(x,y)\mathrm{d}\sigma$ 称为**被积表达式**，$\mathrm{d}\sigma$ 称为**面积元素**，$\sum\limits_{i=1}^{n} f(\xi_i,\eta_i)\Delta\sigma_i$ 称为**积分和**.

对于二重积分，习惯上常把 $\mathrm{d}\sigma$ 记为 $\mathrm{d}x\mathrm{d}y$，因此二重积分也表示为

$$\iint_D f(x,y)\mathrm{d}x\mathrm{d}y.$$

2. 二重积分的几何意义

由二重积分的定义可知，当 $f(x,y)\geqslant 0$ 时，二重积分 $\iint\limits_D f(x,y)\mathrm{d}x\mathrm{d}y$ 表示以 D 为底，以 $z=f(x,y)$ 为顶的曲顶柱体的体积；当 $f(x,y)\leqslant 0$ 时，以 D 为底，以 $z=f(x,y)$ 为顶的曲顶柱体在 xOy 平面下方，二重积分 $\iint\limits_D f(x,y)\mathrm{d}x\mathrm{d}y$ 就等于该曲顶柱体体积的负值；当 $f(x,y)$ 在 D 的若干部分区域上为正，而在其他部分区域上为负时，二重积分 $\iint\limits_D f(x,y)\mathrm{d}x\mathrm{d}y$ 就等于这些部分区域上的曲顶柱体体积的代数和.

二重积分的性质与定积分的性质类似，为叙述方便，假设下面各性质中所涉及的函数在区域 D 上都是可积的.

性质 1 被积函数的常数因子可以提到积分号前面，即

$$\iint_D kf(x,y)\mathrm{d}x\mathrm{d}y=k\iint_D f(x,y)\mathrm{d}x\mathrm{d}y.$$

性质 2 函数和(或差)的二重积分等于各函数二重积分的和(或差)，即

$$\iint_D [f(x,y)\pm g(x,y)]\mathrm{d}x\mathrm{d}y=\iint_D f(x,y)\mathrm{d}x\mathrm{d}y\pm\iint_D g(x,y)\mathrm{d}x\mathrm{d}y.$$

推论 1 $\iint\limits_D \sum\limits_{i=1}^{n} f_i(x,y)\mathrm{d}x\mathrm{d}y=\sum\limits_{i=1}^{n}\iint\limits_D f_i(x,y)\mathrm{d}x\mathrm{d}y.$

性质 3 (**可加性**) 若将有界闭区域 D 分为两个互不重叠的区域 D_1,D_2，则

$$\iint_D f(x,y)\mathrm{d}x\mathrm{d}y=\iint_{D_1} f(x,y)\mathrm{d}x\mathrm{d}y+\iint_{D_2} f(x,y)\mathrm{d}x\mathrm{d}y.$$

性质 4 若在有界闭区域 D 上，函数 $f(x,y)=1$，σ 为 D 的面积，则

$$\sigma=\iint_D f(x,y)\mathrm{d}x\mathrm{d}y=\iint_D \mathrm{d}x\mathrm{d}y.$$

性质 5（单调性） 若在有界闭区域 D 上，$f(x,y)\leqslant g(x,y)$，则

$$\iint_D f(x,y)\mathrm{d}x\mathrm{d}y\leqslant\iint_D g(x,y)\mathrm{d}x\mathrm{d}y.$$

由性质 5，不难推出

$$\left|\iint_D f(x,y)\mathrm{d}x\mathrm{d}y\right|\leqslant\iint_D |f(x,y)|\mathrm{d}x\mathrm{d}y.$$

性质 6 设 M,m 分别是 $f(x,y)$ 在有界闭区域 D 上的最大值和最小值，σ 是 D 的面积，则

$$m\sigma\leqslant\iint_D f(x,y)\mathrm{d}x\mathrm{d}y\leqslant M\sigma.$$

性质 7（中值定理） 设 $f(x,y)$ 在有界闭区域 D 上连续，D 的面积为 σ，则至少存在一点 $(\xi,\eta)\in D$，使得

$$\iint_D f(x,y)\mathrm{d}x\mathrm{d}y=f(\xi,\eta)\sigma.$$

性质 7 的几何意义是：二重积分所确定的曲顶柱体的体积，等于以积分区域 D 为底，以 $f(\xi,\eta)$ 为高的平顶柱体的体积.

6.7.2 二重积分的计算

1. 利用直角坐标计算二重积分

根据二重积分的定义计算二重积分一般是非常困难的，可以借助它的几何意义将二重积分转化为二次积分来计算.

设积分区域为

$$D:\varphi_1(x)\leqslant y\leqslant\varphi_2(x),a\leqslant x\leqslant b,$$

如图 6 - 11 所示，下面计算二重积分 $\iint_D f(x,y)\mathrm{d}x\mathrm{d}y$.

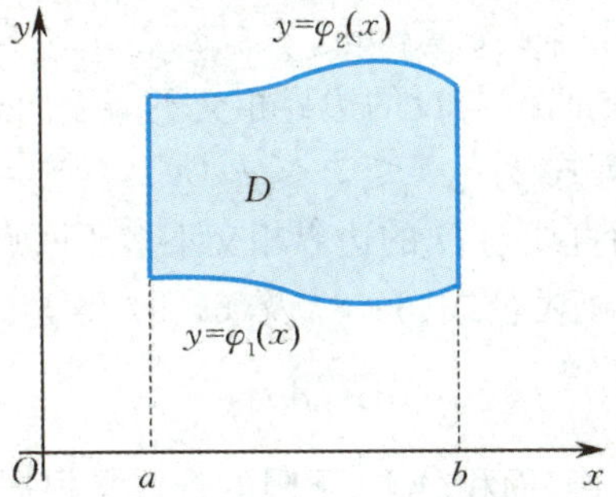

图 6 - 11

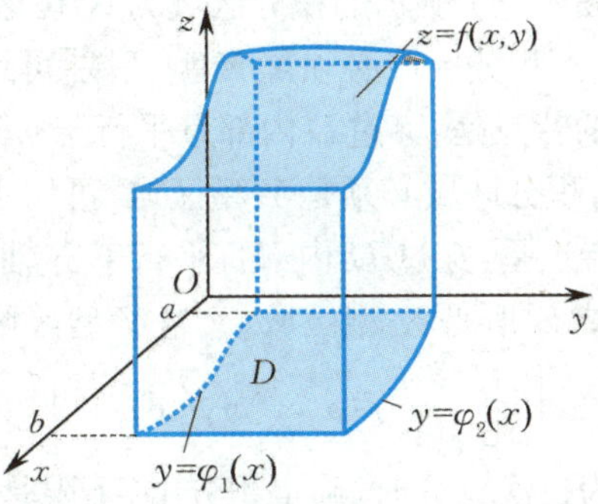

图 6 - 12

动画视频

由二重积分的几何意义可知，$\iint\limits_D f(x,y)\mathrm{d}x\mathrm{d}y$ 的值等于以 D 为底，以曲面 $z=f(x,y)$ 为顶的曲顶柱体(见图 6-12) 的体积 V. 为计算 V，在闭区间 $[a,b]$ 上任取一点 x，过 x 作平行于 yOz 平面的平面与曲顶柱体相截，则该截面的面积为

$$S(x)=\int_{\varphi_1(x)}^{\varphi_2(x)} f(x,y)\mathrm{d}y.$$

由于 x 的变化范围是从 a 到 b，因此该曲顶柱体的体积为

$$V=\int_a^b S(x)\mathrm{d}x=\int_a^b\left[\int_{\varphi_1(x)}^{\varphi_2(x)} f(x,y)\mathrm{d}y\right]\mathrm{d}x,$$

即

$$\iint\limits_D f(x,y)\mathrm{d}x\mathrm{d}y=\int_a^b\left[\int_{\varphi_1(x)}^{\varphi_2(x)} f(x,y)\mathrm{d}y\right]\mathrm{d}x. \tag{6-8}$$

上式右端的积分是一个**先对 y、后对 x 的二次积分**，即先把 x 视作常数[此时 $f(x,y)$ 为 y 的一元函数]，对 y 计算从 $\varphi_1(x)$ 到 $\varphi_2(x)$ 的定积分；然后把计算得到的结果(是 x 的函数) 对 x 计算在区间 $[a,b]$ 上的定积分.

这样，就把二重积分化为二次积分进行计算. (6-8) 式也常记为

$$\iint\limits_D f(x,y)\mathrm{d}x\mathrm{d}y=\int_a^b\mathrm{d}x\int_{\varphi_1(x)}^{\varphi_2(x)} f(x,y)\mathrm{d}y.$$

同理，若积分区域为

$$D:\psi_1(y)\leqslant x\leqslant\psi_2(y),c\leqslant y\leqslant d,$$

如图 6-13 所示，则类似可推得

$$\iint\limits_D f(x,y)\mathrm{d}x\mathrm{d}y=\int_c^d\left[\int_{\psi_1(y)}^{\psi_2(y)} f(x,y)\mathrm{d}x\right]\mathrm{d}y. \tag{6-9}$$

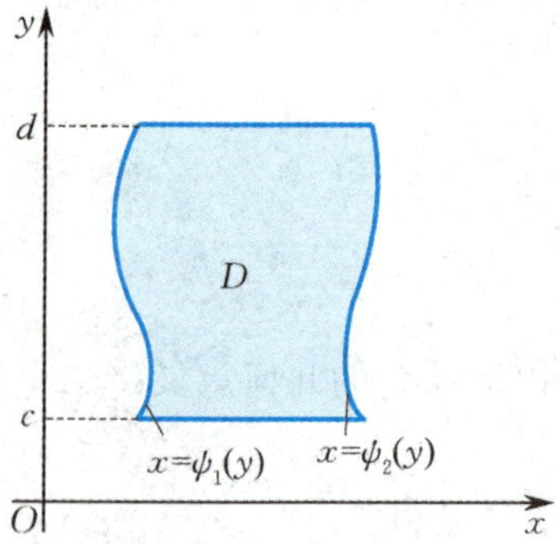

图 6-13

上式右端的积分是一个**先对 x、后对 y 的二次积分**，即先把 y 视作常数[此时 $f(x,y)$ 为 x 的一元函数]，对 x 计算从 $\psi_1(y)$ 到 $\psi_2(y)$ 的定积分；然后把计算得到的结果(是 y 的函数) 对 y 计算在区间 $[c,d]$ 上的定积分. (6-9) 式也常记为

$$\iint\limits_D f(x,y)\mathrm{d}x\mathrm{d}y=\int_c^d\mathrm{d}y\int_{\psi_1(y)}^{\psi_2(y)} f(x,y)\mathrm{d}x.$$

以后我们称图 6-11 所示的积分区域为 **X 型区域**；图 6-13 所示的积分区域为 **Y 型区域**. 应用公式(6-8) 时，积分区域必须是 X 型区域[可用不等式 $\varphi_1(x)\leqslant y\leqslant\varphi_2(x),a\leqslant x\leqslant b$ 表示]，X 型区域的特点是：穿过 D 内部且平行于 y 轴的直线与 D 的边界相交不多于两点. 而应用公式(6-9) 时，积分区域必须是 Y 型区域[可用不等式 $\psi_1(y)\leqslant x\leqslant\psi_2(y),c\leqslant y\leqslant d$ 表示]，Y 型区域的特点是：穿过 D 内部且平行于 x 轴的直线与 D 的边界相交不多于两点.

如果积分区域 D 既是 X 型区域，又是 Y 型区域，则由公式(6-8) 及(6-9) 得

$$\int_a^b\left[\int_{\varphi_1(x)}^{\varphi_2(x)} f(x,y)\mathrm{d}y\right]\mathrm{d}x=\int_c^d\left[\int_{\psi_1(y)}^{\psi_2(y)} f(x,y)\mathrm{d}x\right]\mathrm{d}y.$$

二重积分化为二次积分时，确定积分上、下限是关键. 而积分上、下限的选取是根据积分区域 D 确定的，通常先画出 D 的图形，再根据图形的特点选择相应的公式. 下面举例说明.

例 6.37 计算二重积分 $\iint\limits_D (x+y)^2 \mathrm{d}x\mathrm{d}y$，其中闭区域 $D: 0 \leqslant x \leqslant 1, 0 \leqslant y \leqslant 2$，如图 6-14 所示.

解 此题的积分区域如图 6-14 所示，呈矩形，显然区域 D 既是 X 型区域，又是 Y 型区域.

若把积分区域 D 看作 X 型区域，则先对 y、后对 x 积分，由公式(6-8)得

$$\begin{aligned}\iint\limits_D (x+y)^2 \mathrm{d}x\mathrm{d}y &= \int_0^1 \left[\int_0^2 (x+y)^2 \mathrm{d}y\right] \mathrm{d}x \\ &= \int_0^1 \left[\frac{1}{3}(x+y)^3 \Big|_0^2\right] \mathrm{d}x \\ &= \frac{1}{3}\int_0^1 [(x+2)^3 - x^3]\, \mathrm{d}x \\ &= \frac{1}{3}\left[\frac{1}{4}(x+2)^4 - \frac{1}{4}x^4\right]\Big|_0^1 \\ &= \frac{16}{3}.\end{aligned}$$

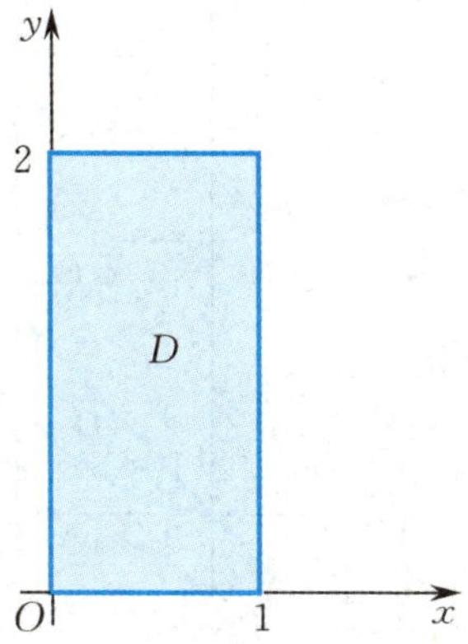

图 6-14

若把积分区域 D 看作 Y 型区域，则先对 x、后对 y 积分，由公式(6-9)得

$$\begin{aligned}\iint\limits_D (x+y)^2 \mathrm{d}x\mathrm{d}y &= \int_0^2 \left[\int_0^1 (x+y)^2 \mathrm{d}x\right] \mathrm{d}y = \int_0^2 \left[\frac{1}{3}(x+y)^3 \Big|_0^1\right] \mathrm{d}y \\ &= \frac{1}{3}\int_0^2 [(1+y)^3 - y^3]\, \mathrm{d}y = \frac{1}{3}\left[\frac{1}{4}(1+y)^4 - \frac{1}{4}y^4\right]\Big|_0^2 \\ &= \frac{16}{3}.\end{aligned}$$

由例 6.37 可看出，当积分区域为平行于坐标轴的矩形时，积分次序可以自由选择，且二次积分上、下限均为常数.

例 6.38 计算二重积分 $\iint\limits_D x^2 y \mathrm{d}x\mathrm{d}y$，其中 D 是由直线 $y=x$ 和抛物线 $y=x^2$ 所围成的闭区域.

解 此题的积分区域既是 X 型区域，又是 Y 型区域.

若把积分区域 D 看作 X 型区域，如图 6-15 所示，可用不等式

$$x^2 = \varphi_1(x) \leqslant y \leqslant \varphi_2(x) = x, \quad 0 \leqslant x \leqslant 1$$

表示，则先对 y、后对 x 积分，由公式(6-8)得

$$\begin{aligned}\iint\limits_D x^2 y \mathrm{d}x\mathrm{d}y &= \int_0^1 \left(\int_{x^2}^x x^2 y \mathrm{d}y\right) \mathrm{d}x = \int_0^1 x^2 \left(\int_{x^2}^x y \mathrm{d}y\right) \mathrm{d}x = \int_0^1 x^2 \left(\frac{1}{2}y^2 \Big|_{x^2}^x\right) \mathrm{d}x \\ &= \frac{1}{2}\int_0^1 (x^4 - x^6)\, \mathrm{d}x = \frac{1}{35}.\end{aligned}$$

若把积分区域 D 看作 Y 型区域，如图 6-16 所示，可用不等式

$$y = \psi_1(y) \leqslant x \leqslant \psi_2(y) = \sqrt{y}, \quad 0 \leqslant y \leqslant 1$$

表示，则先对 x、后对 y 积分，由公式(6-9)得

$$\iint_D x^2 y\mathrm{d}x\mathrm{d}y=\int_0^1\left(\int_y^{\sqrt{y}}x^2y\mathrm{d}x\right)\mathrm{d}y=\int_0^1 y\left(\frac{1}{3}x^3\Big|_y^{\sqrt{y}}\right)\mathrm{d}y$$

$$=\frac{1}{3}\int_0^1(y^{\frac{5}{2}}-y^4)\mathrm{d}y=\frac{1}{35}.$$

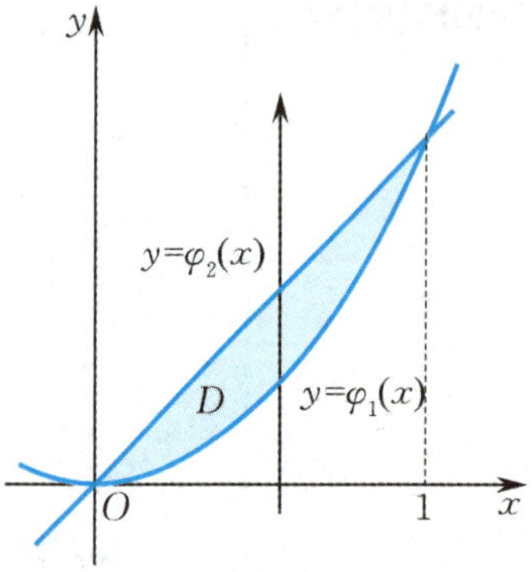

图 6-15

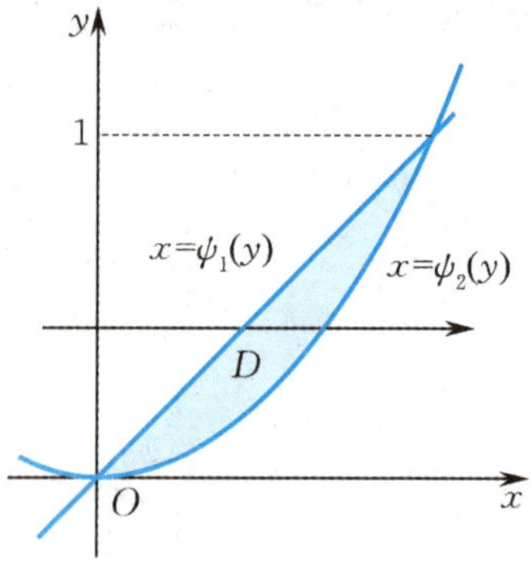

图 6-16

例 6.39 计算二重积分 $\iint_D xy\mathrm{d}x\mathrm{d}y$,其中 D 是由直线 $y=x-4$ 和曲线 $y^2=2x$ 所围成的闭区域.

解一 把积分区域 D 划分成两个区域 D_1,D_2,其中 D_1,D_2 均可看作 X 型区域,如图 6-17 所示,D_1 可用不等式

$$-\sqrt{2x}\leqslant y\leqslant\sqrt{2x},\quad 0\leqslant x\leqslant 2$$

表示,D_2 可用不等式

$$x-4\leqslant y\leqslant\sqrt{2x},\quad 2\leqslant x\leqslant 8$$

表示,则先对 y、后对 x 积分,由公式(6-8)得

$$\iint_D xy\mathrm{d}x\mathrm{d}y=\iint_{D_1}xy\mathrm{d}x\mathrm{d}y+\iint_{D_2}xy\mathrm{d}x\mathrm{d}y=\int_0^2\left(\int_{-\sqrt{2x}}^{\sqrt{2x}}xy\mathrm{d}y\right)\mathrm{d}x+\int_2^8\left(\int_{x-4}^{\sqrt{2x}}xy\mathrm{d}y\right)\mathrm{d}x$$

$$=\int_0^2 x\left(\frac{y^2}{2}\Big|_{-\sqrt{2x}}^{\sqrt{2x}}\right)\mathrm{d}x+\int_2^8 x\left(\frac{y^2}{2}\Big|_{x-4}^{\sqrt{2x}}\right)\mathrm{d}x$$

$$=\int_0^2 0\,\mathrm{d}x+\int_2^8\left(5x^2-\frac{1}{2}x^3-8x\right)\mathrm{d}x$$

$$=90.$$

解二 把积分区域 D 看作 Y 型区域,如图 6-18 所示,可用不等式

$$\frac{y^2}{2}\leqslant x\leqslant y+4,\quad -2\leqslant y\leqslant 4$$

表示,则先对 x、后对 y 积分,由公式(6-9)得

$$\iint_D xy\mathrm{d}x\mathrm{d}y=\int_{-2}^4\left(\int_{\frac{y^2}{2}}^{y+4}xy\mathrm{d}x\right)\mathrm{d}y=\int_{-2}^4 y\left(\frac{x^2}{2}\Big|_{\frac{y^2}{2}}^{y+4}\right)\mathrm{d}y$$

$$=\frac{1}{2}\int_{-2}^{4}\left(y^3+8y^2+16y-\frac{y^5}{4}\right)dy=90.$$

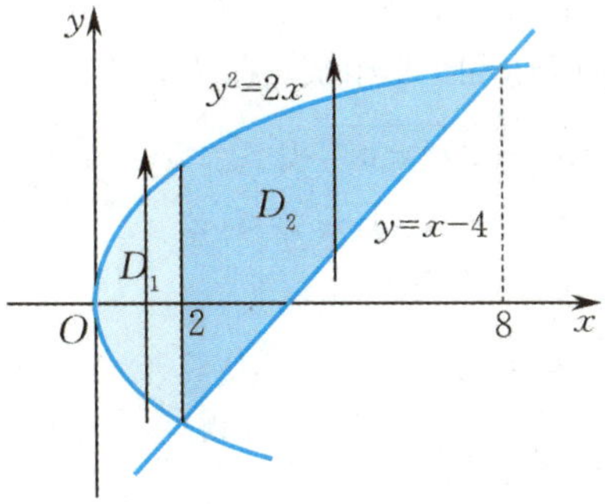

图 6-17

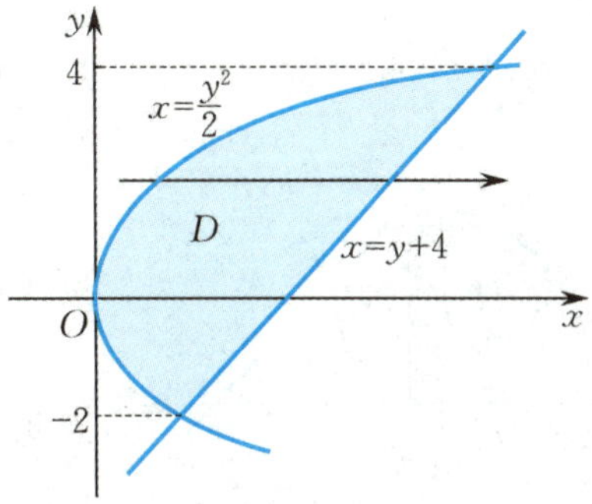

图 6-18

例 6.40 计算二重积分 $\iint\limits_D x^2e^{-y^2}dxdy$，其中 D 是由直线 $x=0,y=1,y=x$ 所围成的闭区域.

解 此题的积分区域如图 6-19 所示，既是 X 型区域，又是 Y 型区域.

若把积分区域 D 看作 Y 型区域，即可用不等式

$$0\leqslant x\leqslant y,\quad 0\leqslant y\leqslant 1$$

表示，则先对 x、后对 y 积分，由公式(6-9) 得

$$\iint\limits_D x^2e^{-y^2}dxdy=\int_0^1\left(\int_0^y x^2e^{-y^2}dx\right)dy$$

$$=\frac{1}{3}\int_0^1 y^3e^{-y^2}dy\quad(\text{分部积分法})$$

$$=\frac{1}{6}-\frac{1}{3e}.$$

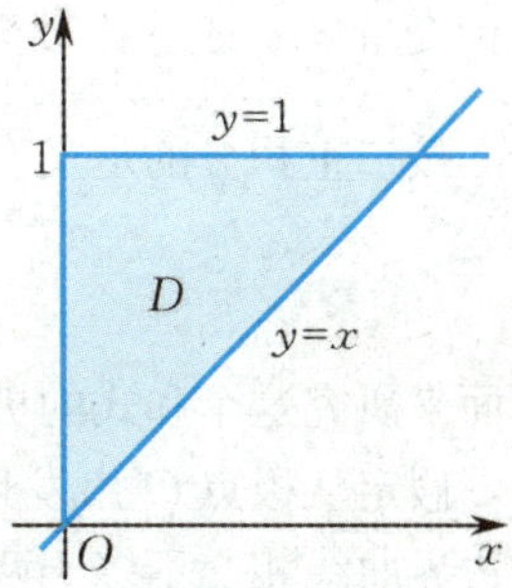

图 6-19

若把积分区域 D 看作 X 型区域，即可用不等式

$$x\leqslant y\leqslant 1,\quad 0\leqslant x\leqslant 1$$

表示，则先对 y、后对 x 积分，由公式(6-8) 得

$$\iint\limits_D x^2e^{-y^2}dxdy=\int_0^1\left(\int_x^1 x^2e^{-y^2}dy\right)dx=\int_0^1 x^2\left(\int_x^1 e^{-y^2}dy\right)dx.$$

这里，因为积分 $\int_x^1 e^{-y^2}dy$ 中被积函数的原函数不能用初等函数表达出来，所以这个二重积分无法进行简易计算，从而此题只能把积分区域看作 Y 型区域，利用公式(6-9) 进行计算.

从以上例题可知，在将二重积分转化为二次积分进行计算时，选择积分变量、适当安排积分的先后次序，将直接关系到计算的繁简，甚至决定二重积分能否计算出来的问题. 因此，读者在计算二重积分时，应特别注意选择恰当的积分次序，以及确定积分限.

例 6.41 交换二次积分$\int_0^1 dx\int_0^{\sqrt{2x-x^2}} f(x,y)dy+\int_1^2 dx\int_0^{2-x} f(x,y)dy$ 的积分次序.

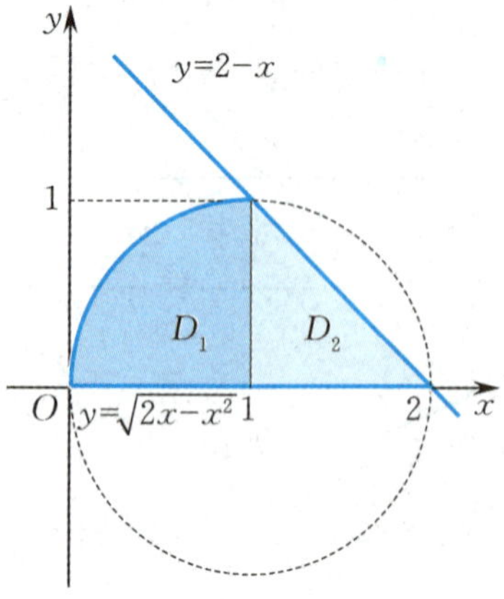

图 6-20

解 设原积分中两个二次积分的积分区域分别为 D_1，D_2，则积分区域 D 由 D_1 和 D_2 组成(见图 6-20)，其中

$$D_1:0\leqslant y\leqslant\sqrt{2x-x^2},0\leqslant x\leqslant 1,$$

$$D_2:0\leqslant y\leqslant 2-x,1\leqslant x\leqslant 2.$$

更换积分次序，则区域 D 可表示为

$$D:1-\sqrt{1-y^2}\leqslant x\leqslant 2-y,0\leqslant y\leqslant 1,$$

因此

$$\int_0^1 dx\int_0^{\sqrt{2x-x^2}} f(x,y)dy+\int_1^2 dx\int_0^{2-x} f(x,y)dy$$
$$=\int_0^1 dy\int_{1-\sqrt{1-y^2}}^{2-y} f(x,y)dx.$$

2. 利用极坐标计算二重积分

有些二重积分，积分区域 D 的边界曲线用极坐标方程来表示比较方便，且被积函数用极坐标变量 ρ,θ 表达比较简单. 这时，就可以考虑利用极坐标来计算二重积分 $\iint\limits_D f(x,y)dxdy$.

按二重积分的定义有

$$\iint\limits_D f(x,y)dxdy=\lim_{\lambda\to 0}\sum_{i=1}^n f(\xi_i,\eta_i)\Delta\sigma_i,$$

下面来研究这个和式的极限在极坐标系中的形式.

假定从极点 O 出发且穿过闭区域 D 内部的射线与 D 的边界曲线相交不多于两点. 我们用以极点为中心的一族同心圆：$\rho=$常数及从极点出发的一族射线：$\theta=$常数，把 D 分成 n 个小闭区域(见图 6-21). 除了包含边界点的一些小闭区域外，小闭区域的面积 $\Delta\sigma_i$ 可计算如下：

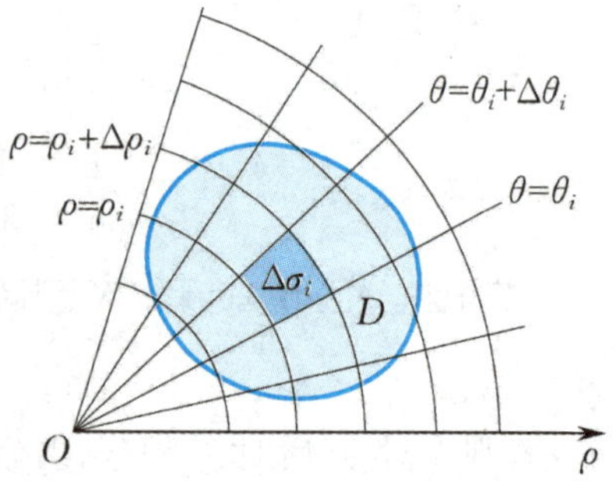

图 6-21

$$\begin{aligned}\Delta\sigma_i&=\frac{1}{2}(\rho_i+\Delta\rho_i)^2\cdot\Delta\theta_i-\frac{1}{2}\rho_i^2\cdot\Delta\theta_i\\&=\frac{1}{2}(2\rho_i+\Delta\rho_i)\Delta\rho_i\cdot\Delta\theta_i\\&=\frac{\rho_i+(\rho_i+\Delta\rho_i)}{2}\cdot\Delta\rho_i\cdot\Delta\theta_i\\&=\bar{\rho}_i\cdot\Delta\rho_i\cdot\Delta\theta_i,\end{aligned}$$

其中 $\bar{\rho}_i$ 表示相邻两圆弧的半径的平均值. 在这个小闭区域内取圆周 $\rho=\bar{\rho}_i$ 上的点$(\bar{\rho}_i,\bar{\theta}_i)$，该点的直角坐标设为$(\xi_i,\eta_i)$，则由直角坐标与极坐标之间的关系有 $\xi_i=\bar{\rho}_i\cos\bar{\theta}_i,\eta_i=\bar{\rho}_i\sin\bar{\theta}_i$.
于是

$$\lim_{\lambda\to 0}\sum_{i=1}^n f(\xi_i,\eta_i)\Delta\sigma_i=\lim_{\lambda\to 0}\sum_{i=1}^n f(\bar{\rho}_i\cos\bar{\theta}_i,\bar{\rho}_i\sin\bar{\theta}_i)\bar{\rho}_i\cdot\Delta\rho_i\cdot\Delta\theta_i,$$

即

$$\iint_D f(x,y)\mathrm{d}x\mathrm{d}y=\iint_D f(\rho\cos\theta,\rho\sin\theta)\rho\mathrm{d}\rho\mathrm{d}\theta. \tag{6-10}$$

这里我们把点(ρ,θ)看作在同一平面上的点(x,y)的极坐标表示,所以上式右端的积分区域仍然记作D.这就是二重积分的变量从直角坐标变换为极坐标的变换公式,其中$\rho\mathrm{d}\rho\mathrm{d}\theta$就是极坐标系中的面积元素.

公式(6-10)表明,要把二重积分中的变量从直角坐标变换为极坐标,只要把被积函数中的x与y分别换成$\rho\cos\theta$与$\rho\sin\theta$,并把直角坐标系中的面积元素$\mathrm{d}x\mathrm{d}y$换成极坐标系中的面积元素$\rho\mathrm{d}\rho\mathrm{d}\theta$.

极坐标系中的二重积分,同样可以化为二次积分来计算.

设积分区域D可以用不等式

$$\varphi_1(\theta)\leqslant\rho\leqslant\varphi_2(\theta),\quad \alpha\leqslant\theta\leqslant\beta$$

来表示(见图6-22),其中函数$\varphi_1(\theta)$,$\varphi_2(\theta)$在区间$[\alpha,\beta]$上连续.

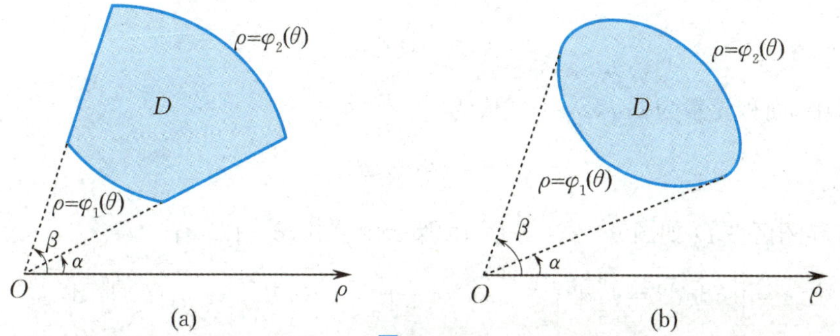

图6-22

先在区间$[\alpha,\beta]$上任意取定一个θ值.对应于这个θ值,D上的点(图6-23中这些点在线段EF上)的极径ρ从$\varphi_1(\theta)$变到$\varphi_2(\theta)$.又θ是在$[\alpha,\beta]$上任意取定的,所以θ的变化范围是区间$[\alpha,\beta]$.这样就可看出,极坐标系中的二重积分化为二次积分的公式为

$$\iint_D f(\rho\cos\theta,\rho\sin\theta)\rho\mathrm{d}\rho\mathrm{d}\theta=\int_\alpha^\beta\left[\int_{\varphi_1(\theta)}^{\varphi_2(\theta)}f(\rho\cos\theta,\rho\sin\theta)\rho\mathrm{d}\rho\right]\mathrm{d}\theta. \tag{6-11}$$

上式也可写成

$$\iint_D f(\rho\cos\theta,\rho\sin\theta)\rho\mathrm{d}\rho\mathrm{d}\theta=\int_\alpha^\beta\mathrm{d}\theta\int_{\varphi_1(\theta)}^{\varphi_2(\theta)}f(\rho\cos\theta,\rho\sin\theta)\rho\mathrm{d}\rho. \tag{6-12}$$

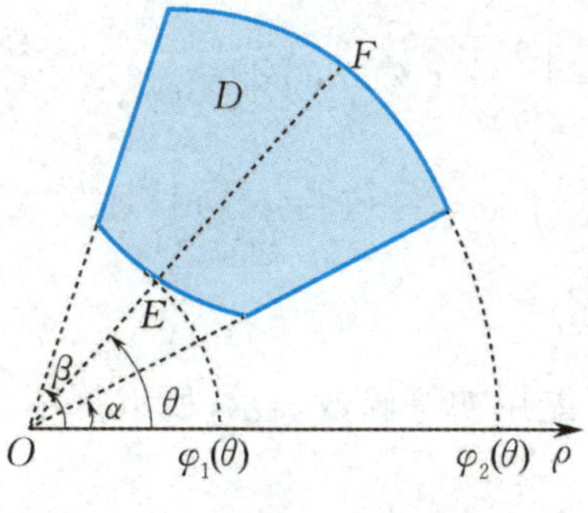

图6-23

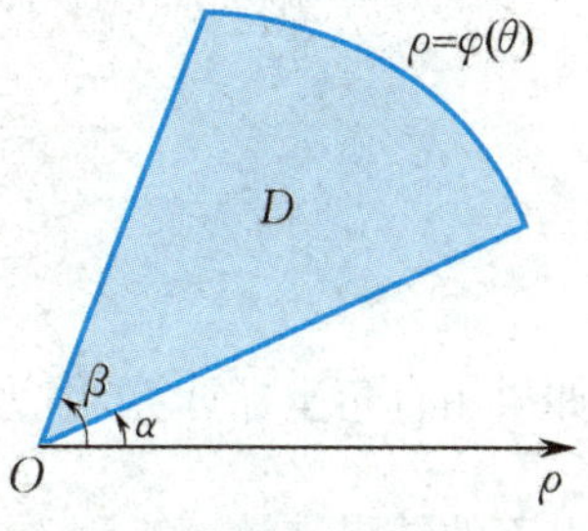

图6-24

如果积分区域D是图6-24所示的曲边扇形,那么可以把它看作图6-22(a)中当

$\varphi_1(\theta)\equiv 0,\varphi_2(\theta)=\varphi(\theta)$ 时的特例. 这时闭区域 D 可以用不等式

$$0\leqslant\rho\leqslant\varphi(\theta),\quad \alpha\leqslant\theta\leqslant\beta$$

来表示,而公式(6-12) 成为

$$\iint\limits_D f(\rho\cos\theta,\rho\sin\theta)\rho\,\mathrm{d}\rho\,\mathrm{d}\theta=\int_\alpha^\beta\mathrm{d}\theta\int_0^{\varphi(\theta)}f(\rho\cos\theta,\rho\sin\theta)\rho\,\mathrm{d}\rho.$$

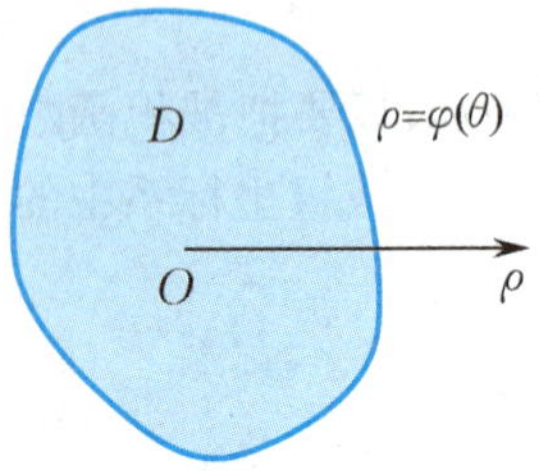

图 6-25

如果积分区域 D 如图 6-25 所示,极点在 D 的内部,那么可以把它看作图 6-24 中当 $\alpha=0$ 且 $\beta=2\pi$ 时的特例. 这时闭区域 D 可以用不等式

$$0\leqslant\rho\leqslant\varphi(\theta),\quad 0\leqslant\theta\leqslant 2\pi$$

来表示,而公式(6-12) 成为

$$\iint\limits_D f(\rho\cos\theta,\rho\sin\theta)\rho\,\mathrm{d}\rho\,\mathrm{d}\theta=\int_0^{2\pi}\mathrm{d}\theta\int_0^{\varphi(\theta)}f(\rho\cos\theta,\rho\sin\theta)\rho\,\mathrm{d}\rho.$$

由二重积分的性质 4,有界闭区域 D 的面积 σ 可以表示为

$$\sigma=\iint\limits_D\mathrm{d}x\,\mathrm{d}y.$$

在极坐标系中,面积元素为 $\rho\,\mathrm{d}\rho\,\mathrm{d}\theta$,上式成为

$$\sigma=\iint\limits_D\rho\,\mathrm{d}\rho\,\mathrm{d}\theta.$$

如果有界闭区域 D 如图 6-22(a) 所示,那么由公式(6-12) 有

$$\sigma=\iint\limits_D\rho\,\mathrm{d}\rho\,\mathrm{d}\theta=\int_\alpha^\beta\mathrm{d}\theta\int_{\varphi_1(\theta)}^{\varphi_2(\theta)}\rho\,\mathrm{d}\rho=\frac{1}{2}\int_\alpha^\beta\{[\varphi_2(\theta)]^2-[\varphi_1(\theta)]^2\}\mathrm{d}\theta.$$

特别地,如果有界闭区域 D 如图 6-24 所示,那么 $\varphi_1(\theta)=0,\varphi_2(\theta)=\varphi(\theta)$. 于是

$$\sigma=\frac{1}{2}\int_\alpha^\beta[\varphi(\theta)]^2\mathrm{d}\theta.$$

例 6.42 计算二重积分 $\iint\limits_D \mathrm{e}^{-x^2-y^2}\,\mathrm{d}x\,\mathrm{d}y$,其中 D 是由圆心在坐标原点、半径为 a 的圆周所围成的闭区域.

解 在极坐标系中,闭区域 D 可表示为

$$0\leqslant\rho\leqslant a,\quad 0\leqslant\theta\leqslant 2\pi.$$

由公式(6-10) 及(6-11) 有

$$\begin{aligned}\iint\limits_D\mathrm{e}^{-x^2-y^2}\,\mathrm{d}x\,\mathrm{d}y&=\iint\limits_D\mathrm{e}^{-\rho^2}\rho\,\mathrm{d}\rho\,\mathrm{d}\theta=\int_0^{2\pi}\left(\int_0^a\mathrm{e}^{-\rho^2}\rho\,\mathrm{d}\rho\right)\mathrm{d}\theta\\&=\int_0^{2\pi}\left(-\frac{1}{2}\mathrm{e}^{-\rho^2}\Big|_0^a\right)\mathrm{d}\theta=\frac{1}{2}(1-\mathrm{e}^{-a^2})\int_0^{2\pi}\mathrm{d}\theta\\&=\pi(1-\mathrm{e}^{-a^2}).\end{aligned}$$

此题如果用直角坐标计算,因为积分 $\int\mathrm{e}^{-x^2}\,\mathrm{d}x$ 不能用初等函数表示,所以算不出来. 现在我们利用上面的结果来计算工程上常用的反广义积分 $\int_0^{+\infty}\mathrm{e}^{-x^2}\,\mathrm{d}x$.

设

$$D_1 = \{(x,y) \mid x^2+y^2 \leqslant R^2, x \geqslant 0, y \geqslant 0\},$$
$$D_2 = \{(x,y) \mid x^2+y^2 \leqslant 2R^2, x \geqslant 0, y \geqslant 0\},$$
$$S = \{(x,y) \mid 0 \leqslant x \leqslant R, 0 \leqslant y \leqslant R\}.$$

显然$D_1 \subset S \subset D_2$(见图6-26).由于$e^{-x^2-y^2}>0$,因此这些闭区域上的二重积分之间有不等式

$$\iint\limits_{D_1} e^{-x^2-y^2}\,dx\,dy < \iint\limits_{S} e^{-x^2-y^2}\,dx\,dy < \iint\limits_{D_2} e^{-x^2-y^2}\,dx\,dy.$$

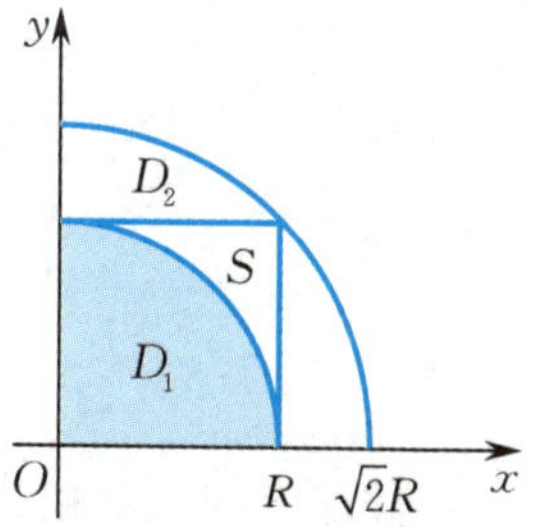

图 6-26

因为

$$\iint\limits_{S} e^{-x^2-y^2}\,dx\,dy = \int_0^R e^{-x^2}\,dx \cdot \int_0^R e^{-y^2}\,dy = \left(\int_0^R e^{-x^2}\,dx\right)^2,$$

又应用上面已得的结果有

$$\iint\limits_{D_1} e^{-x^2-y^2}\,dx\,dy = \frac{\pi}{4}(1-e^{-R^2}),$$

$$\iint\limits_{D_2} e^{-x^2-y^2}\,dx\,dy = \frac{\pi}{4}(1-e^{-2R^2}),$$

所以上面的不等式可写成

$$\frac{\pi}{4}(1-e^{-R^2}) < \left(\int_0^R e^{-x^2}\,dx\right)^2 < \frac{\pi}{4}(1-e^{-2R^2}).$$

令$R \to +\infty$,上式两边趋于同一极限$\frac{\pi}{4}$,从而

$$\int_0^{+\infty} e^{-x^2}\,dx = \frac{\sqrt{\pi}}{2}.$$

例 6.43 求球体$x^2+y^2+z^2 \leqslant 4a^2$被圆柱面$x^2+y^2=2ax\ (a>0)$所截得的(含在圆柱面内的部分)立体的体积(见图 6-27).

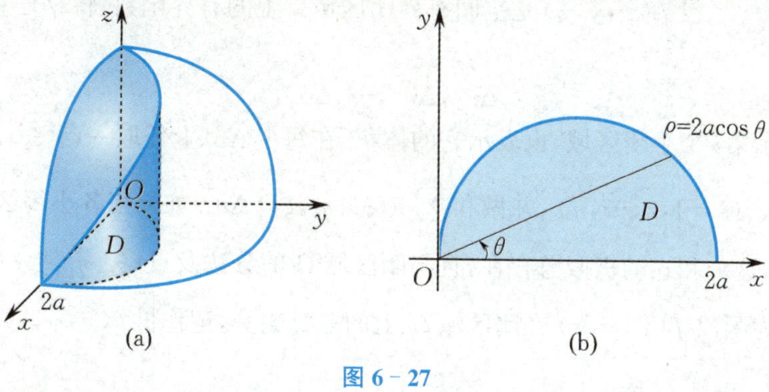

图 6-27

解 由对称性,有

$$V = 4\iint\limits_{D} \sqrt{4a^2-x^2-y^2}\,dx\,dy,$$

其中D为半圆周$y=\sqrt{2ax-x^2}$及x轴所围成的闭区域.在极坐标系中,闭区域D可用不等式

$$0 \leqslant \rho \leqslant 2a\cos\theta,\quad 0 \leqslant \theta \leqslant \frac{\pi}{2}$$

来表示. 于是

$$V=4\iint_D \sqrt{4a^2-\rho^2}\,\rho\,d\rho\,d\theta=4\int_0^{\frac{\pi}{2}}d\theta\int_0^{2a\cos\theta}\sqrt{4a^2-\rho^2}\,\rho\,d\rho$$
$$=\frac{32}{3}a^3\int_0^{\frac{\pi}{2}}(1-\sin^3\theta)\,d\theta=\frac{32}{3}a^3\left(\frac{\pi}{2}-\frac{2}{3}\right).$$

习　题　6.7

1. 计算下列二重积分：

(1) $\iint_D x\sin y\,dx\,dy$，其中闭区域 $D:1\leqslant x\leqslant 2, 0\leqslant y\leqslant \frac{\pi}{2}$；

(2) $\iint_D (x^2+y^2)\,dx\,dy$，其中闭区域 $D:x^2+y^2\leqslant 1, y\geqslant 0$.

2. 交换二次积分 $\int_0^1 dx\int_0^x f(x,y)\,dy+\int_1^2 dx\int_0^{2-x} f(x,y)\,dy$ 的积分次序.

§6.8　三 重 积 分

6.8.1　三重积分的概念

定积分及二重积分作为和式极限的概念，可以很自然地推广到三重积分.

定义 6.8　设 $f(x,y,z)$ 是空间有界闭区域 Ω 上的有界函数. 将 Ω 任意分成 n 个小闭区域

$$\Delta v_1, \Delta v_2, \cdots, \Delta v_n,$$

其中 Δv_i 既表示第 i 个小闭区域，也表示它的体积. 在每个 Δv_i 上任取一点 (ξ_i,η_i,ζ_i)，做乘积 $f(\xi_i,\eta_i,\zeta_i)\Delta v_i(i=1,2,\cdots,n)$，并做和 $\sum\limits_{i=1}^{n} f(\xi_i,\eta_i,\zeta_i)\Delta v_i$. 如果当各小闭区域直径中的最大值 $\lambda\to 0$ 时，这个和式的极限总存在，且与闭区域 Ω 的分法及点 (ξ_i,η_i,ζ_i) 的取法无关，那么称此极限值为函数 $f(x,y,z)$ 在闭区域 Ω 上的**三重积分**，记作 $\iiint_\Omega f(x,y,z)\,dv$，即

$$\iiint_\Omega f(x,y,z)\,dv=\lim_{\lambda\to 0}\sum_{i=1}^{n} f(\xi_i,\eta_i,\zeta_i)\Delta v_i, \tag{6-13}$$

其中 $f(x,y,z)$ 叫作**被积函数**，dv 叫作**体积元素**，Ω 叫作**积分区域**.

在直角坐标系中，如果用平行于坐标面的平面来划分 Ω，那么除了包含 Ω 的边界点的一些不规则小闭区域外，得到的小闭区域 Δv_i 为长方体. 设长方体小闭区域 Δv_i 的边长为 Δx_j，Δy_k 与 Δz_l，则 $\Delta v_i=\Delta x_j\Delta y_k\Delta z_l$. 因此，在直角坐标系中，有时也把体积元素 dv 记作 $dx\,dy\,dz$，而把三重积分记作

$$\iiint_{\Omega} f(x,y,z)\mathrm{d}x\mathrm{d}y\mathrm{d}z,$$

其中 $\mathrm{d}x\mathrm{d}y\mathrm{d}z$ 叫作直角坐标系中的体积元素.

当函数 $f(x,y,z)$ 在有界闭区域 Ω 上连续时，(6-13) 式右端的和式的极限必定存在，即函数 $f(x,y,z)$ 在 Ω 上的三重积分必定存在. 以后我们总假定函数 $f(x,y,z)$ 在有界闭区域 Ω 上是连续的. 三重积分的性质与前面所叙述的二重积分的性质类似，这里不再重复了.

如果 $f(x,y,z)$ 表示某物体在点 (x,y,z) 处的密度，Ω 是该物体所占有的空间闭区域，$f(x,y,z)$ 在 Ω 上连续，那么 $\sum\limits_{i=1}^{n} f(\xi_i,\eta_i,\zeta_i)\Delta v_i$ 是该物体的质量 m 的近似值，这个和式当 $\lambda\to 0$ 时的极限就是该物体的质量 m 的精确值，所以

$$m=\iiint_{\Omega} f(x,y,z)\mathrm{d}v.$$

6.8.2　三重积分的计算

计算三重积分的基本方法是将三重积分化为三次积分来计算. 下面仅介绍利用直角坐标将三重积分化为三次积分的方法，且只限于叙述方法.

假设平行于 z 轴且穿过闭区域 Ω 内部的直线与闭区域 Ω 的边界曲面 S 相交不多于两点. 把闭区域 Ω 投影到 xOy 平面上，得一平面闭区域 D_{xy}（见图 6-28). 以 D_{xy} 的边界为准线作母线平行于 z 轴的柱面. 这柱面与曲面 S 的交线从 S 中分出下、上两部分，它们的方程分别为

$$S_1: z=z_1(x,y),$$
$$S_2: z=z_2(x,y),$$

其中 $z_1(x,y)$ 与 $z_2(x,y)$ 都是 D_{xy} 上的连续函数，且 $z_1(x,y)\leqslant z_2(x,y)$. 过 D_{xy} 内任一点 (x,y) 作平行于 z 轴的直线，这直线通过曲面 S_1 穿入 Ω 内，然后通过曲面 S_2 穿出 Ω 外，穿入点与穿出点的竖坐标分别为 $z_1(x,y)$ 与 $z_2(x,y)$. 在这种情形下，积分区域 Ω 可表示为

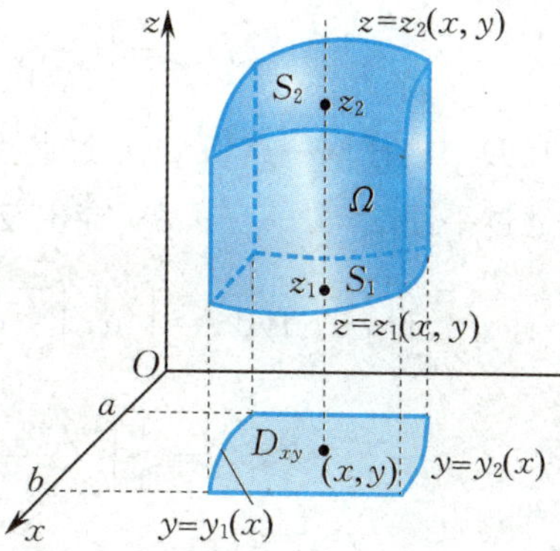

图 6-28

$$\Omega=\{(x,y,z)\mid z_1(x,y)\leqslant z\leqslant z_2(x,y),(x,y)\in D_{xy}\}.$$

先将 x,y 看作定值，将 $f(x,y,z)$ 只看作 z 的函数，在区间 $[z_1(x,y),z_2(x,y)]$ 上对 z 积分. 积分的结果是 x,y 的函数，记为 $F(x,y)$，即

$$F(x,y)=\int_{z_1(x,y)}^{z_2(x,y)} f(x,y,z)\mathrm{d}z.$$

然后计算 $F(x,y)$ 在闭区域 D_{xy} 上的二重积分

$$\iint_{D_{xy}} F(x,y)\mathrm{d}x\mathrm{d}y=\iint_{D_{xy}}\left[\int_{z_1(x,y)}^{z_2(x,y)} f(x,y,z)\mathrm{d}z\right]\mathrm{d}x\mathrm{d}y.$$

假如闭区域

$$D_{xy}=\{(x,y)\mid y_1(x)\leqslant y\leqslant y_2(x),a\leqslant x\leqslant b\},$$

把这个二重积分化为二次积分,于是得到三重积分的计算公式

$$\iiint_{\Omega} f(x,y,z)\mathrm{d}x\,\mathrm{d}y\,\mathrm{d}z=\int_a^b \mathrm{d}x\int_{y_1(x)}^{y_2(x)}\mathrm{d}y\int_{z_1(x,y)}^{z_2(x,y)} f(x,y,z)\mathrm{d}z. \qquad (6-14)$$

公式(6-14)把三重积分化为**先对 z、次对 y、最后对 x 的三次积分**.

如果平行于 x 轴或 y 轴且穿过闭区域Ω内部的直线与Ω的边界曲面S相交不多于两点,也可把闭区域Ω投影到yOz平面上或zOx平面上,这样便可把三重积分化为按其他顺序的三次积分. 如果平行于坐标轴且穿过闭区域Ω内部的直线与边界曲面S的交点多于两个,也可像处理二重积分那样,把Ω分成若干部分,使Ω上的三重积分化为各部分闭区域上的三重积分的和.

例 6.44 计算三重积分$\iiint_{\Omega} x\,\mathrm{d}x\,\mathrm{d}y\,\mathrm{d}z$,其中$\Omega$是由三个坐标平面及平面$x+2y+z=1$所围成的闭区域.

解 作出闭区域Ω的图形,如图 6-29 所示.

将Ω投影到xOy平面上,得投影区域D_{xy}为三角形闭区域OAB. 直线OA,OB及AB的方程依次为$y=0$,$x=0$及$x+2y=1$,所以

$$D_{xy}=\left\{(x,y)\,\middle|\,0\leqslant y\leqslant\frac{1-x}{2},0\leqslant x\leqslant 1\right\}.$$

在D_{xy}内任取一点(x,y),过此点作平行于z轴的直线,该直线通过平面$z=0$穿入Ω内,然后通过平面$z=1-x-2y$穿出Ω外. 于是,由公式(6-14)得

$$\iiint_{\Omega} x\,\mathrm{d}x\,\mathrm{d}y\,\mathrm{d}z=\int_0^1\mathrm{d}x\int_0^{\frac{1-x}{2}}\mathrm{d}y\int_0^{1-x-2y}x\,\mathrm{d}z=\int_0^1 x\,\mathrm{d}x\int_0^{\frac{1-x}{2}}(1-x-2y)\,\mathrm{d}y$$

$$=\frac{1}{4}\int_0^1(x-2x^2+x^3)\,\mathrm{d}x=\frac{1}{48}.$$

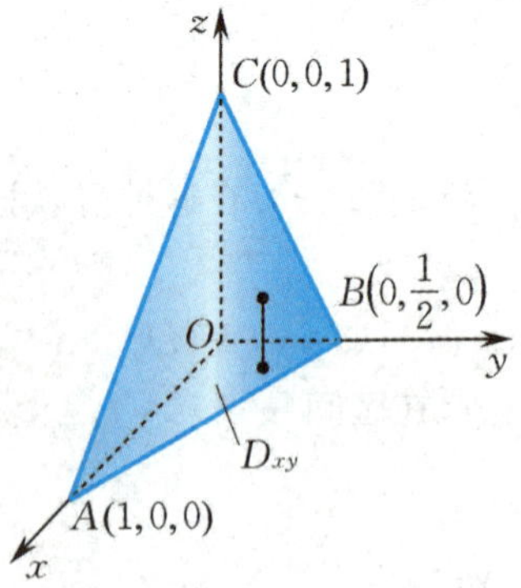

图 6-29

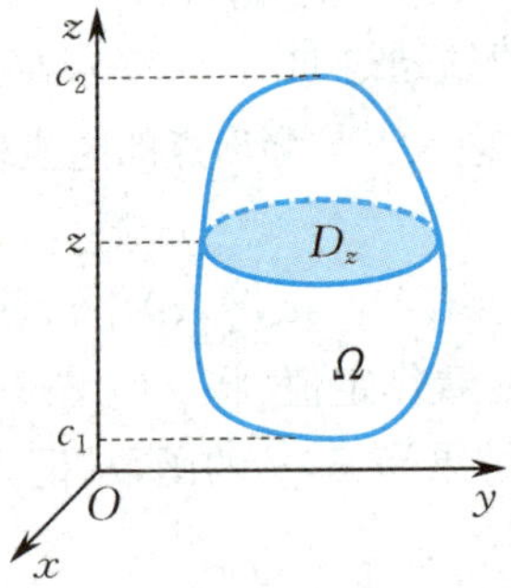

图 6-30

有时,我们计算一个三重积分也可以将它化为先计算一个二重积分,再计算一个定积分,即有下述计算公式.

设空间闭区域

$$\Omega=\{(x,y,z)\mid(x,y)\in D_z,c_1\leqslant z\leqslant c_2\},$$

其中 D_z 是竖坐标为 z 的平面截闭区域 Ω 所得到的一个平面闭区域(见图 6-30),则有

$$\iiint_{\Omega} f(x,y,z)\,dx\,dy\,dz=\int_{c_1}^{c_2} dz\iint_{D_z} f(x,y,z)\,dx\,dy. \tag{6-15}$$

例 6.45　计算三重积分 $\iiint_{\Omega} z^2\,dx\,dy\,dz$,其中 Ω 是由椭球面 $\frac{x^2}{a^2}+\frac{y^2}{b^2}+\frac{z^2}{c^2}=1$ 所围成的闭区域.

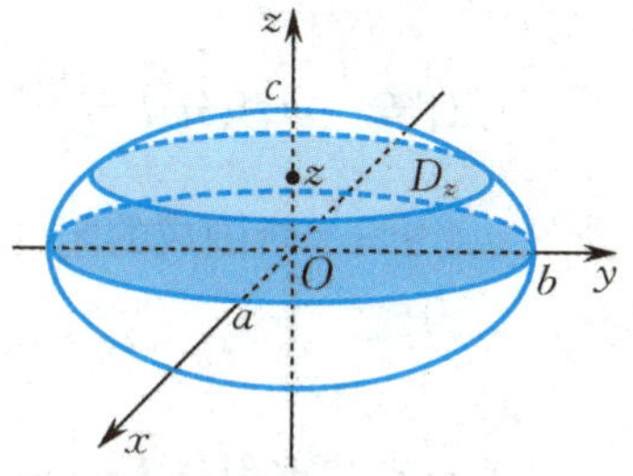

图 6-31

解　闭区域 Ω 可表示为

$$\left\{(x,y,z)\,\middle|\,\frac{x^2}{a^2}+\frac{y^2}{b^2}\leqslant 1-\frac{z^2}{c^2},-c\leqslant z\leqslant c\right\},$$

如图 6-31 所示.由公式(6-15)得

$$\iiint_{\Omega} z^2\,dx\,dy\,dz=\int_{-c}^{c} z^2\,dz\iint_{D_z} dx\,dy=\pi ab\int_{-c}^{c}\left(1-\frac{z^2}{c^2}\right)z^2\,dz=\frac{4}{15}\pi abc^3.$$

例 6.46　计算三重积分 $\iiint_{\Omega}\frac{1}{x^2+y^2}\,dx\,dy\,dz$,其中 Ω 是由平面 $x=1$,$x=2$,$z=0$,$y=x$ 与 $z=y$ 所围成的闭区域.

解　$$\iiint_{\Omega}\frac{1}{x^2+y^2}\,dx\,dy\,dz=\int_1^2 dx\int_0^x dy\int_0^y\frac{1}{x^2+y^2}\,dz=\int_1^2 dx\int_0^x\frac{y}{x^2+y^2}\,dy$$
$$=\frac{1}{2}\int_1^2\ln 2\,dx=\frac{1}{2}\ln 2.$$

例 6.47　计算三重积分 $\iiint_{\Omega}\left(\frac{x^2}{a^2}+\frac{y^2}{b^2}+\frac{z^2}{c^2}\right)dx\,dy\,dz$,其中闭区域 Ω: $\frac{x^2}{a^2}+\frac{y^2}{b^2}+\frac{z^2}{c^2}\leqslant 1$ (a,b,c 为正常数).

解　$$\iiint_{\Omega}\left(\frac{x^2}{a^2}+\frac{y^2}{b^2}+\frac{z^2}{c^2}\right)dx\,dy\,dz=\iiint_{\Omega}\frac{x^2}{a^2}\,dx\,dy\,dz+\iiint_{\Omega}\frac{y^2}{b^2}\,dx\,dy\,dz+\iiint_{\Omega}\frac{z^2}{c^2}\,dx\,dy\,dz.$$

而 $\iiint_{\Omega}\frac{x^2}{a^2}\,dx\,dy\,dz=\int_{-a}^{a}\frac{x^2}{a^2}\,dx\iint_{R_x} dy\,dz$,其中 R_x 为区域 $\frac{y^2}{b^2}+\frac{z^2}{c^2}\leqslant 1-\frac{x^2}{a^2}$,即

$$\frac{y^2}{b^2\left(1-\frac{x^2}{a^2}\right)}+\frac{z^2}{c^2\left(1-\frac{x^2}{a^2}\right)}\leqslant 1,$$

其面积为 $\pi bc\left(1-\frac{x^2}{a^2}\right)$,则

$$\iiint_{\Omega}\frac{x^2}{a^2}\,dx\,dy\,dz=\int_{-a}^{a}\frac{x^2}{a^2}\pi bc\left(1-\frac{x^2}{a^2}\right)dx=\frac{4}{15}\pi abc.$$

同理,可得 $\iiint_{\Omega}\frac{y^2}{b^2}\,dx\,dy\,dz=\iiint_{\Omega}\frac{z^2}{c^2}\,dx\,dy\,dz=\frac{4}{15}\pi abc$,则

$$\iiint_{\Omega}\left(\frac{x^2}{a^2}+\frac{y^2}{b^2}+\frac{z^2}{c^2}\right)dx\,dy\,dz=3\times\frac{4}{15}\pi abc=\frac{4}{5}\pi abc.$$

习　题　6.8

1. 计算三重积分 $I=\iiint\limits_{\Omega}(x+y+z)\mathrm{d}x\mathrm{d}y\mathrm{d}z$，其中 Ω 是由平面 $x=0,y=0,z=0$ 及平面 $x+y+z=1$ 所围成的闭区域，则 $I=$(　　).

A. $\frac{1}{4}$　　B. $\frac{1}{3}$　　C. $\frac{1}{6}$　　D. $\frac{1}{2}$

2. 计算三重积分 $I=\iiint\limits_{\Omega}z\mathrm{d}x\mathrm{d}y\mathrm{d}z$，其中 Ω 是由圆柱面 $x^2+y^2=4$ 及平面 $z=0$ 和 $z=3-x$ 所围成的闭区域，则 $I=$__________.

3. 计算三重积分 $\iiint\limits_{\Omega}y\cos(x+z)\mathrm{d}x\mathrm{d}y\mathrm{d}z$，其中 Ω 是由曲面 $y=\sqrt{x}$，平面 $y=0,z=0$ 及 $x+z=\frac{\pi}{2}$ 所围成的闭区域.

4. 化三重积分 $I=\iiint\limits_{\Omega}f(x,y,z)\mathrm{d}x\mathrm{d}y\mathrm{d}z$ 为三次积分，其中 Ω 是由双曲抛物面 $xy=z$ 及平面 $x+y-1=0,z=0$ 所围成的闭区域.

§6.9　MATLAB 实验

命令 diff 既可以用于求一元函数的导数，也可以用于求多元函数的偏导数. 用于求偏导数时，可根据需要分别采用以下几种形式：

```
diff(s,x)                             %返回符号表达式 s 关于指定变量 x 的偏导数
diff(s,y)                             %返回符号表达式 s 关于指定变量 y 的偏导数
diff(diff(s,x),x)或 diff(s,x,2)       %返回符号表达式 s 关于指定变量 x 的二阶偏导数
diff(diff(s,x),y)                     %返回符号表达式 s 关于指定变量 x,y 的二阶混合偏导数
```

实验 6.1　设函数 $z=\sin xy+\cos^2 xy$，求 $\frac{\partial z}{\partial x},\frac{\partial z}{\partial y},\frac{\partial^2 z}{\partial x^2},\frac{\partial^2 z}{\partial x\partial y}$.

输入：

```
syms x y;
z=sin(x*y)+(cos(x*y))^2;
diff(z,x)
diff(z,y)
diff(z,x,2)
diff(diff(z,x),y)
```

运行结果为

```
ans=
  y*cos(x*y)-2*y*cos(x*y)*sin(x*y)
ans=
```

```
  x*cos(x*y)-2*x*cos(x*y)*sin(x*y)
ans=
  2*y^2*sin(x*y)^2-2*y^2*cos(x*y)^2-y^2*sin(x*y)
ans=
  cos(x*y)-2*cos(x*y)*sin(x*y)-x*y*sin(x*y)-2*x*y*cos(x*y)^2+2*x*y*sin(x*y)^2
```

实验 6.2　求曲面 $z(x,y)=\dfrac{4}{x^2+y^2+1}$ 在点 $\left(\dfrac{1}{4},\dfrac{1}{2},\dfrac{64}{21}\right)$ 处的切平面方程，并把曲面和它的切平面绘制在同一坐标系内.

输入：

```
syms x y z;
F=4/(x^2+y^2+1)-z;
f=diff(F,x);
g=diff(F,y);
h=diff(F,z);
x=1/4;
y=1/2;
z=64/21;
a=eval(f);
b=eval(g);
c=eval(h);
x=-1:0.1:1;
y=-1:0.1:1;
[x,y]=meshgrid(x,y);
z1=a*(x-1/4)+b*(y-1/2)+64/21;
z2=4*(x.^2+y.^2+1).^(-1);
mesh(x,y,z1)
hold on
mesh(x,y,z2)
```

运行得到曲面与切平面的图形如图 6-32 所示.

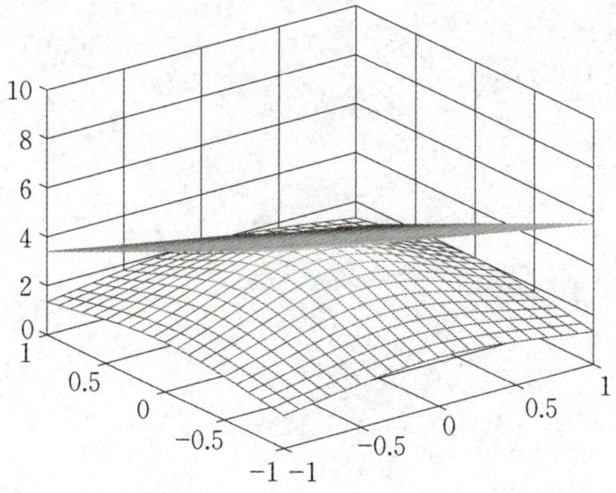

图 6-32

说明 曲面 $z=f(x,y)$ 在点 (x_0,y_0,z_0) 处的切平面方程为

$$z-z_0=f_x'(x_0,y_0)(x-x_0)+f_y'(x_0,y_0)(y-y_0).$$

实验 6.3 求函数 $f(x,y)=x^3-y^3+3x^2+3y^2-9x$ 的极值.

输入:

```
syms x y;
f=x^3-y^3+3*x^2+3*y^2-9*x;
fx=diff(f,x)
fy=diff(f,y)
```

运行结果为

```
fx=
  3*x^2+6*x-9
fy=
  -3*y^2+6*y
```

再输入:

```
x0=roots([3,6,-9])
y0=roots([-3,6,0])
```

运行结果为

```
x0=
  -3.0000
  1.0000
y0=
  0
  2
```

再输入:

```
fxx=diff(f,x,2);
fyy=diff(f,y,2);
fxy=diff(fx,y);
A=(fxy)^2-(fxx)*(fyy);
x=-3;
y=0;
a1=eval(A)
b1=eval(fxx)
c1=eval(f)
x=-3;
y=2;
a2=eval(A)
b2=eval(fxx)
c2=eval(f)
x=1;
```

```
y=0;
a3=eval(A)
b3=eval(fxx)
c3=eval(f)
x=1;
y=2;
a4=eval(A)
b4=eval(fxx)
c4=eval(f)
```

我们得到了四个驻点处的判别式函数$A(x,y)=(f''_{xy})^2-f''_{xx}f''_{yy}$、二阶导数$f''_{xx}$及函数$f$的值.归纳以后用表格形式列出(见表6-2).

表 6-2

x	y	f''_{xx}	$A(x,y)$	f
-3	0	-12	72	27
-3	2	-12	-72	31
1	0	12	-72	-5
1	2	12	72	-1

当$x=-3,y=2$时,$f''_{xx}=-12$,判别式的值为-72,因此函数有极大值31;

当$x=1,y=0$时,$f''_{xx}=12$,判别式的值为-72,因此函数有极小值-5;

当$x=-3,y=0$或$x=1,y=2$时,判别式的值为72,因此函数在这些点处不取极值.

另外,输入下面命令,把函数的等高线的图形表示出来:

```
[x,y]=meshgrid(-5:0.1:3,-3:0.1:5);
z=x.^ 3-y.^ 3+3*x.^ 2+3*y.^ 2-9*x;
contour(x,y,z,20)
```

运行结果如图6-33所示.

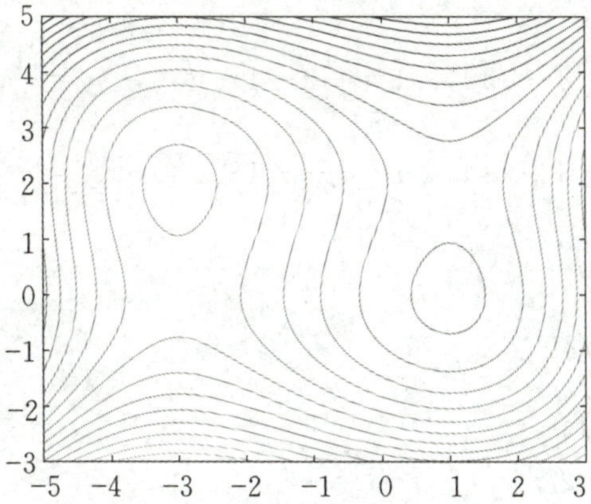

图 6-33

从图6-33可见,在两个极值点附近,函数的等高线是封闭的.在非极值点附近,等高线不封闭.这也是从图形上判断极值点的方法.

实验 6.4 求函数 $z=x^2+y^2$ 在条件 $x^2+y^2+x+y-1=0$ 下的极值.

输入:

```
syms x y r;
g=x^2+y^2;
h=x^2+y^2+x+y-1;
la=g+r*h;
lx=diff(la,x)
ly=diff(la,y)
lr=diff(la,r)
```

运行结果为

```
lx=
  2*x+r*(2*x+1)
ly=
  2*y+r*(2*y+1)
lr=
  x^2+x+y^2+y-1
```

再输入:

```
[x,y,r]=solve(2*x+r*(2*x+1),2*y+r*(2*y+1),x^2+y^2+x+y-1,x,y,r)
```

运行结果为

```
x=
  -(3^(1/2))/2-1/2
  (3^(1/2))/2-1/2
y=
  -(3^(1/2))/2-1/2
  (3^(1/2))/2-1/2
r=
  (3^(1/2))/3-1
  -(3^(1/2))/3-1
```

即有解:

$$r=\frac{1}{3}(-3-\sqrt{3}),\quad x=\frac{1}{2}(-1-\sqrt{3}),\quad y=\frac{1}{2}(-1-\sqrt{3});$$

$$r=\frac{1}{3}(-3+\sqrt{3}),\quad x=\frac{1}{2}(-1+\sqrt{3}),\quad y=\frac{1}{2}(-1+\sqrt{3}).$$

因此有两个极值可疑点.

再输入:

```
x=1/2*3^(1/2)-1/2;
y=1/2*3^(1/2)-1/2;
f1=eval(g)
x=-1/2-1/2*3^(1/2);
y=-1/2-1/2*3^(1/2);
f2=eval(g)
```

运行结果为

```
f1=
  0.267 9
f2=
  3.732 1
```

即得到两个可能是条件极值的函数值 $2+\sqrt{3}$ 和 $2-\sqrt{3}$. 但在这两个点处是否真的取得到条件极值呢？可利用等高线作图来判断.

输入：

```
[x,y]=meshgrid(-2:0.1:2,-2:0.1:2);
z=x.^2+y.^2;
contour(x,y,z,30)
hold on
ezplot('x^2+y^2+x+y-1')
```

运行结果如图 6-34 所示.

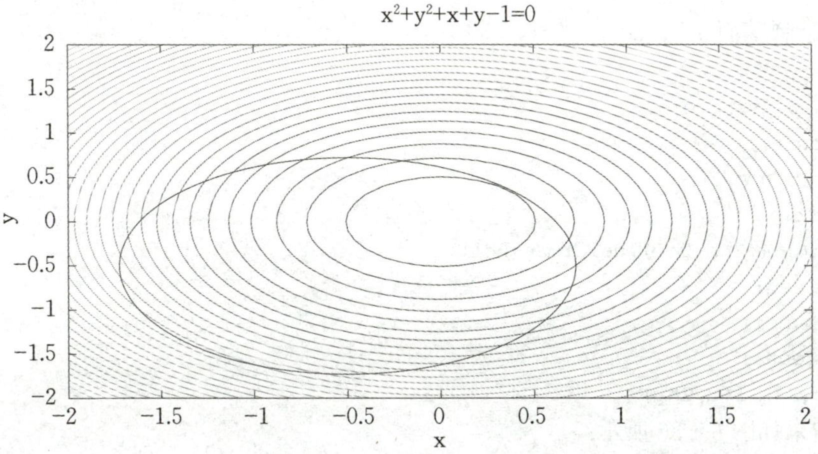

图 6-34

从图 6-34 可以看到，在极值可疑点处，函数 $z=g(x,y)$ 的等高线与曲线 $h(x,y)=0$ 相切. 函数 $z=g(x,y)$ 的等高线是一系列同心圆，由里向外，函数值在增大，在点 $\left(\frac{1}{2}(-1-\sqrt{3}),\frac{1}{2}(-1-\sqrt{3})\right)$ 的附近观察，可以得出 $z=g(x,y)$ 在此点处取条件极大值的结论. 在点 $\left(\frac{1}{2}(-1+\sqrt{3}),\frac{1}{2}(-1+\sqrt{3})\right)$ 的附近观察，可以得出 $z=g(x,y)$ 在此点处取条件极小值的结论.

说明　实验 6.4 为求函数在约束条件下的条件极值，用到了拉格朗日乘数法，读者可参阅相关参考书籍.

实验 6.5　绘制球面.

例如，绘制球面 $x^2+y^2+z^2=1$，输入：

```
sphere(30)
axis equal
shading interp
```

运行结果如图 6-35 所示.

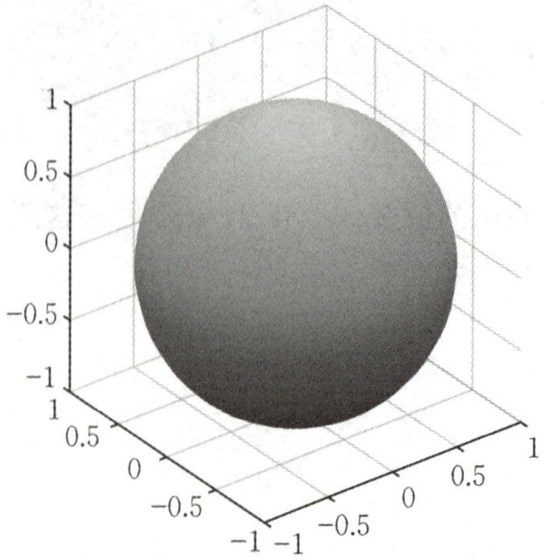

图 6-35

又如,绘制球面 $x^2+y^2+z^2=4$,输入:

```
figure (1)
[m,n,p]=sphere(50);
t=abs(p);
surf(m,n,p,t);
hold on;
mesh(2*m,2*n,2*p),colormap(hot);
hold off;
hidden off
axis equal
mesh(2*m,2*n,2*p)
```

运行结果如图 6-36 所示.

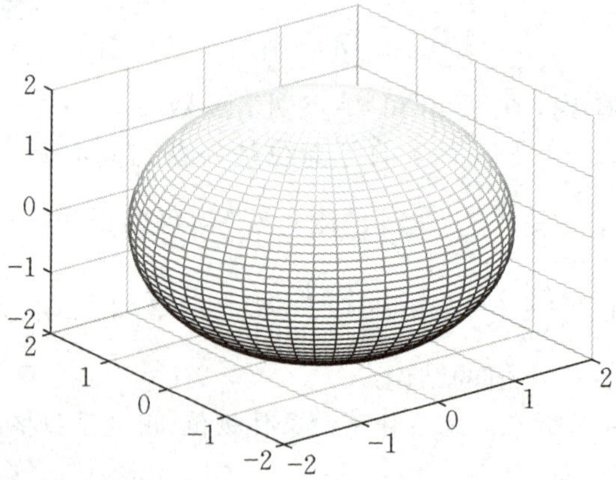

图 6-36

实验 6.6 绘制旋转抛物面 $z=x^2+y^2$.

输入:

```
[x,y]=meshgrid(-5:0.5:5);
z=x.^2+y.^2;
```

```
meshc(x,y,z);
title('旋转抛物面');
```

运行结果如图 6 - 37 所示.

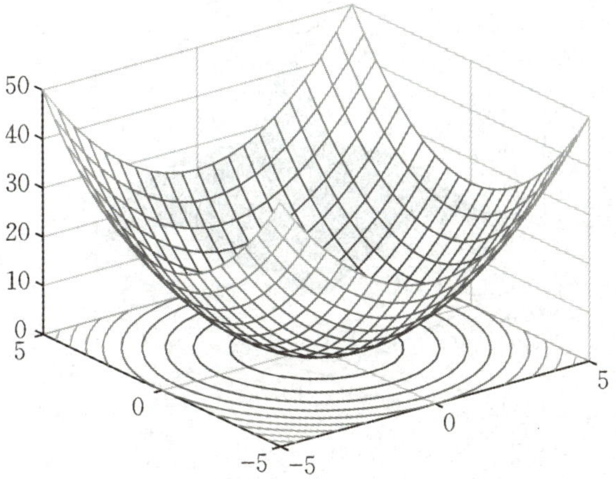

图 6 - 37

实验 6.7　绘制双曲抛物面 $z=xy$.

输入:

```
[x,y]=meshgrid(-20:0.5:20);
z=x.*y;
meshc(x,y,z);
title('双曲抛物面');
```

运行结果如图 6 - 38 所示.

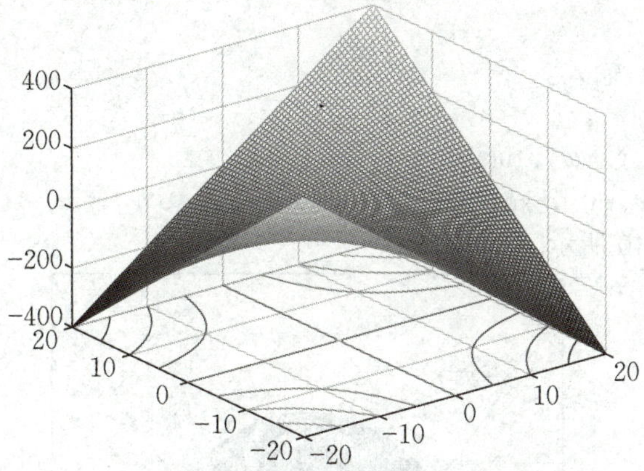

图 6 - 38

实验 6.8　绘制曲面 $z=\dfrac{\sin\sqrt{x^2+y^2}}{x^2+y^2}$.

输入:

```
[x,y]=meshgrid(-8:0.5:8);
r=sqrt(x.^2+y.^2)+eps;
```

```
z=sin(r)./r;
surf(x,y,z)
```

运行结果如图 6 - 39 所示.

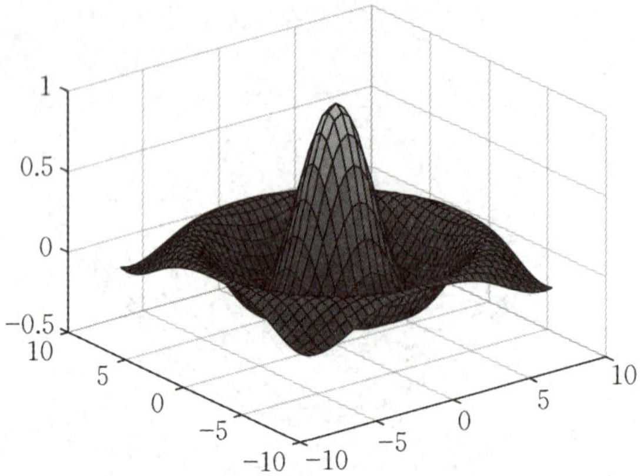

图 6 - 39

实验 6.9 计算二重积分 $I=\iint\limits_D x^2\mathrm{d}x\mathrm{d}y$，其中 D 是由曲线 $y=x^2$，$y=2-x^2$ 所围成的闭区域.

首先求两条曲线的交点，输入：

```
fplot(@(x)[x.^2,2-x.^2],[-2 2])
text([-1.4,-1.4],[2,0.05],{'\leftarrowy=x^2','\leftarrowy=2-x^2'})
A=double(solve('x^2-(2-x^2)'))
```

运行结果为

```
A=
  -1
   1
```

接着绘制积分区域，输入：

```
hold on
xn=linspace(A(1),A(2),100);
fill([xn,fliplr(xn)],[xn.^2,fliplr(2-xn.^2)],'b')
```

运行结果如图 6 - 40 所示.

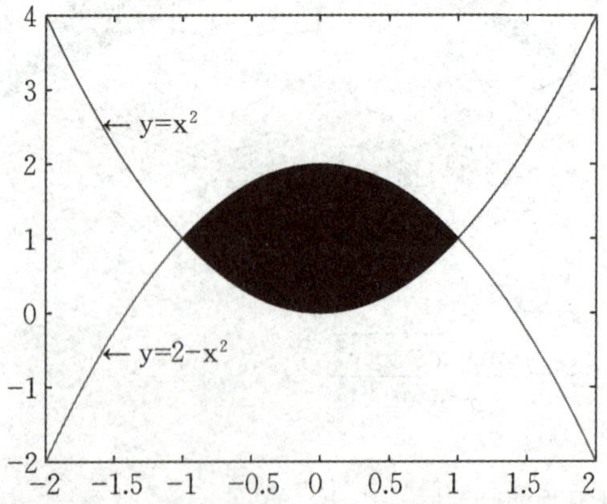

图 6 - 40

最后输入：

```
syms x y;
I=int(int(x^2,y,x^2,2-x^2),x,A(1),A(2))
```

运行结果为

```
I=
  8/15
```

实验 6.10　计算二重积分 $I=\iint\limits_{D}x^2e^{-y^2}\,dx\,dy$，其中 D 是以 (0,0)，(1,1)，(0,1) 三点为顶点的三角形闭区域.

首先绘制积分区域，输入：

```
x=[0,1,0,0];
y=[0,1,1,0];
fill(x,y,'b')
text(0.5,0.5,'\leftarrowy=x')
```

运行结果如图 6－41 所示.

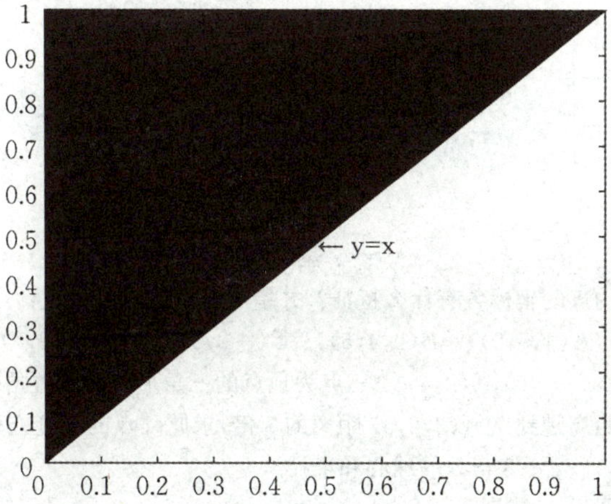

图 6－41

若先对 y 积分，则考虑到 $\int e^{-y^2}\,dy$ 不能用初等函数表示，因此在化为二次积分时需考虑积分次序. 这里应先对 x 积分，输入：

```
syms x y;
I=int(int(x^2* exp(-y^2),x,0,y),y,0,1)
```

运行结果为

```
I=
    1/6-exp(-1)/3
```

实验 6.11　计算二次积分 $I=\int_{-1}^{1}dy\int_{-2}^{2}e^{-\frac{x^2}{2}}\sin(x^2+y)\,dx$.

输入：

```
syms x y;
f=exp(-x^2/2)*sin(x^2+y);
I=int(int(f,y,-1,1),x,-2,2);
```

```
I=vpa(I)
```

运行结果为

```
I=
  1.5744981592173605227420845222 7
```

MATLAB 提供的计算二重积分的方法有符号解法和数值解法. 符号解法是使用 MATLAB 内部命令 int 计算两次定积分,其结果往往是符号,要计算积分值,必须使用命令 vpa 计算其数值. 数值解法常常利用 dblquad() 函数,但要求内外积分限都是常数,即如实验 6.11 的矩形区域上的二重积分,可输入:

```
syms x y;
f=exp(-x^2/2)*sin(x^2+y);
I_quad=dblquad(inline(f),-2,2,-1,1)
```

运行结果为

```
I_quad=
  1.5745
```

总 习 题 六

一、基础题

1. 在坐标平面和坐标轴上的点的坐标各有什么特征?并指出下列各点的位置:

$$A(4,5,0),\quad B(0,4,5),\quad C(-2,0,0),\quad D(0,3,0).$$

2. 证明:以 $A(4,1,9)$,$B(10,-1,6)$,$C(2,4,3)$ 三点为顶点的三角形是等腰直角三角形.

3. 设一动点到坐标原点的距离是到点 $A(3,2,5)$ 距离的 3 倍,求此动点的轨迹方程.

4. 求球面 $2x^2+2y^2+2z^2-5z-8=0$ 的球心和半径.

5. 说明下列方程表示什么图形:

(1) $x^2=2$;　　(2) $x^2+y^2+z^2=0$;

(3) $x^2+z^2=0$.

6. 求下列函数的定义域:

(1) $z=\sqrt{1-x^2}+\sqrt{y^2-1}$;　　(2) $u=\dfrac{1}{\sqrt{x}}+\dfrac{1}{\sqrt{y}}+\dfrac{1}{\sqrt{z}}$;

(3) $z=\dfrac{1}{\sqrt{x+y}}+\dfrac{1}{\sqrt{x-y}}$;　　(4) $z=\ln(y^2-2x+1)$.

7. 求下列极限:

(1) $\lim\limits_{\substack{x\to 0\\ y\to 0}}\dfrac{xy}{2-\sqrt{xy+4}}$;　　(2) $\lim\limits_{\substack{x\to 0\\ y\to 0}}\dfrac{\sin(x^2+xy)}{x}$.

8. 求下列函数的偏导数:

(1) $z=(1+xy)^y$;　　(2) $z=\sqrt{\ln xy}$;

(3) $u=x^{yz}$;　　(4) $z=\sin xy+\cos^2 xy$.

9. 已知函数 $z=\dfrac{y}{\sqrt{x^2+y^2}}$,求 $\mathrm{d}z$.

10. 设函数 $f(x,y,z)=\sqrt[z]{\dfrac{x}{y}}$，求 $\mathrm{d}f(1,1,1)$.

11. 设方程 $xy+\ln x+\ln y=0$，其中 x 是 y 的函数，求$\dfrac{\mathrm{d}x}{\mathrm{d}y}$.

12. 求函数 $z=\ln(1+x^2+y^2)$ 的极值.

13. 计算下列二重积分：

(1) $\iint\limits_D(x^2+y^2-y)\mathrm{d}x\mathrm{d}y$，其中 D 是由直线 $y=x$，$y=\dfrac{x}{2}$，$y=2$ 所围成的闭区域；

(2) $\iint\limits_D(x+6y)\mathrm{d}x\mathrm{d}y$，其中 D 是由直线 $y=x$，$y=5x$，$x=1$ 所围成的闭区域.

二、提高题

1. 求下列函数的定义域，并绘出定义域的图形：

(1) $z=\ln(x+y)$；　　(2) $z=\ln(xy-1)$.

2. 计算二次积分$\int_0^1\mathrm{d}x\int_{x^2}^1\dfrac{xy}{\sqrt{1+y^3}}\mathrm{d}y$.

3. 计算二次积分 $I=\int_{\frac{1}{4}}^{\frac{1}{2}}\mathrm{d}y\int_{\frac{1}{2}}^{\sqrt{y}}\mathrm{e}^{\frac{y}{x}}\mathrm{d}x+\int_{\frac{1}{2}}^{1}\mathrm{d}y\int_{y}^{\sqrt{y}}\mathrm{e}^{\frac{y}{x}}\mathrm{d}x$.

4. 设函数 $z=\dfrac{1}{x}f(xy)+yg(x+y)$，其中 f,g 具有二阶连续导数，求$\dfrac{\partial^2 z}{\partial x\partial y}$.

5. 设函数 $u=f(x,y)$ 具有二阶连续偏导数，而 $x=\dfrac{s-\sqrt{3}t}{2}$，$y=\dfrac{t+\sqrt{3}s}{2}$，验证：

$$\frac{\partial^2 u}{\partial x^2}+\frac{\partial^2 u}{\partial y^2}=\frac{\partial^2 u}{\partial s^2}+\frac{\partial^2 u}{\partial t^2}.$$

6. 讨论函数 $f(x,y)=\begin{cases}\dfrac{xy}{x^2+y^2}, & x^2+y^2\neq 0,\\ 0, & x^2+y^2=0\end{cases}$ 在点(0,0)处的极限和偏导数是否存在.

7. 讨论 $\lim\limits_{\substack{x\to 0\\ y\to 0}}\dfrac{x^2y^2}{x^2y^2+(x-y)^2}$ 是否存在.

8. 求通过点 $A(3,0,0)$ 和 $B(0,0,1)$ 且与 xOy 平面成$\dfrac{\pi}{3}$角的平面的方程.

9. 求函数 $z=x^2y(4-x-y)$ 在由直线 $y=-x+6$、x 轴、y 轴所围成的闭区域 D 上的最大值和最小值.

测　试　六

一、选择题（共 10 小题，每小题 2 分，共 20 分）

1. 点(1,2,−3)在第(　　)卦限.

A. Ⅰ　　B. Ⅲ

C. Ⅳ　　D. Ⅴ

2. 极限$\lim\limits_{\substack{x\to 0\\ y\to 0}}\dfrac{x^2y}{x^4+y^2}=$(　　).

A. 0　　B. 不存在

C. $\frac{1}{2}$　　D. 1

3. 函数 $z=f(x,y)$ 在点(x_0,y_0)处具有偏导数是它在该点处存在全微分的(　　).

A. 必要条件　　B. 充分条件

C. 充要条件　　D. 无关条件

4. 设函数 $z=\arctan\frac{x}{y}$，$x=u+v$，$y=u-v$，则$\frac{\partial z}{\partial u}+\frac{\partial z}{\partial v}=$(　　).

A. $\frac{u-v}{u^2-v^2}$　　B. $\frac{v-u}{u^2-v^2}$

C. $\frac{u-v}{u^2+v^2}$　　D. $\frac{v-u}{u^2+v^2}$

5. 在空间直角坐标系中，方程组$\begin{cases}z^2=x^2+y^2,\\ y=1\end{cases}$代表的图形为(　　).

A. 抛物线　　B. 双曲线

C. 圆　　D. 直线

6. 二重积分定义式$\iint\limits_D f(x,y)\mathrm{d}\sigma=\lim\limits_{\lambda\to 0}\sum\limits_{i=1}^{n}f(\xi_i,\eta_i)\Delta\sigma_i$ 中的λ 代表的是(　　).

A. 小闭区域的半径　　B. 小闭区域的面积

C. 小闭区域的直径　　D. 以上说法都不对

7. 设函数 $z=xy\mathrm{e}^{-xy}$，则 $z'_x(x,-x)=$(　　).

A. $-2x(1+x^2)\mathrm{e}^{x^2}$　　B. $2x(1-x^2)\mathrm{e}^{x^2}$

C. $-x(1-x^2)\mathrm{e}^{x^2}$　　D. $-x(1+x^2)\mathrm{e}^{x^2}$

8. 设函数 $f(x,y)=1-\sqrt{x^2+y^2}$，则$(0,0)$ 是 $f(x,y)$ 的(　　).

A. 极大值点但非最大值点　　B. 极大值点且是最大值点

C. 极小值点但非最小值点　　D. 极小值点且是最小值点

9. 设函数 $z=f(x,y)$ 具有二阶连续偏导数，在点 $P_0(x_0,y_0)$ 处，$f'_x(P_0)=0$，$f'_y(P_0)=0$，$f''_{xx}(P_0)=f''_{yy}(P_0)=0$，$f''_{xy}(P_0)=f''_{yx}(P_0)=2$，则(　　).

A. P_0 是函数 z 的极大值点　　B. P_0 是函数 z 的极小值点

C. P_0 不是函数 z 的极值点　　D. 条件不够，无法判定

10. 二重积分$\iint\limits_D f(x,y)\mathrm{d}x\mathrm{d}y$ 的值与(　　).

A. 函数 f 及变量 x,y 有关　　B. 区域 D 及变量 x,y 无关

C. 函数 f 及区域 D 有关　　D. 函数 f 无关，区域 D 有关

二、填空题(共 10 小题，每小题 2 分，共 20 分)

1. 点 $M(2,-1,3)$ 到 x 轴的距离为__________.

2. 极限$\lim\limits_{\substack{x\to 0\\ y\to\pi}}\frac{\sin xy}{x}=$__________.

3. 函数 $z=2x^2-3y^2-4x+6y-1$ 的驻点是__________.

4. 设函数 $f(x,y)=\frac{xy}{x+y}$，则 $f(x+y,x-y)=$__________.

5. 函数 $z=\frac{x^2+y^2}{x-1}$ 的间断点是__________.

6. 二次积分$\int_0^1 dy\int_0^y f(x,y)dx$ 交换积分次序后为___________.

7. 设函数 $z=\sin(3x-y)+y$,则$\left.\frac{\partial z}{\partial x}\right|_{\substack{x=2\\y=1}}=$ ___________.

8. 若函数 $f(x,y)=x^2+2xy+3y^2+ax+by+6$ 在点$(1,-1)$ 处取得极值,则常数 $a=$ ___________, $b=$ ___________.

9. 设闭区域 $D=\{(x,y)\mid 1\leqslant x^2+y^2\leqslant 4\}$,则$\iint\limits_D 4dxdy=$ ___________.

10. 设函数 $u=x\ln xy$,则 $\frac{\partial^2 u}{\partial x\partial y}=$ ___________.

三、计算题(共 6 小题,每小题 7 分,共 42 分)

1. 求极限 $\lim\limits_{\substack{x\to 0\\y\to 0}}\frac{1-\sqrt{x^2y+1}}{x^3y^2}\sin xy$.

2. 设函数 $z=z(x,y)$ 由方程 $yz+zx+xy=3$ 所确定,试求$\frac{\partial z}{\partial x},\frac{\partial z}{\partial y}$(其中 $x+y\neq 0$).

3. 设函数 $u=a^{x+yz}-\ln x^a\,(a>0)$,求 du.

4. 设函数 $z=xy+xF(u)$,而 $u=\frac{y}{x}$,$F(u)$ 为可导函数,计算 $x\cdot\frac{\partial z}{\partial x}+y\cdot\frac{\partial z}{\partial y}$.

5. 计算二次积分 $\int_0^1 dy\int_y^1 \sin x^2 dx$.

6. 计算二重积分$\iint\limits_D\left(1-\frac{x}{4}-\frac{y}{3}\right)dxdy$,其中 D 是由直线 $x=-2,x=2,y=-1,y=1$ 所围成的闭区域.

四、应用题(共 2 小题,每小题 9 分,共 18 分)

1. 某药厂生产甲、乙两种药品,出售单价分别为 10 元与 9 元,生产 x 单位的药品甲与生产 y 单位的药品乙的总费用(单位:元)

$$z=400+2x+3y+0.01(3x^2+xy+3y^2).$$

问:取得最大利润时,两种药品的产量各为多少?

2. 试用二重积分计算由曲线 $y=x^2$ 与 $y=4x-x^2$ 所围成的闭区域 D 的面积.

习题详解

附录Ⅰ 积 分 表

(一) 含有 $ax+b$ 的不定积分

1. $\int \frac{1}{ax+b}\mathrm{d}x = \frac{1}{a}\ln|ax+b| + C$

2. $\int (ax+b)^{\mu}\mathrm{d}x = \frac{1}{a(\mu+1)}(ax+b)^{\mu+1} + C \quad (\mu \neq -1)$

3. $\int \frac{x}{ax+b}\mathrm{d}x = \frac{1}{a^2}(ax+b-b\ln|ax+b|) + C$

4. $\int \frac{x^2}{ax+b}\mathrm{d}x = \frac{1}{a^3}\left[\frac{1}{2}(ax+b)^2 - 2b(ax+b) + b^2\ln|ax+b|\right] + C$

5. $\int \frac{1}{x(ax+b)}\mathrm{d}x = -\frac{1}{b}\ln\left|\frac{ax+b}{x}\right| + C$

6. $\int \frac{1}{x^2(ax+b)}\mathrm{d}x = -\frac{1}{bx} + \frac{a}{b^2}\ln\left|\frac{ax+b}{x}\right| + C$

7. $\int \frac{x}{(ax+b)^2}\mathrm{d}x = \frac{1}{a^2}\left(\ln|ax+b| + \frac{b}{ax+b}\right) + C$

8. $\int \frac{x^2}{(ax+b)^2}\mathrm{d}x = \frac{1}{a^3}\left(ax+b-2b\ln|ax+b| - \frac{b^2}{ax+b}\right) + C$

9. $\int \frac{1}{x(ax+b)^2}\mathrm{d}x = \frac{1}{b(ax+b)} - \frac{1}{b^2}\ln\left|\frac{ax+b}{x}\right| + C$

(二) 含有 $\sqrt{ax+b}$ 的不定积分

10. $\int \sqrt{ax+b}\,\mathrm{d}x = \frac{2}{3a}\sqrt{(ax+b)^3} + C$

11. $\int x\sqrt{ax+b}\,\mathrm{d}x = \frac{2}{15a^2}(3ax-2b)\sqrt{(ax+b)^3} + C$

12. $\int x^2\sqrt{ax+b}\,\mathrm{d}x = \frac{2}{105a^3}(15a^2x^2-12abx+8b^2)\sqrt{(ax+b)^3} + C$

13. $\int \frac{x}{\sqrt{ax+b}}\mathrm{d}x = \frac{2}{3a^2}(ax-2b)\sqrt{ax+b} + C$

14. $\int \frac{x^2}{\sqrt{ax+b}}\mathrm{d}x = \frac{2}{15a^3}(3a^2x^2-4abx+8b^2)\sqrt{ax+b} + C$

15. $\int \frac{1}{x\sqrt{ax+b}}\mathrm{d}x = \begin{cases} \frac{1}{\sqrt{b}}\ln\left|\frac{\sqrt{ax+b}-\sqrt{b}}{\sqrt{ax+b}+\sqrt{b}}\right| + C & (b>0), \\ \frac{2}{\sqrt{-b}}\arctan\sqrt{\frac{ax+b}{-b}} + C & (b<0) \end{cases}$

16. $\int \frac{1}{x^2\sqrt{ax+b}}\mathrm{d}x = -\frac{\sqrt{ax+b}}{bx} - \frac{a}{2b}\int \frac{1}{x\sqrt{ax+b}}\mathrm{d}x$

17. $\int \frac{\sqrt{ax+b}}{x}\mathrm{d}x = 2\sqrt{ax+b} + b\int \frac{1}{x\sqrt{ax+b}}\mathrm{d}x$

18. $\int \frac{\sqrt{ax+b}}{x^2}\mathrm{d}x = -\frac{\sqrt{ax+b}}{x} + \frac{a}{2}\int \frac{1}{x\sqrt{ax+b}}\mathrm{d}x$

(三) 含有 $x^2 \pm a^2$ 的不定积分

19. $\int \frac{1}{x^2+a^2}\mathrm{d}x = \frac{1}{a}\arctan\frac{x}{a} + C$

20. $\int \frac{1}{(x^2+a^2)^n}\mathrm{d}x = \frac{x}{2(n-1)a^2(x^2+a^2)^{n-1}} + \frac{2n-3}{2(n-1)a^2}\int \frac{1}{(x^2+a^2)^{n-1}}\mathrm{d}x$

21. $\int \frac{1}{x^2-a^2}\mathrm{d}x = \frac{1}{2a}\ln\left|\frac{x-a}{x+a}\right| + C$

(四) 含有 $ax^2+b(a>0)$ 的不定积分

22. $\int \frac{1}{ax^2+b}\mathrm{d}x = \begin{cases} \frac{1}{\sqrt{ab}}\arctan\sqrt{\frac{a}{b}}x + C & (b>0), \\ \frac{1}{2\sqrt{-ab}}\ln\left|\frac{\sqrt{a}x-\sqrt{-b}}{\sqrt{a}x+\sqrt{-b}}\right| + C & (b<0) \end{cases}$

23. $\int \frac{x}{ax^2+b}\mathrm{d}x = \frac{1}{2a}\ln|ax^2+b| + C$

24. $\int \frac{x^2}{ax^2+b}\mathrm{d}x = \frac{x}{a} - \frac{b}{a}\int \frac{1}{ax^2+b}\mathrm{d}x$

25. $\int \frac{1}{x(ax^2+b)}\mathrm{d}x = \frac{1}{2b}\ln\frac{x^2}{|ax^2+b|} + C$

26. $\int \frac{1}{x^2(ax^2+b)}\mathrm{d}x = -\frac{1}{bx} - \frac{a}{b}\int \frac{1}{ax^2+b}\mathrm{d}x$

27. $\int \frac{1}{x^3(ax^2+b)}\mathrm{d}x = \frac{a}{2b^2}\ln\frac{|ax^2+b|}{x^2} - \frac{1}{2bx^2} + C$

28. $\int \frac{1}{(ax^2+b)^2}\mathrm{d}x = \frac{x}{2b(ax^2+b)} + \frac{1}{2b}\int \frac{1}{ax^2+b}\mathrm{d}x$

(五) 含有 $ax^2+bx+c(a>0)$ 的不定积分

29. $\int \frac{1}{ax^2+bx+c}\mathrm{d}x = \begin{cases} \frac{2}{\sqrt{4ac-b^2}}\arctan\frac{2ax+b}{\sqrt{4ac-b^2}} + C & (b^2<4ac), \\ \frac{1}{\sqrt{b^2-4ac}}\ln\left|\frac{2ax+b-\sqrt{b^2-4ac}}{2ax+b+\sqrt{b^2-4ac}}\right| + C & (b^2>4ac) \end{cases}$

30. $\int \frac{x}{ax^2+bx+c}\mathrm{d}x = \frac{1}{2a}\ln|ax^2+bx+c| - \frac{b}{2a}\int \frac{1}{ax^2+bx+c}\mathrm{d}x$

(六) 含有$\sqrt{x^2+a^2}$ $(a>0)$的不定积分

31. $\int \frac{1}{\sqrt{x^2+a^2}}dx = \ln(x+\sqrt{x^2+a^2})+C$

32. $\int \frac{1}{\sqrt{(x^2+a^2)^3}}dx = \frac{x}{a^2\sqrt{x^2+a^2}}+C$

33. $\int \frac{x}{\sqrt{x^2+a^2}}dx = \sqrt{x^2+a^2}+C$

34. $\int \frac{x}{\sqrt{(x^2+a^2)^3}}dx = -\frac{1}{\sqrt{x^2+a^2}}+C$

35. $\int \frac{x^2}{\sqrt{x^2+a^2}}dx = \frac{x}{2}\sqrt{x^2+a^2}-\frac{a^2}{2}\ln(x+\sqrt{x^2+a^2})+C$

36. $\int \frac{x^2}{\sqrt{(x^2+a^2)^3}}dx = -\frac{x}{\sqrt{x^2+a^2}}+\ln(x+\sqrt{x^2+a^2})+C$

37. $\int \frac{1}{x\sqrt{x^2+a^2}}dx = \frac{1}{a}\ln\frac{\sqrt{x^2+a^2}-a}{|x|}+C$

38. $\int \frac{1}{x^2\sqrt{x^2+a^2}}dx = -\frac{\sqrt{x^2+a^2}}{a^2x}+C$

39. $\int \sqrt{x^2+a^2}dx = \frac{x}{2}\sqrt{x^2+a^2}+\frac{a^2}{2}\ln(x+\sqrt{x^2+a^2})+C$

40. $\int \sqrt{(x^2+a^2)^3}dx = \frac{x}{8}(2x^2+5a^2)\sqrt{x^2+a^2}+\frac{3}{8}a^4\ln(x+\sqrt{x^2+a^2})+C$

41. $\int x\sqrt{x^2+a^2}dx = \frac{1}{3}\sqrt{(x^2+a^2)^3}+C$

42. $\int x^2\sqrt{x^2+a^2}dx = \frac{x}{8}(2x^2+a^2)\sqrt{x^2+a^2}-\frac{a^4}{8}\ln(x+\sqrt{x^2+a^2})+C$

43. $\int \frac{\sqrt{x^2+a^2}}{x}dx = \sqrt{x^2+a^2}+a\ln\frac{\sqrt{x^2+a^2}-a}{|x|}+C$

44. $\int \frac{\sqrt{x^2+a^2}}{x^2}dx = -\frac{\sqrt{x^2+a^2}}{x}+\ln(x+\sqrt{x^2+a^2})+C$

(七) 含有$\sqrt{x^2-a^2}$ $(a>0)$的不定积分

45. $\int \frac{1}{\sqrt{x^2-a^2}}dx = \ln|x+\sqrt{x^2-a^2}|+C$

46. $\int \frac{1}{\sqrt{(x^2-a^2)^3}}dx = -\frac{x}{a^2\sqrt{x^2-a^2}}+C$

47. $\int \frac{x}{\sqrt{x^2-a^2}}dx = \sqrt{x^2-a^2}+C$

48. $\int \frac{x}{\sqrt{(x^2-a^2)^3}}dx = -\frac{1}{\sqrt{x^2-a^2}}+C$

49. $\int \frac{x^2}{\sqrt{x^2-a^2}}dx = \frac{x}{2}\sqrt{x^2-a^2}+\frac{a^2}{2}\ln|x+\sqrt{x^2-a^2}|+C$

50. $\int \frac{x^2}{\sqrt{(x^2-a^2)^3}}dx = -\frac{x}{\sqrt{x^2-a^2}} + \ln|x+\sqrt{x^2-a^2}| + C$

51. $\int \frac{1}{x\sqrt{x^2-a^2}}dx = \frac{1}{a}\arccos\frac{a}{|x|} + C$

52. $\int \frac{1}{x^2\sqrt{x^2-a^2}}dx = \frac{\sqrt{x^2-a^2}}{a^2x} + C$

53. $\int \sqrt{x^2-a^2}\,dx = \frac{x}{2}\sqrt{x^2-a^2} - \frac{a^2}{2}\ln|x+\sqrt{x^2-a^2}| + C$

54. $\int \sqrt{(x^2-a^2)^3}\,dx = \frac{x}{8}(2x^2-5a^2)\sqrt{x^2-a^2} + \frac{3}{8}a^4\ln|x+\sqrt{x^2-a^2}| + C$

55. $\int x\sqrt{x^2-a^2}\,dx = \frac{1}{3}\sqrt{(x^2-a^2)^3} + C$

56. $\int x^2\sqrt{x^2-a^2}\,dx = \frac{x}{8}(2x^2-a^2)\sqrt{x^2-a^2} - \frac{a^4}{8}\ln|x+\sqrt{x^2-a^2}| + C$

57. $\int \frac{\sqrt{x^2-a^2}}{x}dx = \sqrt{x^2-a^2} - a\arccos\frac{a}{|x|} + C$

58. $\int \frac{\sqrt{x^2-a^2}}{x^2}dx = -\frac{\sqrt{x^2-a^2}}{x} + \ln|x+\sqrt{x^2-a^2}| + C$

（八）含有$\sqrt{a^2-x^2}\ (a>0)$的不定积分

59. $\int \frac{1}{\sqrt{a^2-x^2}}dx = \arcsin\frac{x}{a} + C$

60. $\int \frac{1}{\sqrt{(a^2-x^2)^3}}dx = \frac{x}{a^2\sqrt{a^2-x^2}} + C$

61. $\int \frac{x}{\sqrt{a^2-x^2}}dx = -\sqrt{a^2-x^2} + C$

62. $\int \frac{x}{\sqrt{(a^2-x^2)^3}}dx = \frac{1}{\sqrt{a^2-x^2}} + C$

63. $\int \frac{x^2}{\sqrt{a^2-x^2}}dx = -\frac{x}{2}\sqrt{a^2-x^2} + \frac{a^2}{2}\arcsin\frac{x}{a} + C$

64. $\int \frac{x^2}{\sqrt{(a^2-x^2)^3}}dx = \frac{x}{\sqrt{a^2-x^2}} - \arcsin\frac{x}{a} + C$

65. $\int \frac{1}{x\sqrt{a^2-x^2}}dx = \frac{1}{a}\ln\frac{a-\sqrt{a^2-x^2}}{|x|} + C$

66. $\int \frac{1}{x^2\sqrt{a^2-x^2}}dx = -\frac{\sqrt{a^2-x^2}}{a^2x} + C$

67. $\int \sqrt{a^2-x^2}\,dx = \frac{x}{2}\sqrt{a^2-x^2} + \frac{a^2}{2}\arcsin\frac{x}{a} + C$

68. $\int \sqrt{(a^2-x^2)^3}\,dx = \frac{x}{8}(5a^2-2x^2)\sqrt{a^2-x^2} + \frac{3}{8}a^4\arcsin\frac{x}{a} + C$

69. $\int x\sqrt{a^2-x^2}\,dx = -\frac{1}{3}\sqrt{(a^2-x^2)^3} + C$

70. $\int x^2\sqrt{a^2-x^2}\,dx=\frac{x}{8}(2x^2-a^2)\sqrt{a^2-x^2}+\frac{a^4}{8}\arcsin\frac{x}{a}+C$

71. $\int\frac{\sqrt{a^2-x^2}}{x}dx=\sqrt{a^2-x^2}+a\ln\frac{a-\sqrt{a^2-x^2}}{|x|}+C$

72. $\int\frac{\sqrt{a^2-x^2}}{x^2}dx=-\frac{\sqrt{a^2-x^2}}{x}-\arcsin\frac{x}{a}+C$

(九) 含有$\sqrt{\pm ax^2+bx+c}\ (a>0)$的不定积分

73. $\int\frac{1}{\sqrt{ax^2+bx+c}}dx=\frac{1}{\sqrt{a}}\ln|2ax+b+2\sqrt{a}\sqrt{ax^2+bx+c}|+C$

74. $\int\sqrt{ax^2+bx+c}\,dx=\frac{2ax+b}{4a}\sqrt{ax^2+bx+c}$

$+\frac{4ac-b^2}{8\sqrt{a^3}}\ln|2ax+b+2\sqrt{a}\sqrt{ax^2+bx+c}|+C$

75. $\int\frac{x}{\sqrt{ax^2+bx+c}}dx=\frac{1}{a}\sqrt{ax^2+bx+c}$

$-\frac{b}{2\sqrt{a^3}}\ln|2ax+b+2\sqrt{a}\sqrt{ax^2+bx+c}|+C$

76. $\int\frac{1}{\sqrt{c+bx-ax^2}}dx=\frac{1}{\sqrt{a}}\arcsin\frac{2ax-b}{\sqrt{b^2+4ac}}+C$

77. $\int\sqrt{c+bx-ax^2}\,dx=\frac{2ax-b}{4a}\sqrt{c+bx-ax^2}+\frac{b^2+4ac}{8\sqrt{a^3}}\arcsin\frac{2ax-b}{\sqrt{b^2+4ac}}+C$

78. $\int\frac{x}{\sqrt{c+bx-ax^2}}dx=-\frac{1}{a}\sqrt{c+bx-ax^2}+\frac{b}{2\sqrt{a^3}}\arcsin\frac{2ax-b}{\sqrt{b^2+4ac}}+C$

(十) 含有$\sqrt{\pm\frac{x-a}{x-b}}$或$\sqrt{(x-a)(b-x)}$的不定积分

79. $\int\sqrt{\frac{x-a}{x-b}}dx=(x-b)\sqrt{\frac{x-a}{x-b}}+(b-a)\ln(\sqrt{|x-a|}+\sqrt{|x-b|})+C$

80. $\int\sqrt{\frac{x-a}{b-x}}dx=(x-b)\sqrt{\frac{x-a}{b-x}}+(b-a)\arcsin\sqrt{\frac{x-a}{b-a}}+C$

81. $\int\frac{1}{\sqrt{(x-a)(b-x)}}dx=2\arcsin\sqrt{\frac{x-a}{b-a}}+C\quad(a<b)$

82. $\int\sqrt{(x-a)(b-x)}\,dx=\frac{2x-a-b}{4}\sqrt{(x-a)(b-x)}+\frac{(b-a)^2}{4}\arcsin\sqrt{\frac{x-a}{b-a}}+C\quad(a<b)$

(十一) 含有三角函数的不定积分

83. $\int\sin x\,dx=-\cos x+C$

84. $\int\cos x\,dx=\sin x+C$

85. $\int\tan x\,dx=-\ln|\cos x|+C$

86. $\int \cot x\,dx = \ln|\sin x| + C$

87. $\int \sec x\,dx = \ln\left|\tan\left(\frac{\pi}{4}+\frac{x}{2}\right)\right| + C = \ln|\sec x + \tan x| + C$

88. $\int \csc x\,dx = \ln\left|\tan\frac{x}{2}\right| + C = \ln|\csc x - \cot x| + C$

89. $\int \sec^2 x\,dx = \tan x + C$

90. $\int \csc^2 x\,dx = -\cot x + C$

91. $\int \sec x \tan x\,dx = \sec x + C$

92. $\int \csc x \cot x\,dx = -\csc x + C$

93. $\int \sin^2 x\,dx = \frac{x}{2} - \frac{1}{4}\sin 2x + C$

94. $\int \cos^2 x\,dx = \frac{x}{2} + \frac{1}{4}\sin 2x + C$

95. $\int \sin^n x\,dx = -\frac{1}{n}\sin^{n-1}x\cos x + \frac{n-1}{n}\int \sin^{n-2}x\,dx$

96. $\int \cos^n x\,dx = \frac{1}{n}\cos^{n-1}x\sin x + \frac{n-1}{n}\int \cos^{n-2}x\,dx$

97. $\int \frac{1}{\sin^n x}dx = -\frac{1}{n-1}\cdot\frac{\cos x}{\sin^{n-1}x} + \frac{n-2}{n-1}\int \frac{1}{\sin^{n-2}x}dx$

98. $\int \frac{1}{\cos^n x}dx = \frac{1}{n-1}\cdot\frac{\sin x}{\cos^{n-1}x} + \frac{n-2}{n-1}\int \frac{1}{\cos^{n-2}x}dx$

99. $\int \cos^m x \sin^n x\,dx = \frac{1}{m+n}\cos^{m-1}x\sin^{n+1}x + \frac{m-1}{m+n}\int \cos^{m-2}x\sin^n x\,dx$

$$= -\frac{1}{m+n}\cos^{m+1}x\sin^{n-1}x + \frac{n-1}{m+n}\int \cos^m x\sin^{n-2}x\,dx$$

100. $\int \sin ax\cos bx\,dx = -\frac{1}{2(a+b)}\cos(a+b)x - \frac{1}{2(a-b)}\cos(a-b)x + C$

101. $\int \sin ax\sin bx\,dx = -\frac{1}{2(a+b)}\sin(a+b)x + \frac{1}{2(a-b)}\sin(a-b)x + C$

102. $\int \cos ax\cos bx\,dx = \frac{1}{2(a+b)}\sin(a+b)x + \frac{1}{2(a-b)}\sin(a-b)x + C$

103. $\int \frac{1}{a+b\sin x}dx = \frac{2}{\sqrt{a^2-b^2}}\arctan\frac{a\tan\frac{x}{2}+b}{\sqrt{a^2-b^2}} + C \quad (a^2 > b^2)$

104. $\int \frac{1}{a+b\sin x}dx = \frac{1}{\sqrt{b^2-a^2}}\ln\left|\frac{a\tan\frac{x}{2}+b-\sqrt{b^2-a^2}}{a\tan\frac{x}{2}+b+\sqrt{b^2-a^2}}\right| + C \quad (a^2 < b^2)$

105. $\int \frac{1}{a+b\cos x}dx = \frac{2}{a+b}\sqrt{\frac{a+b}{a-b}}\arctan\left(\sqrt{\frac{a-b}{a+b}}\tan\frac{x}{2}\right) + C \quad (a^2 > b^2)$

106. $\int \frac{1}{a+b\cos x}dx = \frac{1}{a+b}\sqrt{\frac{a+b}{b-a}}\ln\left|\frac{\tan\frac{x}{2}+\sqrt{\frac{a+b}{b-a}}}{\tan\frac{x}{2}-\sqrt{\frac{a+b}{b-a}}}\right| + C \quad (a^2 < b^2)$

107. $\int \frac{1}{a^2\cos^2 x + b^2\sin^2 x}\mathrm{d}x = \frac{1}{ab}\arctan\left(\frac{b}{a}\tan x\right) + C$

108. $\int \frac{1}{a^2\cos^2 x - b^2\sin^2 x}\mathrm{d}x = \frac{1}{2ab}\ln\left|\frac{b\tan x + a}{b\tan x - a}\right| + C$

109. $\int x\sin ax\,\mathrm{d}x = \frac{1}{a^2}\sin ax - \frac{1}{a}x\cos ax + C$

110. $\int x^2\sin ax\,\mathrm{d}x = -\frac{1}{a}x^2\cos ax + \frac{2}{a^2}x\sin ax + \frac{2}{a^3}\cos ax + C$

111. $\int x\cos ax\,\mathrm{d}x = \frac{1}{a^2}\cos ax + \frac{1}{a}x\sin ax + C$

112. $\int x^2\cos ax\,\mathrm{d}x = \frac{1}{a}x^2\sin ax + \frac{2}{a^2}x\cos ax - \frac{2}{a^3}\sin ax + C$

(十二) 含有反三角函数的不定积分(其中 $a > 0$)

113. $\int \arcsin\frac{x}{a}\mathrm{d}x = x\arcsin\frac{x}{a} + \sqrt{a^2 - x^2} + C$

114. $\int x\arcsin\frac{x}{a}\mathrm{d}x = \left(\frac{x^2}{2} - \frac{a^2}{4}\right)\arcsin\frac{x}{a} + \frac{x}{4}\sqrt{a^2 - x^2} + C$

115. $\int x^2\arcsin\frac{x}{a}\mathrm{d}x = \frac{x^3}{3}\arcsin\frac{x}{a} + \frac{1}{9}(x^2 + 2a^2)\sqrt{a^2 - x^2} + C$

116. $\int \arccos\frac{x}{a}\mathrm{d}x = x\arccos\frac{x}{a} - \sqrt{a^2 - x^2} + C$

117. $\int x\arccos\frac{x}{a}\mathrm{d}x = \left(\frac{x^2}{2} - \frac{a^2}{4}\right)\arccos\frac{x}{a} - \frac{x}{4}\sqrt{a^2 - x^2} + C$

118. $\int x^2\arccos\frac{x}{a}\mathrm{d}x = \frac{x^3}{3}\arccos\frac{x}{a} - \frac{1}{9}(x^2 + 2a^2)\sqrt{a^2 - x^2} + C$

119. $\int \arctan\frac{x}{a}\mathrm{d}x = x\arctan\frac{x}{a} - \frac{a}{2}\ln(a^2 + x^2) + C$

120. $\int x\arctan\frac{x}{a}\mathrm{d}x = \frac{1}{2}(a^2 + x^2)\arctan\frac{x}{a} - \frac{a}{2}x + C$

121. $\int x^2\arctan\frac{x}{a}\mathrm{d}x = \frac{x^3}{3}\arctan\frac{x}{a} - \frac{a}{6}x^2 + \frac{a^3}{6}\ln(a^2 + x^2) + C$

(十三) 含有指数函数的不定积分

122. $\int a^x\,\mathrm{d}x = \frac{1}{\ln a}a^x + C$

123. $\int \mathrm{e}^{ax}\,\mathrm{d}x = \frac{1}{a}\mathrm{e}^{ax} + C$

124. $\int x\mathrm{e}^{ax}\,\mathrm{d}x = \frac{1}{a^2}(ax - 1)\mathrm{e}^{ax} + C$

125. $\int x^n\mathrm{e}^{ax}\,\mathrm{d}x = \frac{1}{a}x^n\mathrm{e}^{ax} - \frac{n}{a}\int x^{n-1}\mathrm{e}^{ax}\,\mathrm{d}x$

126. $\int xa^x\,\mathrm{d}x = \frac{x}{\ln a}a^x - \frac{1}{(\ln a)^2}a^x + C$

127. $\int x^n a^x\,\mathrm{d}x = \frac{1}{\ln a}x^n a^x - \frac{n}{\ln a}\int x^{n-1}a^x\,\mathrm{d}x$

128. $\int e^{ax}\sin bx\,dx=\frac{1}{a^2+b^2}e^{ax}(a\sin bx-b\cos bx)+C$

129. $\int e^{ax}\cos bx\,dx=\frac{1}{a^2+b^2}e^{ax}(b\sin bx+a\cos bx)+C$

130. $\int e^{ax}\sin^n bx\,dx=\frac{1}{a^2+b^2n^2}e^{ax}(a\sin bx-nb\cos bx)\sin^{n-1}bx+\frac{n(n-1)b^2}{a^2+b^2n^2}\int e^{ax}\sin^{n-2}bx\,dx$

131. $\int e^{ax}\cos^n bx\,dx=\frac{1}{a^2+b^2n^2}e^{ax}(a\cos bx+nb\sin bx)\cos^{n-1}bx+\frac{n(n-1)b^2}{a^2+b^2n^2}\int e^{ax}\cos^{n-2}bx\,dx$

（十四）含有对数函数的不定积分

132. $\int \ln x\,dx=x\ln x-x+C$

133. $\int \frac{1}{x\ln x}dx=\ln|\ln x|+C$

134. $\int x^n\ln x\,dx=\frac{1}{n+1}x^{n+1}\left(\ln x-\frac{1}{n+1}\right)+C$

135. $\int (\ln x)^n dx=x(\ln x)^n-n\int(\ln x)^{n-1}dx$

136. $\int x^m(\ln x)^n dx=\frac{1}{m+1}x^{m+1}(\ln x)^n-\frac{n}{m+1}\int x^m(\ln x)^{n-1}dx$

（十五）含有双曲函数的不定积分

137. $\int \mathrm{sh}\,x\,dx=\mathrm{ch}\,x+C$

138. $\int \mathrm{ch}\,x\,dx=\mathrm{sh}\,x+C$

139. $\int \mathrm{th}\,x\,dx=\ln\mathrm{ch}\,x+C$

140. $\int \mathrm{sh}^2x\,dx=-\frac{x}{2}+\frac{1}{4}\mathrm{sh}\,2x+C$

141. $\int \mathrm{ch}^2x\,dx=\frac{x}{2}+\frac{1}{4}\mathrm{sh}\,2x+C$

（十六）定积分

142. $\int_{-\pi}^{\pi}\cos nx\,dx=\int_{-\pi}^{\pi}\sin nx\,dx=0$

143. $\int_{-\pi}^{\pi}\cos mx\sin nx\,dx=0$

144. $\int_{-\pi}^{\pi}\cos mx\cos nx\,dx=\begin{cases}0, & m\neq n,\\ \pi, & m=n\end{cases}$

145. $\int_{-\pi}^{\pi}\sin mx\sin nx\,dx=\begin{cases}0, & m\neq n,\\ \pi, & m=n\end{cases}$

146. $\int_{0}^{\pi}\sin mx\sin nx\,dx=\int_{0}^{\pi}\cos mx\cos nx\,dx=\begin{cases}0, & m\neq n,\\ \frac{\pi}{2}, & m=n\end{cases}$

147. $I_n=\int_0^{\frac{\pi}{2}}\sin^n x\,dx=\int_0^{\frac{\pi}{2}}\cos^n x\,dx$

$$I_n=\frac{n-1}{n}I_{n-2}$$

$$=\begin{cases}\frac{n-1}{n}\cdot\frac{n-3}{n-2}\cdot\cdots\cdot\frac{4}{5}\cdot\frac{2}{3} & (n\text{ 为大于 1 的正奇数}),I_1=1,\\ \frac{n-1}{n}\cdot\frac{n-3}{n-2}\cdot\cdots\cdot\frac{3}{4}\cdot\frac{1}{2}\cdot\frac{\pi}{2} & (n\text{ 为正偶数}),I_0=\frac{\pi}{2}\end{cases}$$

附录Ⅱ　希腊字母表

大写	小写	英文读音
Α	α	alpha
Β	β	beta
Γ	γ	gamma
Δ	δ	delta
Ε	ε	epsilon
Ζ	ζ	zeta
Η	η	eta
Θ	θ	theta
Ι	ι	iota
Κ	κ	kappa
Λ	λ	lambda
Μ	μ	mu
Ν	ν	nu
Ξ	ξ	xi
Ο	o	omicron
Π	π	pi
Ρ	ρ	rho
Σ	σ	sigma
Τ	τ	tau
Υ	υ	upsilon
Φ	φ	phi
Χ	χ	chi
Ψ	ψ	psi
Ω	ω	omega

习题参考答案

习题 1.1

1. B. **2.** A. **3.** C. **4.** D. **5.** D.
6. D. **7.** D. **8.** A. **9.** B. **10.** C.

习题 1.2

1. C. **2.** C. **3.** B. **4.** B. **5.** B.
6. C. **7.** A. **8.** B.

习题 1.3

1. A. **2.** B. **3.** B.

4. (1) $-\frac{1}{5}$； (2) $\frac{4}{\pi}$.

5. $x=1$ 为第一类间断点中的可去间断点.

6. 证：设函数 $f(x)=x2^x-1$，则 $[0,1]$ 是 $f(x)$ 的定义区间，所以 $f(x)$ 在 $[0,1]$ 上连续. 又 $f(0)=-1<0$，$f(1)=1>0$，故 $f(0)\cdot f(1)<0$. 因此，由零点定理可知，在 $(0,1)$ 内至少存在一点 ξ，使得 $f(\xi)=0$，即方程 $x2^x-1=0$ 在 $[0,1]$ 上至少有一个实根.

总习题一

一、基础题

1. (1) 不是； (2) 不是； (3) 不是； (4) 不是.

2. (1) $[-3,1]$； (2) $[-6,1)$.

3. (1) 偶函数； (2) 奇函数； (3) 非奇非偶.

4. (1) $y=\sin u$，$u=x^3$； (2) $y=\sqrt{u}$，$u=v^2$，$v=1+x$；
(3) $y=\lg u$，$u=v^2$，$v=\arctan w$，$w=e^x$；(4) $y=u^2$，$u=\sin v$，$v=\sqrt{w}$，$w=\sin t$，$t=e^x$；
(5) $y=\sqrt[3]{u}$，$u=\arccos v$，$v=\sqrt{x}$； (6) $y=\ln u$，$u=\sin v$，$v=e^x-1$.

5. (1) $\frac{1}{5}$； (2) $e+2$； (3) 2； (4) ∞；
(5) $\frac{1}{2}$； (6) 1； (7) 0； (8) ∞.

6. $k=-3$，$\lim\limits_{x\to 3}\frac{x^2-2x-3}{x-3}=4$.

7. (1) $\frac{2}{5}$； (2) $-\frac{1}{3}$； (3) 1； (4) $\frac{1}{2}$；
(5) $\frac{1}{2}$； (6) 1； (7) e^4； (8) e^{-32}；
(9) e^3； (10) $e^{-\frac{1}{\pi}}$.

8. (1) 0；　(2) 0；　(3) 0；　(4) $\frac{5}{\pi}$；

(5) 2；　(6) $\frac{5}{8}$.

9. (1) 同阶；　(2) 等价；　(3) $x^2 - x^3$ 是比 $2x - x^2$ 高阶的无穷小.

10. $\lim\limits_{x\to 0^-} f(x) = -1$, $\lim\limits_{x\to 0^+} f(x) = 0$，当 $x \to 0$ 时，$f(x)$ 的极限不存在.

11. $a = 1$.

12. (1) $x = 2$ 为第二类间断点中的无穷间断点，$x = -2$ 为第一类间断点中的可去间断点；

(2) $x = 0, x = k\pi + \frac{\pi}{2} (k \in \mathbf{Z})$ 为第一类间断点中的可去间断点，$x = k\pi (k \neq 0)$ 为第二类间断点中的无穷间断点；

(3) $x = 0$ 为第一类间断点中的可去间断点；

(4) $x = 0$ 为第一类间断点中的跳跃间断点.

13. 证：因初等函数 $f(x) = x^4 - 5x - 1$ 在 $[1,2]$ 上连续，且 $f(1) = -5 < 0, f(2) = 5 > 0$，故 $f(1) \cdot f(2) < 0$. 因此，由零点定理可知，在 $(1,2)$ 内至少存在一点 ξ，使得 $f(\xi) = 0$，即方程 $x^4 - 5x - 1 = 0$ 在 $(1,2)$ 内至少有一个根.

14. 略.　15. 略.

二、提高题

1. (1) 0；　(2) 0；　(3) e；　(4) e^{-2}；

(5) 1；　(6) 1.

2. $\alpha = 1, \beta = -1$.　3. $\ln 6$.　4. $A\ln a$.　5. $a = 1, b = 1$.

测试一

一、选择题

1. C.　2. C.　3. C.　4. D.　5. B.

6. A.　7. A.　8. D.　9. B.　10. D.

二、填空题

1. $0, g(x)$.　2. e.　3. $[-3,0) \cup (2,3]$.　4. 无关条件.　5. 3.

6. 1.　7. 3.　8. $\frac{\pi}{2}$.　9. $\frac{3}{2}$.　10. $\pi - e$.

三、计算题

1. (1) $\cos a$；　(2) $\frac{1}{2}$；　(3) $\frac{\pi}{6}$；　(4) e^3.

2. (1) $a = \ln 2$；　(2) $a = 1, b = -\frac{1}{2}$.

3. $a = 0$.

4. 证：令函数 $f(x) = (x - b) - a\sin x$，则

$$f(0) = (0 - b) - a\sin 0 = -b < 0,$$

$$f(a + b) = (a + b - b) - a\sin(a + b) = a - a\sin(a + b).$$

当 $\sin(a + b) < 1$ 时，$f(a + b) > 0$，由零点定理，至少存在一点 $\xi \in (0, a + b)$，使得 $f(\xi) = 0$，即 ξ 为原方程的根，它是正根且不大于 $a + b$；当 $\sin(a + b) = 1$ 时，$f(a + b) = 0$，则 $a + b$ 是原方程的正根，且不大于 $a + b$.

习题 2.1

1. D. 2. D. 3. C. 4. D.
5. -1. 6. $2, -1$. 7. $y = 3x + 1$. 8. -1.
9. 4.

习题 2.2

(1) $y' = -\dfrac{2}{(1+x)^2}$；
(2) $y' = -\dfrac{1}{(1+x)^2}\cos\dfrac{1}{1+x}$；
(3) $y' = \dfrac{x e^{x^2}\cos e^{x^2}}{\sqrt{\sin e^{x^2}}}$；
(4) $y' = \dfrac{1}{\sqrt{1+x^2}}$；
(5) $y' = e^{3x-\cos x}(3+\sin x) + 1 + \ln x$；
(6) $y' = 2x\arctan x - \ln x$；
(7) $y' = \sqrt{1-x^2}$；
(8) $y' = -\dfrac{e^y}{\cos y + x e^y}$；
(9) $y' = (\sin x)^{\cos^2 x}\left(\dfrac{\cos^3 x}{\sin x} - \sin 2x \ln \sin x\right)$；
(10) $y' = x^{\sin x}\left(\cos x \ln x + \dfrac{\sin x}{x}\right)$.

习题 2.3

1. $(\cos^2 x - \sin x)e^{\sin x}$.
2. $(-2)^n n!$.
3. $\sin x$.
4. $y'' = \dfrac{2}{(1+y)^3}$.
5. $y^{(n)} = a^x \ln^n a \quad (n = 1, 2, \cdots)$.

习题 2.4

1. C. 2. C. 3. C. 4. D.
5. $dy = -\sin x f'(\cos x)dx$.
6. $\dfrac{dy}{dx} = t, \dfrac{d^2y}{dx^2} = \dfrac{t^2}{1+t^2}$.
7. 切线方程为 $y = -x + \sqrt{2}$，法线方程为 $y = x$.
8. $dy = x^x(\ln x + 1)dx$.
9. 1.001.

习题 2.5

1. C. 2. B. 3. D. 4. B.
5. 有两个实根，分别在开区间(1,2)，(2,3)内.
6. (1) 1； (2) 0； (3) 1.

习题 2.6

1. D. 2. D. 3. D. 4. A. 5. B.
6. 在$(-\infty, 1)$和$(2, +\infty)$上单调增加，在(1,2)上单调减少. 极大值为$f(1) = 2$，极小值为$f(2) = 1$.
7. 极小值为$f(0) = 0$，极大值为$f(2) = 4e^{-2}$.
8. 取容器底半径为$\sqrt[3]{\dfrac{V_0}{2\pi}}$，高为$2\sqrt[3]{\dfrac{V_0}{2\pi}}$时才能使所用铁皮最少.

9. 生产 500 单位该产品才能获得最大利润，最大利润为 2 300 单位.

10. 极大值为 $f(-1)=\frac{\pi}{2}-1$，极小值为 $f(1)=1-\frac{\pi}{2}$.

因为 $f(-1)>0, f(1)<0, \lim\limits_{x\to-\infty}f(x)=-\infty, \lim\limits_{x\to+\infty}f(x)=+\infty$，且函数 $f(x)=x-2\arctan x$ 在 $(-\infty,+\infty)$ 上连续，所以方程 $x-2\arctan x=0$ 有三个实根.

总习题二

一、基础题

1. $f'(2)=\frac{1}{2\sqrt{2}},\ f'(4)=\frac{1}{4}$.

2. (1) 成立；　(2) 不成立；　(3) 成立；　(4) 成立.

3. $f'_+(0)=0, f'_-(0)=-1, f'(0)$ 不存在.

4. 连续，不可导.

5. 切线方程为 $x-\sqrt{2}y+1-\frac{\pi}{4}=0$，法线方程为 $2x+\sqrt{2}y=1+\frac{\pi}{2}$.

6. 点 $(2,4)$，切线方程为 $y=4x-4$.

7. $3t_0^2$.

8. (1) $y'=\frac{8}{3}x^{\frac{5}{3}}$；　(2) $y'=\frac{1}{8}x^{-\frac{7}{8}}$；

(3) $y'=\frac{1}{6}x^{-\frac{5}{6}}$；　(4) $y'=-\frac{1}{2}x^{-\frac{3}{2}}-\frac{1}{2}x^{-\frac{1}{2}}$；

(5) $y'=\tan x+x\sec^2 x$；　(6) $y'=\frac{1}{2\sqrt{x}}(\cot x+1)-\sqrt{x}\csc^2 x$；

(7) $y'=\ln x$；　(8) $y'=15x^2-2^x\ln 2+3e^x$；

(9) $y'=-\frac{2\csc x[(1+x^2)\cot x+2x]}{(1+x^2)^2}$；　(10) $y'=\frac{2e^x}{(1-e^x)^2}$；

(11) $y'=\frac{1-x\ln 4}{4^x}$；　(12) $y'=\frac{2x}{(x^2+1)^2}-\frac{3}{x\sqrt{1-x^2}}+\frac{3\arcsin x}{x^2}$.

9. (1) $f'\left(\frac{\pi}{2}\right)=-e^{\frac{\pi}{2}},\ f'(\pi)=-e^{\pi}$；　(2) $f'(4)=-\frac{1}{18}$；

(3) $f'(0)=\frac{3}{25},\ f'(2)=\frac{17}{15}$.

10. (1) $y'=12(3x+5)^3$；　(2) $y'=2x\sec^2 x^2$；

(3) $y'=\frac{1}{2\sqrt{x+\sqrt{x}}}\left(1+\frac{1}{2\sqrt{x}}\right)$；　(4) $y'=-\frac{1}{2}e^{-\frac{x}{2}}(\cos 3x+6\sin 3x)$；

(5) $y'=\frac{1}{(x-1)\ln(x-1)}$；　(6) $y'=\frac{3}{2\sqrt{3x}(1-3x)}$；

(7) $y'=\frac{2x+1}{(x^2+x+1)\ln a}$；　(8) $y'=\frac{e^x}{2\sqrt{1+e^x}}$；

(9) $y'=\frac{1}{x-3}\cdot\cos\ln(3-x)$；　(10) $y'=\frac{x\cot\sqrt{x^2+1}}{\sqrt{x^2+1}}$；

(11) $y'=\frac{x\ln x}{(x^2-1)\sqrt{x^2-1}}$；　(12) $y'=\frac{e^{\arctan\sqrt{x}}}{2\sqrt{x}(1+x)}$；

(13) $y'=-4\ln 2\cdot 2^{1-4x}$；　(14) $y'=1+\dfrac{2(1+2e^{3+2x})\ln(x+e^{3+2x})}{x+e^{3+2x}}$；

(15) $y'=\dfrac{\sqrt{1-x^2}-x\arcsin x}{\sqrt{(1-x^2)^3}}$；　(16) $y'=2e^x\sqrt{1-e^{2x}}$；

(17) $y'=\sec^2\dfrac{x}{2}\tan\dfrac{x}{2}+\csc^2\dfrac{x}{2}\cot\dfrac{x}{2}$；　(18) $y'=\sin 2x\cdot\sin x^2+2x\sin^2 x\cdot\cos x^2$.

11. (1) $\dfrac{dy}{dx}=2xf'(x^2)$；　(2) $\dfrac{dy}{dx}=\sin 2x[f'(\sin^2 x)-2f'(2\cos^2 x)]$.

12. (1) $\dfrac{dy}{dx}=\dfrac{-e^y}{1+xe^y}$；　(2) $\dfrac{dy}{dx}=\dfrac{y}{y-x}$；

(3) $\dfrac{dy}{dx}=\dfrac{e^{x+y}-y}{x-e^{x+y}}$；　(4) $\dfrac{dy}{dx}=\dfrac{x-y}{x+x\ln xy}$；

(5) $\dfrac{dy}{dx}=\dfrac{-(2x\sin 2x+y+xye^{xy})}{x^2e^{xy}+x\ln x}$；　(6) $\dfrac{dy}{dx}=\dfrac{x+y}{x-y}$.

13. (1) $y'=(1+x^2)^{\sin x}\left[\cos x\ln(1+x^2)+\dfrac{2x\sin x}{1+x^2}\right]$；

(2) $y'=(\ln x)^x\left(\ln\ln x+\dfrac{1}{\ln x}\right)$；

(3) $y'=\left(\dfrac{x}{1+x}\right)^x\left(\ln\dfrac{x}{1+x}+\dfrac{1}{1+x}\right)$；

(4) $y'=\dfrac{\sqrt{x+2}(3-x)^4}{(x+1)^5}\left[\dfrac{1}{2(x+2)}-\dfrac{4}{3-x}-\dfrac{5}{x+1}\right]$；

(5) $y'=\dfrac{1}{5}\sqrt[5]{\dfrac{x-5}{\sqrt[5]{x^2+2}}}\left[\dfrac{1}{x-5}-\dfrac{2x}{5(x^2+2)}\right]$；

(6) $y'=\dfrac{1}{2}\sqrt{\dfrac{x(x-5)^2}{(x^2+1)^3}}\left(\dfrac{1}{x}+\dfrac{2}{x-5}-\dfrac{6x}{x^2+1}\right)$.

14. (1) $y''=4-\dfrac{1}{x^2}$；　(2) $y''=0$；　(3) $y''=2e^{-x^2}(2x^2-1)$；

(4) $y''=e^{at}[(a^2-w^2)\sin wt+2aw\cos wt]$；　(5) $y''=x^2(12\ln x+7)$；

(6) $y''=9\ln^2 a\cdot a^{3x}$；　(7) $y''=-\dfrac{1}{(1-\cos t)^2}$.

15. (1) $y^{(n)}=e^x(x+n)$；

(2) $y^{(n)}=(-1)^{n-1}(n-1)!\ \dfrac{1}{(1+x)^n}$.

16. (1) $dy=-\dfrac{m+n}{2x\sqrt{x}}dx$；

(2) $dy=\left[(x^2-\sqrt{x})(2x+4)+(x^2+4x+1)\left(2x-\dfrac{1}{2\sqrt{x}}\right)\right]dx$；

(3) $dy=\left(\dfrac{4}{x}\ln x+1\right)dx$；　(4) $dy=\dfrac{6x^2}{(x^3+1)^2}dx$；

(5) $dy=\dfrac{2}{\sqrt{1-x^2}}dx$；　(6) $dy=-\csc x\,dx$.

17. 当 $x_0=2,\Delta x=1$ 时，$\Delta y=18, dy=11$；

当 $x_0=2,\Delta x=0.1$ 时，$\Delta y=1.161, dy=1.1$.

18. (1) 1.006 7；　(2) 0.515 1；　(3) $46°26'$；　(4) 1.043.

19. $\Delta v=-\dfrac{c}{(F+a)^2}\Delta F$.

20. (1) $-\dfrac{1}{2t}+\dfrac{3}{2}t$； (2) $\dfrac{t}{2}$； (3) 0； (4) $-\dfrac{4}{3}$.

21. $x+2y-4=0$.

22. (1) 满足，$\xi=-1$； (2) 满足，$\xi=(\ln 2)^{-1}$.

23. 证：令函数 $f(x)=\arctan x+\operatorname{arccot} x$，则 $f'(x)=\dfrac{1}{1+x^2}-\dfrac{1}{1+x^2}=0, x\in(-\infty,+\infty)$. 又 $f(x)$ 在 $(-\infty,+\infty)$ 上连续，故由拉格朗日中值定理知，对于任意的 $x_1,x_2\in(-\infty,+\infty)$，有 $f(x_1)-f(x_2)=0\cdot(x_1-x_2)=0$，即 $f(x)$ 为常数. 又 $f(0)=\arctan 0+\operatorname{arccot} 0=\dfrac{\pi}{2}$，故 $\arctan x+\operatorname{arccot} x=\dfrac{\pi}{2}, x\in(-\infty,+\infty)$.

24. (1) 证：令函数 $f(x)=\sin x$，则 $f'(x)=\cos x$，由拉格朗日中值定理得 $\sin x-\sin y=\cos\xi\cdot(x-y)$，其中 $\xi\in(x,y)$. 又 $|\cos\xi|\leqslant 1$，于是 $|\sin x-\sin y|=|\cos\xi|\cdot|x-y|\leqslant|x-y|$.

(2) 证：令函数 $f(x)=\arctan x$，则 $f'(x)=\dfrac{1}{1+x^2}$，由拉格朗日中值定理得 $\arctan x-\arctan y=\dfrac{1}{1+\xi^2}(x-y)$，其中 $\xi\in(x,y)$. 又显然 $\dfrac{1}{1+\xi^2}\leqslant 1$，于是 $|\arctan x-\arctan y|\leqslant|x-y|$.

25. (1) 1； (2) $\dfrac{1}{2}$； (3) 2； (4) -1；

(5) 1； (6) $-\dfrac{1}{8}$； (7) $\dfrac{1}{2}$； (8) 1；

(9) $-\dfrac{1}{2}$； (10) 1.

26. (1) 在 $(-\infty,-1),(3,+\infty)$ 上单调增加，在 $(-1,3)$ 内单调减少；

(2) 在 $(-\infty,0)$ 上单调增加，在 $(0,+\infty)$ 上单调减少；

(3) 在 $\left(-\dfrac{\sqrt{2}}{2},0\right),\left(0,\dfrac{\sqrt{2}}{2}\right)$ 内单调减少，在 $\left(-\infty,-\dfrac{\sqrt{2}}{2}\right),\left(\dfrac{\sqrt{2}}{2},+\infty\right)$ 上单调增加；

(4) 在 $(-\infty,+\infty)$ 上单调增加；

(5) 在 $(0,1),(1,2)$ 内单调减少，在 $(-\infty,0),(2,+\infty)$ 上单调增加.

27. 证：令函数 $f(x)=2^x-x^2$，则 $f'(x)=2^x\ln 2-2x$，$f'(5)=2^5\ln 2-2\times 5=2^4\ln 4-10=16\ln 4-10>0$. 因为 $f''(x)=2^x\ln^2 2-2=2^{x-2}\ln^2 4-2$，显然，当 $x\geqslant 5$ 时，$f''(x)>0$，所以 $f'(x)$ 在 $[5,+\infty)$ 上单调增加. 又 $f'(5)>0$，于是在 $[5,+\infty)$ 上 $f'(x)>0$，故 $f(x)$ 在 $[5,+\infty)$ 上单调增加. 又 $f(5)=2^5-5^2=7>0$，于是，在 $[5,+\infty)$ 上 $f(x)>0$，即 $f(x)=2^x-x^2>0$，故 $2^x>x^2$.

28. 证：令函数 $f(x)=1+\dfrac{x}{2}-\sqrt{1+x}$，则 $f'(x)=\dfrac{\sqrt{1+x}-1}{2\sqrt{1+x}}$，当 $x>0$ 时，$f'(x)>0$，故 $f(x)$ 在 $[0,+\infty)$ 上单调增加. 又因为 $f(0)=0$，所以 $f(x)>f(0)$，即 $1+\dfrac{x}{2}-\sqrt{1+x}>0$，故 $1+\dfrac{x}{2}>\sqrt{1+x}$.

29. (1) 极大值为 $f(0)=0$，极小值为 $f(1)=-1$；

(2) 极小值为 $f(2)=12$，没有极大值；

(3) 极大值为 $f\left(\dfrac{\pi}{4}\right)=\sqrt{2}$，极小值为 $f\left(\dfrac{5\pi}{4}\right)=-\sqrt{2}$；

(4) 极大值为 $f\left(\frac{3}{4}\right)=\frac{5}{4}$,没有极小值.

30. $a=2$,极大值为 $f\left(\frac{\pi}{3}\right)=\sqrt{3}$.

31. (1) 最大值为 8,最小值为 0; (2) 最大值为 5,最小值为 $-\frac{17}{3}$.

32. 10^{-5}.

33. 取圆柱底半径和高均为 $\sqrt[3]{\frac{3V}{5\pi}}$ 时,表面积最小.

34. 28.94(浓度单位);1.16(时间单位);图略.

35. (1) $dy=\{\sin 2x[f'(\sin^2 x)-f'(\cos^2 x)]\}dx$;

(2) $dy=\{e^{f(x)}[f'(e^x)e^x+f(e^x)f'(x)]\}dx$.

36. (1) 在$(-\infty,0)$ 上是凸的,在$(0,+\infty)$ 上是凹的,拐点为$(0,2)$;

(2) 在$(-\infty,0)$ 上是凹的,在$(0,+\infty)$ 上是凸的,拐点为$(0,0)$;

(3) 在$(-\infty,-1)$ 和$(1,+\infty)$ 上是凸的,在$(-1,1)$ 内是凹的,拐点为$(-1,\ln 2)$ 和$(1,\ln 2)$;

(4) 在$(-\infty,2)$ 上是凸的,在$(2,+\infty)$ 上是凹的,拐点为$\left(2,\frac{2}{e^2}\right)$.

37. 因为 $x^2-x-2=(x+1)(x-2)$,所以 $x=-1$ 或 2 时函数没定义,从而函数的定义域为$(-\infty,-1)\cup(-1,2)\cup(2,+\infty)$. 又因 $\lim\limits_{x\to-1}\frac{x^2}{x^2-x-2}=\infty$,$\lim\limits_{x\to2}\frac{x^2}{x^2-x-2}=\infty$,故直线 $x=-1$,$x=2$ 为所给曲线的垂直渐近线. 又因为 $\lim\limits_{x\to\infty}\frac{x^2}{x^2-x-2}=\lim\limits_{x\to\infty}\frac{1}{1-\frac{1}{x}-\frac{2}{x^2}}=1$,所以直线 $y=1$ 为所给曲线的水平渐近线.

38. 略.

39. 略.

40. 略.

二、提高题

1. $(-1)^{n-1}(n-1)!$.

2. $y=4x-3$.

3. 0.

4. $-f'(0)$.

5. 2 个.

6. $f(x)\leqslant g(x)$.

7. $f'(a)>0$.

8. $a=-1,b=-\frac{1}{2},k=-\frac{1}{3}$.

测试二

一、选择题

1. C. **2.** D. **3.** A. **4.** A. **5.** C.

6. C. **7.** C. **8.** D. **9.** A. **10.** D.

二、填空题

1. 1.

2. 10,$y=10x-18$.

3. $-\frac{1}{2}$.

4. 24.

5. $\frac{1}{x\ln x}dx$.

6. $e^x-\sin x$.

7. $x=\pm1$,$(0,1)$.

8. 1.

三、计算题

1. $20(4x+1)^4$.

2. $9(\ln a)^2 a^{3x}-4\sin 2x$.

3. $\dfrac{2xy+e^x}{e^y-x^2}$.

4. $\left(\dfrac{x}{\sqrt{x^2+1}}+\dfrac{4}{\sqrt{1-16x^2}}\right)dx$.

5. 0.

6. 1.

四、应用题

1. 在$\left(-\infty,\dfrac{5}{3}\right)$上是凸的,在$\left(\dfrac{5}{3},+\infty\right)$上是凹的,拐点为$\left(\dfrac{5}{3},\dfrac{20}{27}\right)$.

2. 当 $x=\dfrac{x_0}{2}$ 时,v 达到最大值 $\dfrac{kx_0^2}{4}$.

习题 3.1

1. D.
2. A.
3. B.
4. B.
5. B.
6. $3^x\cos x$.
7. $\operatorname{arccot} x+C$.
8. $\arctan x+\dfrac{\pi}{4}$.
9. (1) $\dfrac{1}{3}x^3+3x+C$;　(2) $\dfrac{2}{7}x^{\frac{7}{2}}+C$;

(3) $e^x+\ln|x|+\dfrac{2}{x}+C$;　(4) $\dfrac{1}{3}x^3+\dfrac{3}{2}x^2+9x+C$.

习题 3.2

1. A.
2. B.
3. B.
4. A.
5. C.
6. (1) $\dfrac{1}{3}\sin 3x+C$;　(2) $-\dfrac{1}{2}e^{-2x}+C$;

(3) $\dfrac{3}{2}\ln(1+x^2)+C$;　(4) $-\dfrac{(1-2x)^{21}}{42}+C$;

(5) $\dfrac{1}{2}e^{2\arctan x}+C$;　(6) $-\dfrac{2}{3}(1-\ln x)^{\frac{3}{2}}+C$.

习题 3.3

1. 相同点是第一步都是凑微分.不同点是第一类换元法经过凑微分后,一般情况下可直接应用不定积分的基本积分公式求出其原函数;而分部积分法经过凑微分后,一般情况下还要进行运算,经过一系列的运算后才能应用不定积分的基本积分公式求出其原函数.
2. A.
3. A.
4. B.
5. C.
6. (1) $-\dfrac{1}{3}x\cos 3x+\dfrac{1}{9}\sin 3x+C$;　(2) $\dfrac{1}{2}x^2\ln x+x\ln x-\dfrac{1}{4}x^2-x+C$;

(3) $x\arctan x-\dfrac{1}{2}\ln(1+x^2)+C$.

习题 3.4

(1) $\dfrac{1}{2}(\ln|x-3|+\ln|x+1|)+C$;　(2) $\ln|x|-\dfrac{1}{2}\ln(x^2+1)+C$;

(3) $\dfrac{1}{3}\ln|x-1|-\dfrac{1}{6}\ln(x^2+x+1)+\dfrac{1}{\sqrt{3}}\arctan\dfrac{2x+1}{\sqrt{3}}+C$;

(4) $\ln\left|\dfrac{(x-1)(x-3)}{(x-2)^2}\right|+C$;　　(5) $\ln|x^2-1|-\dfrac{2}{x-1}+C$;

(6) $\dfrac{1}{4}x^4+\dfrac{1}{2}x^2+\dfrac{1}{2}\ln|x^2-1|+C$.

习题 3.5

(1) $\dfrac{1}{2}\ln|2x+\sqrt{4x^2-9}|+C$;　　(2) $\dfrac{1}{2}\arctan\dfrac{x+1}{2}+C$;

(3) $\dfrac{\cos^5 x\sin x}{6}+\dfrac{5\cos^3 x\sin x}{24}+\dfrac{5}{32}(2x+\sin 2x)+C$.

总习题三

一、基础题

1. (1) $\dfrac{7}{2}x^2+3\ln|x|-\dfrac{1}{x}+C$;　　(2) $\dfrac{1}{1+\ln 3}3^x e^x+C$;

(3) $\dfrac{4}{5}x^{\frac{5}{4}}-\dfrac{24}{17}x^{\frac{17}{12}}+\dfrac{4}{3}x^{\frac{3}{4}}+C$;　　(4) $\dfrac{4^x}{\ln 2}+C$;

(5) $2\arcsin x+3\arctan x+C$;　　(6) $\tan x-x+C$;

(7) $\dfrac{1}{2}\tan x+C$;　　(8) $-\tan x-\cot x+C$.

2. (1) $\dfrac{1}{5}e^{5x}+C$;　　(2) $\dfrac{1}{3}(1+2x)^{\frac{3}{2}}+C$;

(3) $-\dfrac{3}{2}(x^2+1)^{-1}+C$;　　(4) $-\cos e^x+C$;

(5) $\sin x-\dfrac{1}{3}\sin^3 x+C$;　　(6) $\ln|2+\sin x|+C$;

(7) $\arctan e^x+C$;　　(8) $\ln|\ln\ln x|+C$;

(9) $\dfrac{1}{3}(\arctan x)^3+C$;　　(10) $\dfrac{1}{2}\ln^2\tan x+C$;

(11) $\ln\left|\arcsin\dfrac{x}{2}\right|+C$;　　(12) $-\dfrac{1}{22}\sin 11x+\dfrac{1}{2}\sin x+C$;

(13) $\dfrac{1}{3}\sin\dfrac{3}{2}x+\sin\dfrac{x}{2}+C$;　　(14) $\dfrac{1}{4}\ln\left|\dfrac{2+x}{2-x}\right|+C$;

(15) $\sqrt{2x}-\ln(1+\sqrt{2x})+C$;　　(16) $\dfrac{1}{4}\arcsin 2x+\dfrac{x}{2}\sqrt{1-4x^2}+C$;

(17) $\arcsin(2x-1)+C$;　　(18) $2\arcsin\dfrac{x+1}{2}+\dfrac{x+1}{2}\sqrt{3-2x-x^2}+C$;

(19) $\dfrac{1}{2}\arctan\dfrac{x+1}{2}+C$;　　(20) $\ln(e^x+e^{-x})+C$.

3. (1) $\dfrac{1}{3}x^3\ln x-\dfrac{1}{9}x^3+C$;　　(2) $x\log_a x-\dfrac{x}{\ln a}+C$;

(3) $x\arccos\dfrac{x}{2}-\sqrt{4-x^2}+C$;　　(4) $\dfrac{1}{2}xe^{2x}-\dfrac{1}{4}e^{2x}+C$;

(5) $x\ln(x^2+1)-2x+2\arctan x+C$;　　(6) $\left(\dfrac{3}{13}\sin 3x+\dfrac{2}{13}\cos 3x\right)e^{2x}+C$;

(7) $x\ln^2 x-2x(\ln x-1)+C$;　　(8) $2e^{\sqrt{x+1}}(\sqrt{1+x}-1)+C$;

(9) $\tan x\ln\cos x+\tan x-x+C$;

(10) $\left(-\dfrac{3}{10}\cos 3x-\dfrac{1}{10}\sin 3x\right)e^{-x}+C$;

(11) $2\sqrt{x}\ln x-4\sqrt{x}+C$;

(12) $-\dfrac{1}{2}x^4\cos x^2+x^2\sin x^2+\cos x^2+C$;

(13) $\dfrac{1}{2}x^2e^{x^2}+C$;

(14) $\dfrac{e^x}{x+1}+C$;

(15) $\dfrac{1}{2}\arcsin x+\dfrac{1}{2}x\sqrt{1-x^2}+C$;

(16) $-\dfrac{1}{2}(x^2+5x+6)\cos 2x+\dfrac{1}{4}(2x+5)\sin 2x+\dfrac{1}{4}\cos 2x+C$.

4. (1) $\arctan(x+1)+C$;

(2) $2\ln|x^2+x+1|+C$;

(3) $\ln|x|-\dfrac{1}{2}\ln(x^2+1)+C$;

(4) $\ln\left|\dfrac{x+1}{x+2}\right|+\dfrac{1}{x+2}+C$;

(5) $\dfrac{1}{3}x^3-\dfrac{3}{2}x^2+9x-27\ln|x+3|+C$;

(6) $\dfrac{1}{4}\ln(1+x^2)-\dfrac{1}{2}\ln|1+x|+\dfrac{1}{2}\arctan x+C$.

5. (1) $\dfrac{1}{3}\ln|3x+\sqrt{9x^2+25}|+C$;

(2) $\dfrac{1}{5}\sin x\cos^4 x+\dfrac{4}{15}\sin x\cos^2 x+\dfrac{8}{15}\sin x+C$;

(3) $-\dfrac{1}{5}e^{-x}(2\cos 2x+\sin 2x)+C$;

(4) $-\dfrac{2}{x}-5\ln\left|\dfrac{1-x}{x}\right|+C$;

(5) $\dfrac{1}{10}\cos 5x-\dfrac{1}{18}\cos 9x+C$;

(6) $\dfrac{1}{27}e^{3x}(9x^2-6x+2)+C$.

6. 略.

二、提高题

1. (1) $\dfrac{1}{3}(1+2\arctan x)^{\frac{3}{2}}+C$;

(2) $-2(\sin x)^{-\frac{1}{2}}+C$;

(3) $-\dfrac{1}{\arcsin x}+C$;

(4) $\dfrac{1}{202}(1+x^2)^{101}+C$.

2. (1) $\dfrac{2}{3}[(x^2+x)e^x]^{\frac{3}{2}}+C$;

(2) $\dfrac{2}{5}(x\ln x)^{\frac{5}{2}}+C$;

(3) $e^{e^x\cos x}+C$;

(4) $-\dfrac{1}{2}\left(\arctan\dfrac{1}{x}\right)^2+C$;

(5) $\dfrac{2}{3}[\ln(x+\sqrt{1+x^2})+5]^{\frac{3}{2}}+C$;

(6) $\dfrac{2}{b^2-a^2}\sqrt{a^2\cos^2 x+b^2\sin^2 x}+C$.

3. (1) $-\dfrac{1}{2\sqrt{2}}\ln\left|\dfrac{\sqrt{2}+\sqrt{1-x^2}}{\sqrt{2}-\sqrt{1-x^2}}\right|+C$;

(2) $-\dfrac{1}{x}+\dfrac{\sqrt{1-x^2}}{x}+\arcsin x+C$;

(3) $-\dfrac{1}{14}\ln|2+x^7|+\dfrac{1}{2}\ln|x|+C$;

(4) $\dfrac{2}{3}\cdot\dfrac{2x+1}{\sqrt{1+x+x^2}}+C$;

(5) $\dfrac{2}{\sqrt{3}\ln 2}\arctan\dfrac{2^{x+1}+1}{\sqrt{3}}+C$;

(6) $x-3\ln(1+e^{\frac{x}{6}})-\dfrac{3}{2}\ln(1+e^{\frac{x}{3}})-3\arctan e^{\frac{x}{6}}+C$.

4. (1) $-\dfrac{x}{2\sin^2 x}-\dfrac{1}{2}\cot x+C$;

(2) $\dfrac{1}{2}(x^3+2x+5)\sin 2x+\dfrac{1}{4}(3x^2+2)\cos 2x-\dfrac{3}{4}x\sin 2x-\dfrac{3}{8}\cos 2x+C$.

5. (1) $\dfrac{1}{4}x^4+\dfrac{1}{4}\ln(1+x^4)-\ln(x^4+2)+C$;

(2) $\dfrac{1}{n}(x^n-\ln|x^n+1|)+C$;

(3) $-2\cos\dfrac{x}{2}+2\sin\dfrac{x}{2}+C$;

(4) $x\tan\dfrac{x}{2}+C$;

(5) $\frac{x}{\sqrt{1-x^2}}\arccos x-\frac{1}{2}\ln|1-x^2|+C$.

测试三

一、选择题

1. D. **2.** A. **3.** C. **4.** D. **5.** D.

6. B. **7.** D. **8.** B. **9.** D. **10.** A.

二、填空题

1. $(x+1)e^x$. **2.** $e^{-x}+C$. **3.** $\sec^2\frac{x}{2}$. **4.** $\frac{1}{x}+C$. **5.** $\frac{1}{2}[f(x)]^2+C$.

6. $\frac{1}{2}\sin^2 x+C$. **7.** $\frac{1}{x}+C$. **8.** $2x(1+x)e^{2x}$. **9.** $\frac{1}{2}[(1+x^2)\ln(1+x^2)-x^2]+C$.

10. $\frac{2}{\sqrt{1-4x^2}}$.

三、计算题

(1) $\frac{1}{2}\sin x+\frac{1}{2}x+C$; (2) $\frac{2^x e^x}{1+\ln 2}+C$;

(3) $-\frac{1}{3}\cos^3 x+C$; (4) $\sin e^x+C$;

(5) $2\sqrt{x-1}-4\ln(2+\sqrt{x-1})+C$; (6) $-\frac{4}{11}(2-x)^{11}+\frac{(2-x)^{12}}{3}-\frac{(2-x)^{13}}{13}+C$;

(7) $x^2e^x-2xe^x+2xe^x+C$; (8) $x\sin x+\cos x+C$.

习题 4.1

(1) 0; (2) 1; (3) 0; (4) $\frac{\pi}{2}$.

习题 4.2

1. (1) $\int_1^2 x^2 dx\leqslant\int_1^2 x^3 dx$; (2) $\int_1^2 \ln x dx\geqslant\int_1^2 \ln^2 x dx$;

(3) $\int_0^{\frac{\pi}{2}} x dx\geqslant\int_0^{\frac{\pi}{2}}\sin x dx$.

2. (1) $3\leqslant\int_{-2}^{1}(x^2+1)dx\leqslant 15$; (2) $e\leqslant\int_1^2 e^x dx\leqslant e^2$;

(3) $\frac{\sqrt{e}}{e}\leqslant\int_0^1 e^{-\frac{x^2}{2}}dx\leqslant 1$.

3. k. **4.** $\frac{2}{\pi}$.

习题 4.3

1. A. **2.** C. **3.** B. **4.** D. **5.** B.

6. C.

7. (1) $-\dfrac{1}{\pi}$； (2) $\dfrac{\pi^2}{4}$.

8. (1) $\sin 2x$； (2) $-\dfrac{\sqrt{x}}{2}$； (3) $5x^4\sec x^{10}-2x\sec x^4$.

习题 4.4

(1) $\dfrac{7\pi}{12}$； (2) $\dfrac{4}{15}$； (3) 4； (4) π； (5) $\dfrac{1}{4}$；

(6) $2\ln\dfrac{3}{2}$； (7) 4π.

习题 4.5

1. 不正确. 因为没有考虑 $x=0$ 是函数 $f(x)=\dfrac{1}{x}$ 的无穷间断点.

2. (1) $\dfrac{1}{2}$； (2) $\dfrac{1}{3}$； (3) 发散； (4) $\dfrac{\pi^2}{8}$； (5) 1.

习题 4.6

1. (1) $\dfrac{26}{3}$； (2) $\dfrac{3}{2}-\ln 2$； (3) $\dfrac{9}{2}$； (4) $\dfrac{32}{3}$.

2. (1) $\dfrac{32\pi}{3}$； (2) $\dfrac{3\pi}{10}$.

3. $\int_0^{2\pi} R\,\mathrm{d}\theta=2\pi R$.

总习题四

一、基础题

1. (1) $\cos x^2$； (2) $\dfrac{\sin^2\sqrt{x}}{2\sqrt{x}}$； (3) $-\sqrt{1+x^2}$； (4) $-4x^3\cos x^8+5x^4\cos x^{10}$.

2. 0.

3. $\dfrac{32}{3}$.

4. (1) $\mathrm{e}-2$； (2) 0； (3) π； (4) $4\dfrac{5}{6}$；

(5) $45\dfrac{1}{6}$； (6) $\dfrac{3}{2}$； (7) 1； (8) $1-\dfrac{\pi}{4}$.

5. (1) $\dfrac{1}{4}$； (2) 1； (3) $5(1-\sqrt[5]{16})$； (4) $\mathrm{e}-\sqrt{\mathrm{e}}$；

(5) $\pi-\dfrac{4}{3}$； (6) $\dfrac{\pi}{4}$； (7) $\ln\dfrac{3}{2}$； (8) $2(\mathrm{e}^2-\mathrm{e})$；

(9) $4-2\ln 3$； (10) $\dfrac{\pi}{2}$； (11) $\dfrac{2}{3}$； (12) $2-\dfrac{\pi}{2}$.

6. (1) 1； (2) $\dfrac{\pi^2}{8}-1$； (3) $\dfrac{1}{4}(1+\mathrm{e}^2)$； (4) 1；

(5) 2；　(6) $\frac{\pi}{4}-\frac{\pi^2}{32}-\frac{1}{2}\ln 2$.

7. (1) $\frac{1}{\alpha}$；　(2) 1；　(3) -1；　(4) 发散；

(5) π；　(6) $\frac{\pi}{2}+\arcsin\frac{2}{3}$.

8. $e+\frac{1}{e}-2$.　**9.** $\frac{32}{3}$.　**10.** $\frac{7}{6}$.

11. (1) $y=\frac{1}{2}x+1$；　(2) $\frac{4}{3}$.　**12.** $\frac{1}{2}\pi^2$.　**13.** 2π.

14. $\frac{\pi}{5}$ 和 $\frac{1}{2}\pi$.　**15.** 略.

二、提高题

1. $\frac{1}{e+1}+\ln(e+1)-1$.　**2.** $\ln x+C$.　**3.** 4.　**4.** $\frac{1}{2}e^2$.

5. 2.　**6.** $\frac{\pi^2}{72}+\frac{\sqrt{3}}{6}\pi-1$.　**7.** $\frac{\pi}{2}-1$.　**8.** $\frac{1}{2}$.

9. $-\pi$.　**10.** $\frac{e}{2}$.

测试四

一、选择题

1. C.　**2.** A.　**3.** D.　**4.** D.　**5.** B.

6. A.　**7.** C.　**8.** D.　**9.** A.　**10.** D.

二、填空题

1. $-k$.　**2.** $\arctan\frac{\pi}{4}$.　**3.** $2x\tan x^2$.　**4.** $\frac{1}{2}$.　**5.** $\frac{1}{2}e^2$.

6. 0.　**7.** $k>1$.　**8.** $\frac{\pi}{2}$.　**9.** $[0,3\ln 10]$.　**10.** $>$.

三、计算题

1. $\frac{1}{3}-e^{-\frac{3}{2}}+\frac{1}{e}$.　**2.** $\frac{3}{2}$.　**3.** $\frac{\pi}{8}$.　**4.** $\frac{1}{6}$.　**5.** 1.

四、应用题

1. 1.012 5.　**2.** $\frac{1}{3}+\ln 2$.　**3.** $2\pi(e^2-1)$.

习题 5.1

1. (1) 是,二阶；　(2) 是,三阶；　(3) 是,五阶.

2. (1) √；　(2) √；　(3) ×.

3. 因为 $y=x$,则 $y'=1$,代入该微分方程使得方程成为恒等式,所以函数 $y=x$ 是该微分方程的特解但不是通解. 因为 $y=xe^{Cx}$,则 $y'=e^{Cx}+Cxe^{Cx}$,代入该微分方程有 $xe^{Cx}+Cx^2e^{Cx}\equiv xe^{Cx}(1+\ln e^{Cx})$,即方程成为恒等式,且此解中含有一个任意常数,所以函数 $y=xe^{Cx}$ 是该微分方程的通解.

习题 5.2

1. (1) $y^2=\frac{C}{1-x^2}+1$;　(2) $C\cos y=\cos x$;

(3) $y^3+e^y=\sin x+C$;　(4) $e^y=2-\frac{1}{C(1+x)}$;

(5) $y=x[\ln(-x)+C]^2$;　(6) $yx\left(C-\frac{1}{2}\ln^2 x\right)=1$;

(7) $(x-y)^2=-2x+C$;　(8) $y=Ce^x-\frac{1}{2}(\sin x+\cos x)$;

(9) $y=\sin x-1+Ce^{-\sin x}$.

2. (1) $e^y=\frac{1}{3}e^{3x}+e-\frac{1}{3}$;　(2) $e^y=\frac{6}{x}+4$;

(3) $y=\frac{-\cos x+\pi-1}{x}$.

习题 5.3

(1) $y=xe^x-3e^x+\frac{C_1}{2}x^2+C_2x+C_3$;　(2) $y=\frac{1}{6}x^3-\sin x+C_1x+C_2$;

(3) $y=C_1e^x-\frac{1}{2}x^2-x+C_2$;　(4) $y=C_1\ln|x|+C_2$;

(5) $e^{-3y}=C_1x+C_2$.

习题 5.4

1. (1) $y=C_1+C_2e^{4x}$;　(2) $y=C_1\cos x+C_2\sin x$;

(3) $y=(C_1+C_2x)e^{\frac{5}{2}x}$.

2. (1) $y=4e^x+2e^{3x}$;　(2) $y=(2+x)e^{-\frac{x}{2}}$;

(3) $y=2\cos 5x+\sin 5x$.

总习题五

一、基础题

1. (1) 不是;　(2) 是,一阶;　(3) 是,四阶.

2. (1) $\cos 2y=-2e^x+2x+C$;　(2) $y=\frac{1}{a\ln|1-x-a|+C}$;

(3) $y=C\cos x-3$;　(4) $e^{-\frac{x}{y}}=C-\ln|x|$;

(5) $y^{-2}=-\frac{x^2}{2}+\frac{C}{x^2}$;　(6) $y=\arctan(x+y)+C$;

(7) $y=\frac{x^3}{4}+\frac{C}{x}$;　(8) $y=\frac{1}{2}(1+x)^4+C(1+x)^2$;

(9) $y=\frac{1}{3}x^2+\frac{3}{2}x+2+\frac{C}{x}$.

3. (1) $y=e^{\frac{1-\cos x}{\sin x}}$;　(2) $x^2-y^2=1$;

(3) $y=\frac{1}{x}(e^x+2e)$.

4. (1) $y=e^{-\frac{1}{2}x}\left(C_1\cos\frac{\sqrt{3}}{2}x+C_2\sin\frac{\sqrt{3}}{2}x\right)$;(2) $y=C_1e^x+\frac{1}{2}x^2+x+C_2$;

(3) $y=C_1e^{2x}+C_2e^{-2x}$;　　(4) $y=C_1e^{\frac{x}{2}}+C_2e^{-x}+e^x$;

(5) $y=C_1\tan\frac{x+C_2}{2}$.

5. (1) $y=3e^{-2x}\sin 5x$;　　(2) $y=0$.

6. $f(x)=2e^{-\frac{x}{2}}-2+x$.

7. (1) $y=\frac{1}{3}x^3+C$;　　(2) $y=\frac{1}{3}x^3+\frac{5}{3}$.

8. $y=\cos 3x-\frac{1}{3}\sin 3x$.　　**9.** $x(t)=x_0e^{r\sin t}$.

10. $C(t)=C_S-C_1e^{-kAt}$.　　**11.** 0.281 9.

二、提高题

1. $y''-2y'+2y=0$.　　**2.** $y'=f(x,y),y\Big|_{x=x_0}=0$.

3. $y=\frac{x-\frac{1}{2}}{\arcsin x}$.　　**4.** $y''-3y'+2y=0$.

5. $\varphi(x)=\sin x+\cos x$.　　**6.** $y=e^x-e^{x+e^{-x}-\frac{1}{2}}$.

7. $f(x)=\frac{5}{2}(\ln x+1)$.

8. (1) $y''-y=\sin x$;　　(2) $y=e^x-e^{-x}-\frac{1}{2}\sin x$.

9. $\frac{dY}{dX}=\frac{2-5\frac{Y}{X}}{2+4\frac{Y}{X}}$,$(2x+y-3)^2(4y-x-3)=C$.

10. $y=-x+\tan(x+C)$.

测试五

一、选择题

1. A.　**2.** B.　**3.** B.　**4.** C.　**5.** C.
6. B.　**7.** C.　**8.** B.　**9.** B.　**10.** B.

二、填空题

1. 三.　**2.** 二.　**3.** $y=e^{-\int P(x)dx}\left[\int Q(x)e^{\int P(x)dx}dx+C\right]$.

4. $y^2[1+(y')^2]=1$.　**5.** $y=x^2+1$.

6. $y=\frac{1}{2}(1+x^2)[\ln(1+x^2)-1]+1$.　**7.** $y''-4y'+4y=0$.

8. $y=Ce^{-x}$.　**9.** $y=C_1e^{-2x}+C_2$.　**10.** $y=-\sin x+C_1x+C_2$.

三、计算题

1. $2y-x-\ln(y-x+2)=C$.　**2.** $\frac{1}{\sqrt{y}}=1-\frac{1}{4}x$ 或 $y=\frac{1}{\left(1-\frac{x}{4}\right)^2}$.

3. $x=\frac{C}{y^2}+\ln y-\frac{1}{2}$.　　**4.** $y=\ln|\cos(x+C_1)|+C_2$.

5. $x-\sqrt{xy}=C$.　　**6.** $y=2\arctan e^x$.

四、应用题

1. $y=\frac{x^3}{6}+\frac{x}{2}+1$.　　**2.** $y=\frac{x}{x^3+1}$.

习题 6.1

1. Ⅴ.　　**2.** $(-1,-2,3)$.　　**3.** ± 2.

4. 证:因为 $|M_1M_3|^2=(5-4)^2+(2-3)^2+(3-1)^2=6$,且 $|M_2M_3|^2=(5-7)^2+(2-1)^2+(3-2)^2=6$,则 $|M_1M_3|=|M_2M_3|$,即 $\triangle M_1M_2M_3$ 是等腰三角形.

习题 6.2

1. 7.

2. $\{(x,y)\mid 0\leqslant x\leqslant 3,y\geqslant 0\}\cup\{(x,y)\mid -3\leqslant x\leqslant 0,y\leqslant 0\}$.

3. (1) $\frac{1}{2}$;　　(2) 1.

4. 证:因为 $\lim\limits_{\substack{x\to 0\\y\to 0}}\frac{x+y}{x-y}\xlongequal{取 y=kx}\lim\limits_{\substack{x\to 0\\y\to 0}}\frac{x+kx}{x-kx}=\frac{1+k}{1-k}(k\neq 1)$,极限值与 k 的取值有关,不是一个确定的常数,所以所求极限不存在.

5. 不连续.

习题 6.3

1. (1) $\frac{\partial z}{\partial x}=6xy^3-\cos x,\frac{\partial z}{\partial y}=9x^2y^2$;　(2) $\frac{\partial z}{\partial x}=\frac{1}{x+\ln y},\frac{\partial z}{\partial y}=\frac{1}{(x+\ln y)y}$;

(3) $\frac{\partial z}{\partial x}=-\frac{y}{x^2}3^{\frac{y}{x}}\ln 3,\frac{\partial z}{\partial y}=\frac{1}{x}3^{\frac{y}{x}}\ln 3$.

2. $1-\frac{1}{\sqrt{5}}$.

3. (1) $dz=\left(ye^{xy}+\frac{1}{x+y}\right)dx+\left(xe^{xy}+\frac{1}{x+y}\right)dy$;　　(2) $dz=y\cos xy\,dx+x\cos xy\,dy$.

4. $dz\Big|_{\substack{x=1\\y=1}}=-4dx-4dy$.

习题 6.4

1. $\frac{\partial z}{\partial x}=(x^2\sin 2y-x^2\sin^2 y)\cos y+(x^2\cos^2 y-x^2\sin 2y)\sin y$,

$\frac{\partial z}{\partial y}=(x^2\sin 2y-x^2\sin^2 y)(-x\sin y)+(x^2\cos^2 y-x^2\sin 2y)x\cos y$.

2. $\frac{dz}{dt}=\frac{3-12t^2}{\sqrt{1-(x-y)^2}}$.　　**3.** $\frac{dy}{dx}=-\frac{b^2x}{a^2y}$.

习题 6.5

1. (1) $\frac{\partial^2 z}{\partial x^2}=-a^2\sin(ax+by)$, $\frac{\partial^2 z}{\partial x\partial y}=\frac{\partial^2 z}{\partial y\partial x}=-ab\sin(ax+by)$, $\frac{\partial^2 z}{\partial y^2}=-b^2\sin(ax+by)$;

   (2) $\frac{\partial^2 z}{\partial x^2}=2y(2y-1)x^{2y-2}$, $\frac{\partial^2 z}{\partial x\partial y}=\frac{\partial^2 z}{\partial y\partial x}=2x^{2y-1}+4yx^{2y-1}\ln x$, $\frac{\partial^2 z}{\partial y^2}=4x^{2y}\ln^2 x$.

2. $f''_{xx}(0,0,1)=2$, $f''_{xx}(1,0,2)=4$, $f'''_{zxy}(2,0,1)=0$.

3. $\frac{\partial^2 z}{\partial x^2}=e^{x+2y}$, $\frac{\partial^2 z}{\partial x\partial y}=\frac{\partial^2 z}{\partial y\partial x}=2e^{x+2y}$, $\frac{\partial^2 z}{\partial y^2}=4e^{x+2y}$, $\frac{\partial^3 z}{\partial y\partial x^2}=2e^{x+2y}$.

4. 证:因为$\frac{\partial^2 f}{\partial x^2}=\frac{2xy}{(x^2+y^2)^2}$, $\frac{\partial^2 f}{\partial y^2}=-\frac{2xy}{(x^2+y^2)^2}$,所以$\frac{\partial^2 f}{\partial x^2}+\frac{\partial^2 f}{\partial y^2}=0$.

5. $\frac{\partial^2 z}{\partial x^2}=e^{xy}[(y^2-1)\cos(x+y)-2y\sin(x+y)]$.

习题 6.6

1. C.　　2. B.　　3. 0.

4. 极大值为 $f(0,0)=8$,极小值为 $f(2,2)=0$.　　5. -5.

习题 6.7

1. (1) $\frac{3}{2}$;　　(2) $\frac{\pi}{4}$.　　2. $\int_0^1 dy\int_y^{2-y} f(x,y)\,dx$.

习题 6.8

1. C.　　2. $\frac{32}{3}$.　　3. $\frac{1}{16}(\pi^2-8)$.　　4. $I=\int_0^1 dx\int_0^{1-x} dy\int_0^{xy} f(x,y,z)dz$.

总习题六

一、基础题

1. 在 xOy 平面、yOz 平面、zOx 平面上点的坐标分别是$(x,y,0)$,$(0,y,z)$,$(x,0,z)$;在 x 轴、y 轴、z 轴上点的坐标分别是$(x,0,0)$,$(0,y,0)$,$(0,0,z)$;点 A 在 xOy 平面上,点 B 在 yOz 平面上,点 C 在 x 轴上,点 D 在 y 轴上.

2. 提示:用两点间距离公式,求出三边长,再用勾股定理即可证明.

3. $4x^2+4y^2+4z^2-27x-18y-45z+171=0$.

4. 球心为$\left(0,0,\frac{5}{4}\right)$,半径为$\frac{\sqrt{89}}{4}$.

5. (1) 两个平行平面;　(2) 坐标原点;　(3) y 轴.

6. (1) $\{(x,y)\mid |x|\leqslant 1,|y|\geqslant 1\}$;　(2) $\{(x,y,z)\mid x>0,y>0,z>0\}$;

   (3) $\{(x,y)\mid x+y>0,x-y>0\}$;　(4) $\{(x,y)\mid y^2>2x-1\}$.

7. (1) -4;　(2) 0.

8. (1) $\frac{\partial z}{\partial x}=y^2(1+xy)^{y-1}$, $\frac{\partial z}{\partial y}=(1+xy)^y[\ln(1+xy)+xy(1+xy)^{y-1}]$;

(2) $\frac{\partial z}{\partial x}=\frac{1}{2x\sqrt{\ln xy}}$，$\frac{\partial z}{\partial y}=\frac{1}{2y\sqrt{\ln xy}}$；

(3) $\frac{\partial u}{\partial x}=yz\cdot x^{yz-1}$，$\frac{\partial u}{\partial y}=z\ln x\cdot x^{yz}$，$\frac{\partial u}{\partial z}=y\ln x\cdot x^{yz}$；

(4) $\frac{\partial z}{\partial x}=y\cos xy-y\sin 2xy$，$\frac{\partial z}{\partial y}=x\cos xy-x\sin 2xy$.

9. $dz=\frac{x^2dy-xydx}{\sqrt{(x^2+y^2)^3}}$.

10. $df(1,1,1)=dx-dy$.

11. $\frac{dx}{dy}=-\frac{x}{y}$.

12. 极小值为 0，没有极大值.

13. (1) $\frac{32}{3}$；(2) $\frac{76}{3}$.

二、提高题

1. (1) $\{(x,y)\mid x+y>0\}$，图略；(2) $\{(x,y)\mid xy>1\}$，图略.

2. $\frac{1}{3}(\sqrt{2}-1)$.

3. $\frac{3}{8}e-\frac{1}{2}\sqrt{e}$.

4. $yf''(xy)+yg''(x+y)+g'(x+y)$.

5. 略.

6. 极限不存在，偏导数存在.

7. 极限不存在.

8. $\frac{x}{3}\pm\frac{\sqrt{26}y}{3}+z=1$ 或 $x\pm\sqrt{26}y+3z-3=0$.

9. 最大值为 $z(2,1)=4$，最小值为 $z(4,2)=-64$.

测试六

一、选择题

1. D. **2.** B. **3.** A. **4.** C. **5.** B.

6. D. **7.** D. **8.** B. **9.** C. **10.** C.

二、填空题

1. $\sqrt{10}$. **2.** π. **3.** $(1,1)$. **4.** $\frac{x^2-y^2}{2x}$.

5. 直线 $x=1$ 上的所有点.

6. $\int_0^1 dx\int_x^1 f(x,y)dy$.

7. $3\cos 5$. **8.** 0，4. **9.** 12π. **10.** $\frac{1}{y}$.

三、计算题

1. $-\frac{1}{2}$.

2. $\frac{\partial z}{\partial x}=-\frac{F_x}{F_z}=-\frac{z+y}{y+x}$，$\frac{\partial z}{\partial y}=-\frac{F_y}{F_z}=-\frac{z+x}{y+x}$.

3. $du=(a^{x+yz}\ln a-ax^{-1})dx+a^{x+yz}\ln a(zdy+ydz)$.

4. $z+xy$. **5.** $\frac{1}{2}(1-\cos 1)$. **6.** 8.

四、应用题

1. 生产 120 单位药品甲与 80 单位药品乙时取得最大利润，最大利润为 320 元.

2. $\frac{8}{3}$.

参 考 文 献

[1] 同济大学数学科学学院. 高等数学：上册[M]. 8 版. 北京：高等教育出版社，2023.
[2] 同济大学数学科学学院. 高等数学：下册[M]. 8 版. 北京：高等教育出版社，2023.
[3] 顾作林. 高等数学[M]. 7 版. 北京：人民卫生出版社，2022.
[4] 敖登，李宗学. 高等数学[M]. 北京：现代教育出版社，2012.
[5] 乐经良，祝国强. 医用高等数学[M]. 3 版. 北京：高等教育出版社，2019.
[6] 徐兵，李心灿. 高等数学[M]. 5 版. 北京：高等教育出版社，2022.
[7] 罗泮祥. 医用高等数学[M]. 2 版. 北京：人民卫生出版社，1996.
[8] 郝志峰，谢国瑞，汪国强. 高等数学：一元微积分[M]. 北京：高等教育出版社，2005.
[9] 谢国瑞，郝志峰，汪国强. 高等数学：多元微积分[M]. 北京：高等教育出版社，2006.